· 妇幼临床诊疗常规系列丛书 ·

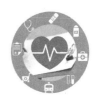

常见妇科病
中西医结合临床手册

主 编	王汉明	黄晓桃		
副主编	王 璐	杨雅琴	何丹娟	
	向 曦	梁少荣	吴云霞	
参 编	孙家清	陈燕华	高 静	葛 曼
	田 曼	尹 璐	张晓燕	徐小芳
	刘诗琴	明章书	何若晗	张 硕
	杨 苹	刘文静	郭 双	李 曼
	马文倩	陈亚娟	王利霞	尹文娟

U0210579

华中科技大学出版社
http://www.hustp.com
中国·武汉

内 容 简 介

本书是妇幼临床诊疗常规系列丛书之一。

本书共七章,介绍了48种常见疑难月经病、不孕症及妇科杂病的诊疗常规,包括闭经类月经病、出血类月经病、疼痛类月经病、不孕症、月经前后诸症、绝经前后诸症及妇科杂病,其中重点阐述了各种类型的月经病及不孕症的诊治。本书融合中医和西医两套理论,力争使全书内容突出科学性、实用性,更贴近临床。

本书适用于中西医结合妇科从业者,也可为青年医生的临床和科研工作提供参考。

图书在版编目(CIP)数据

常见妇科病中西医结合临床手册/王汉明,黄晓桃主编.—武汉:华中科技大学出版社,2020.10
ISBN 978-7-5680-6634-1

Ⅰ. ①常…　Ⅱ. ①王…　②黄…　Ⅲ. ①妇科病-常见病-中西医结合-诊疗-手册
Ⅳ. ①R711-62

中国版本图书馆 CIP 数据核字(2020)第 190190 号

常见妇科病中西医结合临床手册　　　　　　　　　　　王汉明　　黄晓桃　　主编
Changjian Fukebing Zhongxiyi Jiehe Linchuang Shouce

策划编辑:荣　静
责任编辑:张　琴
封面设计:原色设计
责任校对:张会军
责任监印:周治超
出版发行:华中科技大学出版社(中国·武汉)　　　　电话:(027)81321913
　　　　　武汉市东湖新技术开发区华工科技园　　　　邮编:430223
录　　排:华中科技大学惠友文印中心
印　　刷:湖北新华印务有限公司
开　　本:787mm×1092mm　1/16
印　　张:13.25
字　　数:259 千字
版　　次:2020 年 10 月第 1 版第 1 次印刷
定　　价:39.80 元

前言

QIANYAN

中西医结合治疗月经病、不孕症及妇科杂病具有其独特的优势，湖北省妇幼保健院中西医结合月经病专科侧重于汲取祖国传统医学精华，发挥中医特色和优势，将其有机地融合到现代医学实践中，根据各种月经病、不孕症及妇科杂病的不同临床证候和发病机制，采用适当的中医、西医或中西医结合的方法进行治疗，疗效较好，部分项目已在国内居于领先地位。历来，单纯用中医中药或单纯用西医西药治疗月经病、不孕症及妇科杂病的书籍并不少见，但从中西医结合的角度阐述和探讨的书籍较少，本书的出版旨在将我们多年的临床探索和经验积累与广大中西医结合妇科从业者分享，为青年医生的临床和科研工作提供参考。

本书以介绍临床各种常见疑难月经病、不孕症及妇科杂病为主，面向临床，注重实用，参考了国内外大量相关文献，博采众长，并结合笔者自身临床经验。本书的编写以疾病为纲。本书共分为七章，介绍了 48 种常见疑难月经病、不孕症及妇科杂病的诊疗常规，包括闭经类月经病、出血类月经病、疼痛类月经病、不孕症、月经前后诸症、绝经前后诸症及妇科杂病，其中重点阐述了各种类型的月经病及不孕症的诊治。本书融合中医和西医两套理论，从概述、病因病机（包括西医病因病机和中医病因病机）、诊断要点（包括病史、体格检查、妇科检查、实验室检查、影像学检查以及其他相关检查）、辨证论治、西医治疗、典型病案、中医特色疗法（包括针灸、穴位埋线、穴位注射、中药离子导入、中药保留灌肠等）及养生保健知识等方面进行论述，力争使整个内容突出科学性、实用性，更进一步贴近临床。

衷心感谢湖北省妇幼保健院院长程龙献教授及其他各位院领导对本书的出版给予的关心、支持与帮助！本书的编辑和出版，还得到了华中科技大学出版社的大力支持和鼎力协助，在此深表谢意！本书汇集了湖北省妇幼保健院中西医结合科全体同仁的智慧结晶，大家分工合作，共同努力，最终完成书稿。

本书的编写是对医学知识进行总结、学习及提高的一个过程，愿能为广大杏林同道临诊提供帮助，为中西医结合妇科的传承和发展添砖加瓦。因成书仓促，其中难免存在不足之处，敬请各位批评指正！

　　本书中方剂组成尽量与原方保持一致，但需关注国家重点保护野生药材的应用，此类药物在临床应用中应灵活处理，不可照搬照抄原方。

编　者

目录

MULU

第一章 闭经类月经病

一、精神性下丘脑闭经

（一）概述

功能性下丘脑闭经（functional hypothalamic amenorrhea，FHA）是排除下丘脑、垂体器质性病变，由于促性腺激素释放激素（GnRH）分泌异常导致性腺功能低下而引起的闭经，是慢性无排卵的一种形式，属于中枢性闭经范畴，以循环中低促性腺激素水平及低雌激素水平为特征。此外，这类患者往往还存在轻度高皮质醇血症、低血清胰岛素水平、低类胰岛素生长因子1（IGF-1）和低三碘甲腺原氨酸。FHA中精神性下丘脑闭经最为多见，常伴有情绪抑郁、食欲不振、失眠多梦等症状。精神不良刺激使神经体液调节机制功能失调，抑制GnRH及促性腺激素的正常脉冲分泌，干扰下丘脑-垂体-卵巢（HPO）轴功能的正常运转，从而导致闭经。闭经，中医称"月事不来""不月""经水不通""经闭"。其病因不外是外感六淫，内伤七情，饮食不节，先天肾气不足；发病机制为冲任气血失调，胞宫不能按时满溢（有虚实两方面）。精神性下丘脑闭经归属于中医七情所致闭经。祖国医学从因郁致冲任气血失调角度来对此种闭经加以辨证论治有明显的优势。

（二）病因病机

1. 西医病因病机 精神性下丘脑闭经多发生于年轻未婚女性及经常处于紧张状态的脑力劳动者。精神和周围环境的各种不利因素长期刺激引起神经、代谢和激素通路的激活，导致下丘脑神经元减少GnRH脉冲分泌。HPO轴破坏的程度取决于不同的因素，如压力源的强度和严重程度、个人和环境因素、遗传或表观遗传改变。两种主要的生物系统参与应激反应，即交感神经肾上腺髓质轴和下丘脑-垂体-肾上腺（HPA）轴，它们分别由急性和慢性应激激活。HPA轴的激活增加了促肾上腺皮质激素释放激素（CRH）的分泌，并因此增加了内源性阿片肽和内啡肽的分泌，慢性应激还损害Kisspeptin（Kp）神经元，其负责响应内源和外源输入（激素，昼夜节律，季节性和免疫信号），调节下丘脑GnRH神经元的信号，这均会损害脉冲GnRH的释放，使下丘脑GnRH脉冲式分泌减少，黄体生成素（LH）脉冲频率和幅度减少，LH水平下降，进一步导致雌激素水平低下而引起闭经。该病通常还涉及遗传因素,多达13%的精神性下丘脑闭经女性可能与低促性腺激素性性腺功能减退症相关的一些基因突变相关。因此,在下丘脑闭经或特发性低促性腺激素性性腺功能减退的明确家族遗传和行为治疗失败的情况下,建议筛查这些突变。

　　另一方面,精神性下丘脑闭经所导致的低雌激素除了改变骨代谢,造成骨质丢失和脆性骨折风险增加外,也影响心血管系统。事实上,低雌激素可能诱导内皮功能障碍,一氧化氮血管扩张系统受损,植物神经系统活动异常,血管紧张素-肾素系统活化,以及总胆固醇、低密度脂蛋白和甘油三酯增加。低雌激素还会对心理方面产生负面影响,患有该病的女性常很难面对日常压力,人际关系往往较差。患有精神性下丘脑闭经的女性可能表现出持续较高的皮质醇血浆水平,而慢性皮质醇中毒可导致低雌激素对骨代谢、心血管系统和精神状态的影响。另外,还可以观察到其他激素失衡,比如低FT3综合征和较低的泌乳素水平。

　　2. 中医病因病机　月经的产生与调节,以肾为根本,脏腑、气血、经络的正常生理活动是产生月经的生理基础,肾、天癸、冲任、胞宫是产生月经的主要环节。由于突然强烈或长期持久的情志刺激,超过了人体本身的正常生理活动范围,人体气机紊乱,脏腑阴阳气血失调而导致月经失调。在中医学"三因"病因学说中,惟内伤七情最能导致人体气机失畅,引起气血津液代谢失常及脏腑功能紊乱。七情即"喜、怒、忧、思、悲、恐、惊",五脏化五气,怒伤肝,喜伤心,思伤脾,忧伤肺,恐伤肾。《素问·举痛论》言"百病皆生于气也",七情过激导致的气机紊乱及五脏功能失常是妇科疾病的病理基础。气郁不舒,日久则致气滞血瘀,冲任二脉闭阻不通,血海不能按时满溢,闭经乃发。脏腑气血失调,不能发挥正常的生理功能,进一步影响气血的协调冲和而致闭经。女子经带胎产以血为本,以气为用,肝主藏血,决定了女子以肝血为中心的生理特点,女子多愁善感,情志易变,肝主疏泄,决定了女子以肝气为中心的心理特点。肾为先天之本,主藏精,冲任二脉起于胞中,而胞脉又系于肾,与女子的生长、发育、衰老以及生殖生理的演变过程密切相关,表明肾对生殖功能的调节是通过脑-肾-冲任-胞宫这条轴进行的,肾虚天癸不充,冲任二脉失养,血海胞宫空虚,故而经闭。

　　因此,该病主要由先天肾精不足,后天肝气郁滞不得宣达,疏泄功能失常以致血行不利,胞脉受阻,经水不得下行而致。

　　(三)诊断要点

　　1. 病史　包括月经史、婚育史、家族史、子宫手术史等。了解有无先天性缺陷或其他疾病,用药史以及对药物治疗的反应等,应详细询问患者发病前是否有精神心理创伤、环境变化、长期情绪抑郁等始动诱发因素。

　　2. 体格检查　包括身高、体重、第二性征发育、有无甲状腺肿大、有无乳房溢乳、皮肤色泽及毛发分布、营养状况等。

3.妇科检查 内、外生殖器的发育情况及有无畸形等,已婚女性可通过阴道检查及宫颈黏液了解体内雌激素水平。

4.实验室检查

(1)已婚女性必须首先检查血β-绒毛膜促性腺激素排除妊娠。

(2)激素水平测定:精神性下丘脑闭经患者血清黄体生成素(LH)及雌二醇(E_2)均低下,卵泡刺激素(FSH)正常或低下。

(3)GnRH刺激试验显示垂体反应正常或反应迟钝。

(4)皮质醇分泌增多,但临床无皮质醇功能亢进表现。

(5)血清胰岛素、类胰岛素生长因子1(IGF-1)、三碘甲腺原氨酸水平不同程度下降。

5.影像学检查

(1)盆腔B超:盆腔内有无占位性病变,子宫大小、子宫内膜厚度、卵巢大小、卵泡数目,以及有无卵巢肿瘤等。

(2)头颅MRI或CT:排除下丘脑及垂体器质性病变。

6.其他相关检查

(1)基础体温测定:由于雌孕激素水平低下,排卵障碍,基础体温常呈单相型。

(2)孕激素及雌孕激素试验:孕激素撤退往往无阴道出血,雌孕激素序贯疗法中有阴道出血,提示内源性雌激素水平低下。

(四) 辨证论治

1.肝郁气滞型 情绪不稳定,急躁易怒,胸闷叹气,少腹胀痛,头目胀痛,心悸健忘,失眠多梦,口干口苦,舌红苔薄,脉弦数。

(1)治法:疏肝解郁,理气调经。

(2)方药:丹栀逍遥散加减,酌加补肾中药。

柴胡9 g、牡丹皮12 g、山栀子9 g、郁金9 g、石菖蒲12 g、远志12 g、白术12 g、当归15 g、白芍15 g、龟板15 g、熟地15 g、枸杞子15 g、黄精15 g、何首乌15 g、仙灵脾15 g、补骨脂15 g、菟丝子15 g。

①方解:方中柴胡、郁金疏肝解郁;当归、白芍养血柔肝;肝郁易化热,牡丹皮可清血中伏火,山栀子善清肝热;石菖蒲、远志开窍宁神,交通心肾;白术健脾,龟板、枸杞子、熟地、黄精滋肾阴益精;仙灵脾、补骨脂、菟丝子温肾阳填精。

②加减:心阴暗耗,脏躁神浮,喜悲欲哭者,可用加味甘麦大枣汤;七情怫郁,心气停结,营阴暗耗,心火偏亢者,可用柏子仁丸合芍药甘草汤。兼见肾虚者,可加鹿角霜等补肾调冲。

2. 肾阴不足型 情绪低落或烦躁,头晕耳鸣、腰膝酸软、心烦失眠、颧红唇赤、手足心热,舌红少苔,脉细数。

(1)治法:补肾益阴,活血通经。

(2)方药:补肾通经汤加减。

柏子仁12 g、卷柏6 g、熟地12 g、当归15 g、续断10 g、桑寄生15 g、枸杞子15 g、菟丝子15 g、山茱萸15 g、女贞子15 g、旱莲草15 g。

①方解:山茱萸、续断、桑寄生、女贞子、旱莲草、菟丝子、枸杞子等均入肝、肾经,有补肝肾、益阴精之功效;熟地入心、肝、肾经,滋阴养血;当归入心、肝、脾经,补血和血调经。用当归与补肾药同用,使肾精充,肾气旺,血气足,天癸充盛,冲任得滋,月经按时而至;卷柏强阴益精,生用破血治月经不通;柏子仁入心、肝、脾经,养心安神,润肠通便。

②加减:滋补肾阴同时常合用调肝之法,养血柔肝加用白芍、甘草;强金制木用桑叶;酸泻肝木用乌梅、木瓜等;若兼见相火炽盛,与湿相结,当兼清利,加知母、黄柏之属,辛辣厚味助火之品,亦当禁忌。

(五)西医治疗

1. 雌孕激素序贯疗法 即人工周期可维持患者正常的月经来潮,对不同程度被抑制的下丘脑-垂体轴起到正常反馈调节作用,增强垂体反应性,协助卵巢功能恢复并维持子宫内膜正常发育。一般以6个周期为1个疗程,根据患者FSH、LH、E_2的水平及病情调整雌孕激素用量,逐渐停药观察,以求达到月经自动来潮和排卵的目的。

2. 心理疏导治疗 治疗精神性下丘脑闭经的重要干预措施。随着人们生活节奏的加快,精神压力和不良生活方式对FHA的发生、发展及治疗效果产生较大负面影响。国内外许多研究证实,良好的生活方式包括合理饮食、忌烟慎酒、适当运动、心理平衡等,是健康的基本前提。在治疗过程中,应给予患者个体化心理疏导和全面的生活方式指导,培养兴趣爱好,鼓励患者适度进行有氧运动。有资料表明,运动可缓解紧张情绪,降低患者血皮质醇水平。有氧运动可促进血液循环,松弛精神紧张,调节患者激素分泌。

3. 促排卵治疗 2011年由中华医学会妇产科学分会内分泌学组制定的《闭经诊断与治疗指南(试行)》指出对于低促性腺激素(Gn)性闭经者,在采用雌激素治疗促进生殖器发育,子宫内膜已获得对雌、孕激素的反应后,可采用HMG和HCG治疗,促进卵泡发育及诱发排卵。常用的有2种促排卵方法,即促性腺激素释放激素(GnRH)脉冲泵或外源性Gn治疗。

(六)其他治疗方法

1. 针灸 常用穴位有太冲、三阴交、关元、中极、内关、膻中、肾俞等,通常配合电针,每次持续 30 min,隔日 1 次。主要取肝、脾、肾、心经脉和冲任二脉上的穴位,刺激上述穴位可达到补肾健脾疏肝、宽胸理气之功。同时配合艾灸,温暖胞宫,激发经气,舒缓情绪。

2. 耳针 取内分泌、内生殖器、肾、肝、脾、皮质下、交感。每次选 3~5 穴,毫针中度刺激,留针 15~30 min;也可用王不留行籽贴压于穴位上,每 3~7 日换 1 次。

3. 头针 取顶中线、额旁 3 线(双)、生殖区(双)。毫针刺,留针 30~60 min,反复运针。

4. 皮肤针 叩刺腰骶部督脉、下腹部任脉、足少阴肾经、足阳明胃经、足太阴脾经,由上向下反复叩刺 3 遍(出血期间不叩打腹股沟和下腹部),中度刺激。每日 1~2 次。

5. 穴位埋线 取关元、卵巢、三阴交、子宫。采用一次性医用埋线针,将 4-0 号可吸收性外科缝线埋入穴位。

6. 穴位注射 取子宫、血海、足三里、三阴交。每次选 2~3 穴,用维生素 B_{12} 或当归注射液,每穴注射 0.5~1 mL。每日 1 次。

(七)养生保健

(1)与同伴、亲人交往,参与力所能及的社会活动,保持心情舒畅,正确对待疾病。

(2)加强锻炼,经常进行适当的体力劳动,增强体质,保证睡眠。

(3)心理护理:鼓励患者表达自己的情感。

二、运动性下丘脑闭经

(一)概述

功能性下丘脑闭经(FHA)被归类为与下丘脑促性腺激素释放激素(GnRH)脉冲释放相关的低促性腺激素性性腺功能减退症。FHA 中下丘脑-垂体功能紊乱的表现可能非常广泛,包括较低的 LH 脉冲平均频率,完全没有 LH 脉冲,以及正常出现的分泌模式和较高的 LH 脉冲平均频率。反过来,促性腺激素分泌减少导致卵巢中雌二醇产生减少。FHA 病例中受干扰的下丘脑-垂体-卵巢(HPO)轴通常与压力、体重减轻和(或)过度体育锻炼相关,并且是继发性闭经的常见原因之一。根据引发因素,有三类 FHA:体重减轻相关、压力相关和运动相关。无论何种原因,由于 FHA 引起的低雌激素、其他内分泌异常和代谢异常的复杂状态都可能会影响全身的平衡。下文主要论述运动性下丘脑闭经。

运动性下丘脑闭经是女性运动员过度疲劳的一种特殊征象,绝大多数是继发性,急性高强度训练和长期递增负荷训练不当都可引起。本病在中医学中没有专门的病名论述,属于"虚证"范畴,以过劳导致心脾肾虚损、气血伤耗、血室空虚,冲任督带的生理功能失调为主要病机。《内经》曰:二阳之病发心脾。若心不生血,而血不能养脾,血枯月事就不能时下,而致停经,因此治疗以扶正为要,宜补肾益精,调养气血。一般治疗原则为"血滞宜通,血枯宜补"。

（二）病因病机

1. 西医病因病机 运动性下丘脑闭经常见于女性运动员及长期坚持运动的健身爱好者。文献报道,从事剧烈运动者闭经发生率在5％～20％不等,优秀长跑运动员更是高达40％～60％。20世纪90年代初,美国运动医学学会（ACSM）提出"女性运动员三联征"（female athlete triad,FAT）的概念,即饮食失调、运动性下丘脑闭经和骨质疏松,并认为运动性下丘脑闭经和骨质疏松继发于饮食失调。研究发现,强调低体重的运动项目（如花样溜冰、芭蕾、长距离跑和体操等）的女性运动员闭经的患病率最高。过度运动影响性腺轴和GnRH释放的机制是多方面的,一是大运动量导致机体内激素浓度的改变,进而使下丘脑-垂体-性腺轴功能发生紊乱,二是因为能量负平衡使运动员机体内能量供应不足,引起卵巢分泌激素的前体供应不足,发生卵巢功能紊乱,从而使卵巢分泌的激素含量下降,导致运动性下丘脑闭经。此外还包括下丘脑-垂体-肾上腺轴、瘦素、生长素释放肽、甲状腺和GH/IGF-1轴的激活,这些因素抑制并关闭分泌GnRH的下丘脑神经元的脉冲活动。

过度训练的女性运动员的月经异常可以逐渐从月经稀发到闭经,可能部分或完全抑制下丘脑GnRH自发脉冲性分泌,导致LH和FSH分泌水平下降以及进行性低雌激素。剧烈运动可引起血中儿茶酚胺、内源性阿片肽、睾酮、生长激素的浓度升高,而这些激素既促进蛋白质合成,又与雌激素对抗或反馈作用于HPO轴引起经闭。剧烈运动还可增加女性儿茶酚雌激素的含量,而在月经周期调控中,儿茶酚雌激素可抑制GnRH和LH释放,提示儿茶酚雌激素在诱发运动性下丘脑闭经中具有特定作用。女性运动员三联征的核心问题是饮食的紊乱,饮食紊乱的核心问题则是能量的失衡,即能量的负平衡。有假说认为生殖系统作为高耗能系统,当机体产生能量短缺时只能被放弃。

2. 中医病因病机 中医认为,长时间高强度训练导致过劳,过劳可引起肾虚,肾精不足,肾为先天之本,藏精,天癸赖以滋养,主生长、发育、生殖。肾虚则天癸枯竭,月经闭止。运动量过大的同时饮食失调,一则易致脾胃虚弱,脾为后天气血生化之源,如《陈素庵妇科补解》曰:经血应期三旬一下,皆由脾胃之旺,能易生血。若脾胃虚,水谷减少,血无由生,始则血来少而色淡,后且闭绝不通。二则易耗伤阴血,冲任不足,血海不能满溢,胞宫失养而经闭。此外血虚则气不足、气虚则运血无力,致使其血行不畅、冲任瘀阻致经血不下。另外,运动员频繁外训比赛,长期处于变化的环境中,加上比赛精神压力大,肝气郁结,气血运行受阻,血海阻隔而发为闭经。

（三）诊断要点

诊断主要依赖于病史及临床表现、体格检查、性激素测定等，还需通过辅助检查排除下丘脑器质性病变等。

1.详尽的病史回顾性分析 应详细询问患者是否为职业运动员，运动项目，是否有强度较大的体能训练史；了解患者平时的饮食状况和饮食结构。

2.体格检查、妇科检查、实验室检查、影像学检查及其他检查 可参照精神性下丘脑闭经部分，尤其需注意评估患者的体重、体脂含量，计算患者的体重指数（BMI）等。

（四）辨证论治

1.肾虚型 女性运动员月经稀发，量少，甚则闭经不行，伴有头晕目涩，腰酸腿软无力，头晕耳鸣，足跟痛，白带清稀或阴道干涩，失眠健忘，舌淡，脉沉细弱。

（1）治法：滋肾补精，调理冲任。

（2）方药：大补元煎加减。

人参 10 g、熟地 12 g、山药 15 g、山茱萸 10 g、茯苓 10、当归 15 g、枸杞子 10 g、杜仲 15 g、菟丝子 15 g、怀牛膝 15 g、鹿角胶 10 g、甘草 6 g。

①方解：方中人参大补元气为主药，气生则血长；人参与熟地相配，即是景岳之两仪膏，善治精气大耗之证；甘草、山药、茯苓补脾气，助人参以济生化之源；枸杞子、当归、山茱萸滋肝肾、益精血，补肾中之真水，乃补血贵在滋水之意；杜仲、鹿角胶益肝肾。全方合用有气血双补、肝肾共养之效。

②加减：若心悸少寐，加远志、酸枣仁；脾虚不运，食少便溏，去当归，加白术、白扁豆、砂仁；血虚阴亏，伴潮热、盗汗、心烦，加女贞子、旱莲草、地骨皮、黄柏；阳虚寒凝明显者，加炮姜、巴戟天、肉桂等。

2.肝郁型 月经不调乃至闭经，伴有胸胁胀痛，烦躁易怒，善太息，精神抑郁或低落，纳食减少，舌质暗红，舌苔薄白，脉弦细。

（1）治法：疏肝解郁，理气调经。

（2）方药：逍遥四物汤加减。

柴胡 12 g、当归 12 g、白芍 12 g、茯苓 10 g、白术 10 g、川芎 9 g、薄荷 9 g、炙甘草 9 g、熟地 9 g、桃仁 12 g、红花 6 g、焦三仙各 9 g。

①方解：方以柴胡疏肝郁，合以当归、白芍养血柔肝，既用当归之芳香行气以助肝之疏泄功能得以恢复，又以当归、白芍之甘味减缓了柴胡燥烈伤阴之性；白术健脾祛湿，合茯苓可增强祛湿之功；薄荷少许，既助柴胡散肝郁，又清除肝郁之热；炙甘草益气补中，合白术、茯苓可增强健脾助运化之功，合白芍又可益阴以缓肝之急；熟地性甘微温，合白芍可补血滋阴，益精填髓；桃仁、红花活血化瘀滞；川芎入血分理血中之气，合当归则行血而不破血，合熟地、白芍则补血而不滞血，行血而不伤正；焦三仙健脾消食

7

开胃。诸药合用,共奏疏肝解郁、健脾和营、补血调血之功。

②加减:若肝郁化热者,兼见口苦口干、尿黄便坚、苔黄等,当佐以清泻肝热,加栀子、夏枯草、丹皮;若兼见前后二阴坠胀者,加川楝子、柴胡;若肝郁伐脾,证见胸闷纳呆者,加茯苓、陈皮、麦芽等;若有恶心、呕吐者,为肝气挟冲气犯胃,当佐以和胃降逆,加吴茱萸、黄连、生姜。

3. 脾虚型 月经量少稀薄甚或闭经,伴有肢倦神疲,食欲不振,脘腹胀闷,大便溏薄,面色微黄,舌淡胖有齿痕,苔白腻,脉缓弱。

(1)治法:健脾益气,养血调经。

(2)方药:参苓白术散合四物汤加减。

人参 10 g、白术 15 g、茯苓 15 g、炙甘草 10 g、山药 12 g、莲子 12 g、白扁豆 12 g、薏苡仁 12 g、砂仁 10 g、桔梗 6 g、熟地 10 g、白芍 10 g、当归 10 g、川芎 10 g、大枣 10 g、生姜 5 g。

①方解:参苓白术散是在四君子汤基础上加上山药、莲子、白扁豆、薏苡仁、砂仁、桔梗而成。四君子汤乃治脾胃气虚基础方,配伍山药、莲子肉健脾益气,兼能止泻;并用白扁豆、薏苡仁助白术、茯苓健脾渗湿;更用砂仁醒脾和胃,行气化滞;桔梗宣肺利气,通调水道,又能载药上行,培土生金;大枣、生姜温胃和中;炙甘草调和诸药。全方补中气,渗湿浊,行气滞,使脾气健运,湿邪得去。四君子汤合四物汤又有八珍汤之意,气血双补,补气之中有行气,补血之中有活血,使补气而不滞气,补血而不滞血,活血而不伤血。诸方合用,共奏健脾益气、养血调经之效。

②加减:脾虚湿盛兼见浮肿者,加桂枝、茯苓皮温阳化气,利水消肿;湿盛痰多兼见痰涎壅盛者,加姜半夏、陈皮健脾燥湿化痰;脾肾两虚兼见腰膝酸软者,加杜仲、桑寄生、菟丝子等补肝肾,调经水。

4. 血虚型 月经量少,点滴而净或闭经,面色萎黄,头晕眼花,耳鸣心悸,小腹空坠,少寐多梦,舌淡红少苔,脉细。

(1)治法:养血补血,活血调经。

(2)方药:小营煎加减。

当归 15 g、熟地 15 g、白芍 10 g、山药 10 g、枸杞子 15 g、甘草 10 g、阿胶 10 g、鸡血藤 10 g、杜仲 10 g、鹿角胶 10 g、陈皮 10 g。

①方解:本方以当归、鸡血藤补血活血,配伍阿胶增强补血之力;熟地、鹿角胶补血填精;白芍敛阴养血;山药、陈皮健脾行气,又可防熟地、阿胶滋腻太过;杜仲、枸杞子补肾益精,精血同源,肾精充,则肝血可补;甘草调和诸药。全方补血而不滞血,行血而不破血,补中有散,散中有收,配伍得宜,乃调经要剂。

②加减:若脾虚不运,食少便溏,去当归,加白术、白扁豆、砂仁以增强健脾和胃之

力;心悸少寐,加远志、五味子以交通心肾,宁心安神;若血虚阴亏,兼有潮热、盗汗、心烦,加女贞子、旱莲草、何首乌、地骨皮以养阴清虚热。

（五）西医治疗

(1)适当调整运动、训练的强度与持续的时间。

(2)建立合理的饮食结构。

①能量:营养调查发现,女性运动员的能量还不能达到同龄妇女应摄入的日膳食推荐量,较低的能量摄入可导致运动员维生素、矿物质和蛋白质摄入不足。

②脂肪的营养:脂肪为磷脂合成和细胞膜提供必需脂肪酸。重视体重的运动员常常过分避开脂肪,但脂肪摄入太少可能发生能量摄入不足、月经紊乱和营养素缺乏等问题,并且还可导致维生素、矿物质缺乏。

③糖的营养:肌糖原含量低易发生疲劳,女子耐力运动员消耗的热量应 $60\% \sim 70\%$ 来源于碳水化合物,但大多数运动员的摄入量远远低于这一水平。应注意食用营养密度高、含糖量高的食物,如水果、蔬菜、全麦面包、谷类及豆类等,并注意运动中的补糖。

④维生素、铁、钙的营养:注意增加富含维生素、矿物质的食品的摄入,如新鲜的蔬菜、水果、动物肝脏、乳制品、豆制品等。

(3)雌孕激素序贯疗法:参见精神性下丘脑闭经部分,补充激素可激发下丘脑功能的恢复,同时避免子宫萎缩及骨量的丢失过度。

（六）其他治疗方法

针灸及耳穴压豆参见精神性下丘脑闭经部分,以调理足太阴脾经和冲任脉功能的经穴为主,可防治运动性下丘脑-垂体-性腺轴功能紊乱,具有较理想的消除疲劳、改善运动能力、防止性腺轴功能紊乱(低下)的作用。

（七）养生保健

(1)生活节制,注意休息、劳逸结合,生活有序,保持乐观积极向上的生活态度。

(2)饮食护理:茶饭有规律。宜吃可促进肠蠕动及代谢的食物,如生菜、豆腐;宜吃动物肝脏,可促进子宫收缩、维持热量;宜吃姜葱等辛香料,经后可多吃小鱼及多筋肉类;宜吃青菜、肉类和补铁补血的食物。

(3)心理护理:解除患者压力。

三、神经性厌食症

（一）概述

神经性厌食症(AN)指的是由于主动拒绝食物,导致其体重明显减轻,同时伴有体象障碍的一种进食性的行为障碍。患者的临床表现主要为故意节食、暴瘦、女性闭经等。这是一类发病早、病程长、病死率高的疾病,多见于年轻女性,其发病率是男性的9倍,至今病因尚不完全清楚。AN发病的生物学基础是下丘脑的功能异常,伴随着能量消耗增加和(或)能量摄入的减少,以及一系列神经内分泌功能的紊乱症状。营养缺乏和内分泌代谢障碍导致促性腺激素功能不足,其特征为循环中低促性腺激素水平及低雌激素水平,对功能性下丘脑闭经(FHA)的发生和发展起重要作用。对女性而言,功能性下丘脑闭经为女性AN症状之一。其确切病因及发病机制仍不清楚,目前普遍认为与遗传因素、中枢下丘脑功能异常、心理学因素和社会文化因素等有关。中医古代文献中并无"神经性厌食症"的病名,根据AN的临床表现,可将其归属于"不食""闭经""虚劳"等范畴。《素问·灵兰秘典论》云:脾胃者,仓廪之官,五味出焉。《素问·阴阳别论》云:二阳之病发心脾,有不得隐曲,女子不月;其传为风消,其传为息贲者,死不治。肠胃为病,心脾受之,女子有不得隐曲之事,郁之于心,母病及子,心不生血,血不养脾,脾不运化,胃不受纳,继则水谷衰少,生化无源,血脉枯竭而女子月事不下。《黄帝内经》为中医治疗AN奠定了理论基础。

(二)病因病机

1.西医病因病机　AN为精神类疾病,该病发病率较低,但近年由于女性心理或学习压力过大、精神紧张,或过度重视自身体重,采取控制饮食等错误方法,AN发生率增高。该病的发病机制虽然尚未阐明,但已明确与生物学因素相关。下丘脑为调控食物、调节情绪的中枢,具有摄食和饱食中枢,AN的发生可由于以上功能不协调导致,表现为下丘脑-垂体-卵巢轴、下丘脑-垂体-甲状腺轴、下丘脑-垂体-肾上腺轴等多种激素轴的分泌功能紊乱。AN患者中性腺激素分泌的生理节奏类似于青春前期状态,LH和FSH低浓度,导致卵巢萎缩,退化为青春期前的小卵泡状态,雌激素和孕激素分泌减少,导致闭经。下丘脑-垂体-甲状腺轴传导紊乱,表现为FT3、FT4水平降低,TSH水平可升高或变化不明显,出现甲状腺功能病态综合征。AN患者下丘脑-垂体-肾上腺轴被激活,皮质醇分泌增多,而肾上腺雄激素分泌被抑制,尤其是脱氢表雄酮(DHEA)水平下降,使DHEA与皮质醇的比例明显下降,从而抑制性腺轴,引发闭经。AN患者的促肾上腺皮质激素释放激素(CRH)和皮质醇血浓度明显增加,CRH是一种强有力的厌食剂,其增高是AN产生厌食的中心环节。CRH分泌增加是由于下丘脑功能紊乱所致,继而可引起行为的异常,还可引起食欲及性功能减退,抑制下丘脑功能,引发闭经。AN导致下丘脑功能异常的机制中还包括相关饮食调节的肽类(肠促胰酶肽、神经肽Y)表达异常;单胺能系统(下丘脑来源的肾上腺素和5-羟色胺,多巴胺能)的异常;下丘脑-生长因子-类胰岛素生长因子轴的作用。众多的饮食调节因子(包括多种食欲促进因子和抑制因子)起着极其重要的信息传递作用,形成了一个复杂的

"摄食调节网络",其中任何一个环节出现问题,均可能导致厌食的发生和发展。

2. 中医病因病机 劳累过度、情志不畅是主要诱因,但常常与患者的脾胃虚弱、先天禀赋不足有直接的关系。脾胃同属中焦,以膜相连,一脏一腑,互为表里,共为升降。脾胃功能正常,则机体阴阳调和。正如《素问·经脉别论篇》曰:饮入于胃,游溢精气,上输于脾……水精四布,五经并行。然胃病则摄纳不足,脾病则不能将精微物质输送至四肢百骸而出现形体消瘦,久病及肾,出现发育迟缓,女子月经量少,或闭经、脱发、骨瘦如柴等。肝主藏血,主疏泄,木能松土,亦能乘犯脾胃而发病。若肝郁气滞,过思伤脾,胃失摄纳,脾失健运,难以消谷运化,则食少,食后恶心呕吐,久则形体消瘦。

中医有"形神合一"论,提出"形神不可分"。如张景岳云:无形则神无以生,无神则形无以活。可见形乃神之基础,神的产生有赖于脏腑化生之气血。只有五脏六腑之阴阳平和、气血充足之人,方能保持精力充沛、情志舒畅;而人体五脏六腑功能的协调配合及气血津液的化生,又须受元神之主宰。总之形是神的物质基础,神对形起主宰作用,形神不可分,两者相互为用,神伤则形损。AN 患者恰恰属于形神同病,思虑劳神过度,随着时间推移,脾气日益耗损,气机不畅,运化乏力,更会耗伤心神,患者病久而气血津液不能为脏腑所用,甚致脑失所充,进一步加重病情;而久病势必致先天失养,肝肾精血匮乏,源断流竭,胞宫无血可下则致闭经。

（三）诊断要点

临床诊断需排除所有能够引起消瘦的器质性疾病,如糖尿病、结核病、肿瘤、甲状腺功能亢进等高消耗、高代谢疾病。该病主要决定因素为遗传、追求完美的人格特质及强迫、焦虑、抑郁症状、肥胖家族史,以及来自当代文化、家庭、同伴对外表的关注,由此导致患者对低体重过度追求,对摄食过多极端恐惧。

神经性厌食症诊断标准如下。

（1）拒绝维持体重高于同年龄、同身高正常儿童及青少年的低限值,致体重低于预期体重的 85%。

（2）尽管低体重,仍惧怕体重增加而变胖。

（3）自我体象评价障碍,以致判断严重失误（尽管骨瘦如柴,仍认为太胖）。

（4）继发闭经,即连续 3 个月未自行来月经。国内有人认为年龄≤25 岁的女性;厌食或日进食量<150 g 及体重减轻在标准体重 80% 以下;伴严重的营养不良,不伴有内科及精神科疾病患者,应考虑有 AN 的可能。

（5）美国《精神疾病诊断与统计手册》第四版（DSM-Ⅳ）将该病分为两型:①限制型:该患者有厌食症状,无阵发性暴食或自我催吐、使用泻药或利尿剂清除行为。②暴食清除型:该患者伴有阵发性暴食或清除行为,或二者兼有。

AN患者常极度消瘦,营养不良,内分泌紊乱,皮下脂肪减少,血压、体温过低,可因低蛋白血症出现全身水肿,或因进食减少出现低血糖反应,严重者出现恶病质状态、凝血功能障碍、电解质紊乱、多器官衰竭,从而危及生命,部分患者因严重抑郁而自杀死亡。

(四)辨证论治

1.肝郁脾虚型 月经稀发或闭经,性格孤僻,节食减肥,有强迫倾向,可出现恶食,呕吐,嗳气吞酸,闭经,舌暗,质淡红,苔腻,脉弦滑。

(1)治法:疏肝健脾,化痰调经。

(2)方药:顺气导痰汤加减。

陈皮15 g、茯苓15 g、当归15 g、桑寄生15 g、杜仲10 g、川芎10 g、菟丝子10 g、甘草10 g、生姜10 g、胆南星10 g、香附10 g、半夏6 g、枳实6 g、木香6 g。

①方解:治痰必须以治气为先,慢慢地从补气、化气、理气、降气四个方面着手。导痰汤由二陈汤去乌梅,加枳实、胆南星而成,有燥湿豁痰、行气开郁之功。顺气导痰汤在导痰汤基础上加入木香、香附,关于此二味药,清代黄宫绣在《本草求真》中有专门对比论述:香附专属开郁散气,与木香行气,貌同实异。木香气味苦劣,故通气甚捷,此则苦而不甚,故解郁居多,且性和于木香,故可加减出入以为行气通剂。二者合用,顺气开郁,并进一步促进导痰。此外,更加入当归、川芎养血行气活血,杜仲、桑寄生、菟丝子补肾温阳,利于月经的恢复。

②加减:头晕神疲,纳差便溏者,加太子参、黄芪、山药、砂仁、炒苍术等益气健脾,升发阳气;失眠多梦,腰膝酸软,带下量少,情绪抑郁者,加续断、淫羊藿、黑小豆等调补冲任,填精益肾,交汇心神。

2.胃阴亏虚型 闭经或月经量少,点滴即净,不思饮食,食则干呕,消瘦,心烦不寐,五心烦热,口干,便秘,舌质红,舌中可有裂纹,脉细数或细弱无力。

(1)治法:养阴清热,开胃通经。

(2)方药:一贯煎合二至丸加减。

北沙参10 g、麦冬10 g、当归10 g、生地18 g、枸杞子12 g、川楝子3 g、女贞子12 g、旱莲草12 g、焦三仙各10 g。

①方解:方中重用生地滋阴养血,补益肝肾,为君,内寓滋水涵木之意。当归、枸杞子养血滋阴柔肝;北沙参、麦冬滋养肺胃,养阴生津,意在佐金平木,扶土制木,四药共为臣药。佐以少量川楝子,疏肝泄热,理气止痛,复其条达之性;该药性虽苦寒,但与大量甘寒滋阴养血药相配伍,则无苦燥伤阴之弊。合用二至丸加强补肝肾、养阴血、清虚热之功。焦三仙即焦麦芽、焦山楂、焦神曲,消食化滞开胃。全方药性平和,滋而不腻。

②加减:急躁易怒,口燥咽干,紧张郁闷者,加芦根、竹茹、桑叶、百合、黄芩、佛手、青皮等甘寒滋润,清透郁热,调达肝气;带下量少者,加紫石英、紫河车以填精益血,充盈血海;兼见瘀滞者,加桃仁、红花、川芎、益母草等行气活血调经。

3.肾阳不足型 闭经,病程较长,忧思寡欢,神疲乏力,失眠,脱发,面色无华,皮肤干燥,形寒怯冷,舌淡红,少苔,脉细涩或沉弱。

(1)治法:温阳补肾,养血调冲。

(2)方药:归肾丸加减。

熟地 15 g、山药 15 g、山茱萸 12 g、茯苓 12 g、当归 10 g、枸杞子 10 g、杜仲 10 g、菟丝子 10 g。

①方解:方中重用熟地滋阴养血,益精填髓,为主药。山茱萸滋补肝肾;山药滋肾补脾,助君药滋阴之力;杜仲补肾阳,强筋骨;菟丝子补肾益精,共为辅药。枸杞子养阴补血,益精明目;当归补血调经,活血行血;茯苓渗湿健脾,合为佐使药。全方治肾而兼疗肝脾,冲任得养,经自规律。

②加减:兼见气虚者,加党参、黄芪;兼见血虚者,加阿胶、何首乌;兼见气滞者,加柴胡、香附、枳壳;兼见血瘀者,加桃仁、赤芍、川芎;寒凝重者,加桂心、艾叶、吴茱萸。

(五)西医治疗

目前主要治疗方法为心理教育、行为治疗、营养治疗、药物治疗、家庭治疗、手术治疗等。研究表明,治疗效果好坏的决定性因素是治疗的具体方案。心理、行为、认知分析及家庭配合治疗统一的综合治疗比单纯的行为治疗更为有效。

1.心理疗法 包括认知行为治疗(CBT)、心理教育、家庭治疗等方面。进食障碍患者的认知具有明显的歪曲,而 CBT 正是对这种导致现有不良行为的认知进行矫正,因此 CBT 已经逐渐广泛应用于进食障碍的治疗,其主要作用是矫正自动消极思维以及与食物、饮食、体重和体形相关的功能失调。心理教育方法是通过教导的方法使患者的进食模式和对体象的关注正常化。让患者了解引起进食障碍的原因,改善对症状的误解。家庭治疗对象不只是患者本人,而是从整体出发,通过调节家庭关系,使每个家庭成员了解家庭中病态的情感结构,以纠正其共有的心理病态,改善家庭功能,产生治疗性的结果。

2.营养治疗 给患者制订个体化的营养干预治疗方案,保证水、电解质的平衡,补充铁、叶酸和维生素。患者开始进食时,饮食以清淡、少油腻、易消化为主,体重每周增加 0.5～2 kg 为宜。

3.药物治疗 当患者症状加重,心理行为治疗无效或无明显疗效时,需要结合合理的药物治疗。药物治疗旨在帮助患者增加体重,改变紊乱饮食习惯,减轻 AN 相关的体象障碍、抑郁、强迫等精神症状及 AN 相关的问题如垂体-性腺轴紊乱、闭经、不孕、骨质疏松等。治疗药物包括抗抑郁药、抗精神病药和激素（替代治疗）。有生育要求者可给予促排治疗，但建议在心理评估、能量平衡及性腺功能基本正常后开始，由于胎儿丢失、小于胎龄婴儿、早产和极低体重剖宫产风险增加，建议只为体重指数（BMI）至少达到 18.5 的已婚女性进行诱导排卵尝试。

4. 手术治疗　包括脑深部电刺激和立体定向双侧内囊前肢毁损术等。但 AN 手术治疗的安全性和疗效持久性等问题尚需进一步研究。

（六）其他治疗方法

1. 针灸　常取胃俞、中脘、天枢、足三里、合谷、梁门、太冲、三阴交等穴位，补肾健脾清肝，消食化滞。

2. 穴位贴敷　通过中药渗透和穴位刺激来疏肝解郁，健脾和胃。

3. 点刺放血与穴位注射　在针刺的基础上，选取四缝点刺放血，并于足三里进行穴位注射。

4. 情志治疗　运用中医的情志相胜法、暗示疗法、转移注意法、从欲顺志法、移情易性法、开导劝慰法治疗 AN。

（七）养生保健

（1）饮食规律，定时进餐，不暴饮暴食，并按膳食宝塔（膳食金字塔）饮食。少吃第四餐（夜宵），饮食合理搭配，防止挑食和偏食。

（2）作息规律，睡眠时间充足，适当活动，可促进新陈代谢。

（3）学习自我情绪管理，学会宽待自己，用健康的方式释放压力。

四、Kallmann 综合征

（一）概述

Kallmann 综合征（Kallmann syndrome，KS）是一种伴有嗅觉缺失或减退的低促性腺激素性性腺功能减退综合征，为先天性疾病，具有很强的临床及遗传异质性，常伴有一些其他神经病学症状及躯体发育缺陷。1944 年因美国解剖学家 Kallmann 报道性腺发育不良合并无嗅球 3 个家系而冠名为 Kallmann 综合征。本病有家族型和散发型两种，散发病例多见，男女均可发病。发病率尚不清楚，据粗略估计，男性发病率约为 1/8000，是女性发病率的 5～6 倍。在临床上主要表现为原发性闭经、第二性征发育不良以及嗅觉功能缺陷，部分患者合并某些先天畸形，如唇裂、腭裂，少数患者合并垂体生长激素缺乏。KS 的遗传方式多样，包括常染色体显性遗传、常染色体隐性遗传、X 染色体连锁遗传，也可能呈多基因遗传。具有典型的青春期性发育延迟或不发育、嗅觉减退和阳性家族史者临床容易诊断，但临床表现不典型者以及婴幼儿患者容易漏诊。随着基因测序的发展，越来越多的患者得以早期确诊。

（二）病因病机

1. 西医病因病机 本病的发病机制不完全清楚，目前认为可能是起源于嗅基板的GnRH 神经元因各种原因不能正常迁徙、定位于下丘脑而导致完全或部分丧失合成和分泌 GnRH 的能力，引起下丘脑-垂体-性腺轴功能低下，不能启动青春期发育，而表现为青春期发育延迟。下丘脑呈脉冲样分泌促性腺激素释放激素（GnRH），经垂体门脉系统直接作用于腺垂体，促进腺垂体促性腺细胞合成与分泌 FSH 和 LH，这一过程是实现生殖功能以及性功能发育的重要前提和基础。现代研究发现，GnRH 分泌细胞的胚胎来源于脑外的嗅板，在正常情况下向脑内游走，分泌 GnRH 的神经元前体逐渐由鼻的嗅觉上皮迁移到下丘脑的基底部，但 KS 患者分泌 GnRH 的神经元前体不能完成这一迁移过程，所以导致 GnRH 分泌障碍，从而引起 FSH 和 LH 分泌不足，最终造成了患者继发性性腺功能减退。患者的嗅球和嗅束的形成也出现了异常，故 KS 常伴有嗅觉障碍或嗅觉丧失。按遗传模式分为常染色体显性（AD）、常染色体隐性（AR）及 X 连锁遗传，且以散发型居多。该病遗传存在异质性，遗传方式相同的情况下，表达结果也可能不一样。因此，对于 KS 患者而言，其临床症状一般存在多态性。X 连锁隐性遗传发病机制目前较为明确。经证实，KAL 基因编码糖蛋白 anosmin-1，在 KAL 基因突变的情况下，anosmin-1 蛋白缺失，功能发生异常，从而导致 GnRH 神经元的迁徙以及嗅觉功能发育受到影响。随着对 KS 遗传学研究的深入，还陆续发现一些和 KS 发病相关的基因，如成纤维细胞生长因子受体 1 基因（FGFR1）、成纤维细胞生长因子 8 基因（FGF8）、前动力蛋白 2 受体基因（PROKR2）、前动力蛋白 2 基因（PROK2），这些基因的功能可能和 GnRH 神经元的正常迁徙、嗅球的发育及 GnRH 神经元轴突向正中隆起的投射过程密切相关。但是仅 30% 的 KS 发病与上述基因相关，提示还有其他 KS 的发病相关基因尚未发现。

2. 中医病因病机 中医学认为，肾藏精，主生殖，肾气充盛，发育到一定时期，分泌天癸，启动青春期发育。如《素问·上古天真论》云：二七而天癸至，任脉通，太冲脉盛，月事以时下，故有子。马莳注解曰：二七则天癸自至，天癸者，阴精也。盖肾属水，癸亦属水，由先天之气，蓄极而生，故谓阴精为天癸也。任主胞胎，冲为血海，今二脉俱通，月事应时而下。每月有事，故曰月事，以其有常故，又曰月经。按血海之血，虽曰既行而空，至七日后而渐满，如月之盈亏相似然。当知血之有余，以十二经皆然，故始得以行耳，非特血海之满也。尝论三才之道，惟阴阳而已。天之阴有余，故月满而散彩；地之阴有余，故为潮而溢；人之阴有余，故女子有月事之下。今二七而精血盈盛如此，其有子也宜矣。本病当系先天肾精不足，肾气推动无力，难以化卵，阴气失于润泽，阳气施化无权，阴阳失衡，天癸难以泌至，冲任血少失养，故而生殖器官发育不良，无月经来潮。因此,肾精亏虚、肾气不足乃本病核心病机。

（三）诊断要点

KS临床表现各异,个体差异亦较大,主要特征表现为嗅觉丧失或减弱和性腺发育不良,并可伴有其他先天缺陷。首先需要结合病史,评估患者第二性征、垂体前叶功能、染色体核型、骨龄,进一步行GnRH兴奋实验、垂体及下丘脑影像学检查等,除外因甲状腺功能减退、垂体占位、Turner综合征、慢性消耗性疾病等引起的青春发育障碍,结合嗅觉测试或者MRI检查嗅球和嗅沟发育情况,并根据基因检测筛查有无致病基因,从而最终确诊。

主要诊断依据如下。

（1）无颅内器质性或占位性病变,内、外生殖器不发育,青春期后无月经等。

（2）血清促性腺激素（FSH、LH）和雌激素水平明显低下。除少数患者有生长激素缺乏外,无其他轴系激素异常。

（3）有嗅觉减退或消失,可能伴多种先天性缺陷和畸形,如色盲、听力下降、智力差、第四掌骨明显短少、单肾发育不良、肥胖及心血管畸形等。文献报道KS并发唇裂达13%,普通人群唇裂发病率仅0.1%。值得注意的是,合并单侧肾发育不全和共济失调往往提示X连锁型KS,而先天性心脏病、智力落后及生长落后则多提示常染色体遗传型KS。

（4）性染色体多正常。

（5）部分患者可能有阳性家族史,但散发型者并无阳性家族史。

（6）GnRH和LH脉冲分析有利于本病的诊断和鉴别,但由于垂体对外源性GnRH激发反应差异较大,可波动于无反应与具有不同程度反应之间,故不能仅根据激发试验结果作为临床诊断依据。

（四）鉴别诊断

主要与Turner综合征相鉴别。Turner综合征临床特征有原发性闭经,性腺呈条索状,子宫发育不良,乳腺发育差,外生殖器幼稚,身材矮小,后发际低,颈短而蹼颈,肘外翻;实验室检查提示雌二醇水平低下,LH和FSH水平增高,染色体检查有数目畸变（45,X）或其他涉及X染色体的结构畸变。

（五）辨证论治

1. 肾精亏虚型　生长发育迟缓,第二性征发育差,内、外生殖器呈幼稚型,无月经初潮,智力和动作迟钝,眩晕耳鸣,腰膝酸软,两足痿弱,精神呆钝,失眠多梦,舌淡苔少,脉细无力。

（1）治法:补肾填精,养血调冲。

（2）方药：补肾益精汤加减。

①组方：菟丝子 30 g、覆盆子 15 g、熟地 15 g、山茱萸 12 g、当归 10 g、白芍 10 g、黄精 20 g、紫河车 20 g、鹿角片 15 g、丹参 30 g、鸡血藤 30 g、桂枝 10 g、党参 15 g、甘草 6 g。

②方解：方中菟丝子补肾固精，补而不峻，温而不燥；覆盆子入肝肾二经，补肾阳，益肾阴。熟地、山茱萸补益肝肾，涩精；当归、白芍养血补血；黄精补益精血，健脾益气；紫河车、鹿角片温养督脉，调补冲任。《中国八卦本草》曰：鹿角入奇经八脉，主通督任，可调整人体之阴阳，故可治冲任不固。叶天士总结奇经八脉的引经药，指出"鹿性阳入督脉"。此外，紫河车还可补益冲脉之气。诸药合用，共奏补肾填精、养血调冲之功。

③加减：心肾不交者，加夜交藤、远志、五味子、莲心等交通心肾；肾虚夹瘀者，加桃仁、红花、丹参等活血化瘀；气血虚者，加党参、黄芪、阿胶等补气养血；饮食不化，纳差便溏者，酌加焦三仙、炒白术、薏苡仁、山药、补骨脂等健脾止泻。

2. 肾阴阳两虚型 生长发育迟缓，第二性征发育差，内、外生殖器呈幼稚型，无月经初潮，五心烦热，盗汗或自汗，四肢发凉，腰膝酸软冷痛，心悸失眠，多梦，舌红无苔、脉细数或舌淡苔白，脉沉迟。

（1）治法：阴阳并补，填精益髓。

（2）方药：龟鹿二仙胶。

①组方：鹿角 500 g、龟甲 250 g、人参 50 g、枸杞子 90 g，熬制成膏。初服 4.5 g，渐加至 9 g，空腹时服用。

②方解：李士材曰："人有三奇，精、气、神，生生之本也。精伤无以生气，气伤无以生神。精不足者，补之以味。鹿得天地之阳气最全，善通督脉，足于精者，故能多淫而寿；龟得天地之阴气最厚，善通任脉，足于气者，故能伏息而寿。二物气血之属，又得造化之玄微，异类有情，竹破竹补之法也。人参为阳，补气中之怯；枸杞子为阴，清神中之火。是方也，一阴一阳无偏胜之忧；入气入血，有和平之美。由是精生而气旺，气旺而神昌，庶几龟鹿之年矣，故曰二仙。"本方药虽四味，但既能滋精养血，又能益气助阳，且可养神益智，功专而力峻，适宜长期服用。

（六）西医治疗

KS 的治疗目的主要是促进青春期启动，使性器官与第二性征正常发育。

1. 性激素替代治疗 性激素替代治疗的目的是促进第二性征的发育和维持性功能。性激素替代治疗的原则是模拟正常的青春期过程。正常的青春期一般历时 4～5 年，因此替代治疗的性激素剂量要从小量开始，以避免骨骺过早闭合导致身材矮小。约在 1 年后增量至成人常规剂量。雌激素替代治疗一般从 13 岁开始，剂量可根据治疗反应适当调整，口服 4～6 个月或出现阴道出血后改为雌孕激素序贯疗法，持续 2～

3 年后以最小有效剂量维持第二性征、撤退出血和预防骨质疏松。

2. 排卵治疗　在性激素替代治疗基础上,当有生育需求时再采用促性腺激素或 GnRH 类似物,必要时联合人工辅助生殖达到生育目的。常用方案为先注射尿促性素(HMG)1～2 瓶,每天肌注 1 次,每月注射 10～20 天,待卵泡充分生长发育后,在末次注射尿促性素(HMG)12～24 h 后肌注单剂人绒毛膜促性腺激素(HCG)5000～10000 IU 诱导排卵。应用便携式蠕动泵设定间歇时间周期性皮下注射 GnRH 也是治疗 KS 的一种重要而有效的方法。给药方案有 2 种:一种是每隔 90～120 min 皮下给药 1 次,每次给药剂量 5～25 μg,每月给药 20 天。第 2 种是模拟正常月经周期的脉冲频率,即每 60 min 皮下给药 1 次,共 10 天;每 90 min 给药 1 次,共 7 天;每 360 min 给药 1 次,共 5 天。第 2 种给药方案较为烦琐且没有显著提高疗效,不被大多数临床医生看好。GnRH 脉冲治疗女性患者的疗效和促性腺激素治疗相当,排卵率约为 90%,受孕率 50%～60%。女性患者对 GnRH 亦存在个体反应差异问题,因而 GnRH 的剂量也需要根据治疗反应进行调整。此外,应注意的是本病为下丘脑性疾病,故不可用克罗米芬、来曲唑类药物促排卵治疗,因此首先要明确诊断,以防延治误治。

(七)其他治疗方法

1. 温针灸督脉　选用百会、身柱、至阳、命门、腰阳关、十七椎、肾俞(双)处进行针灸,有明显针感后开始温针灸。将艾绒做成艾炷,点燃,将艾炷插在针柄上燃尽,将温热传达到穴位深部。

2. 脐灸　用新鲜姜汁将脐灸粉(可根据患者辨证情况选取药物,以补肾填精活血中药为主)调和成膏状,患者取仰卧位,脐部常规消毒后将药膏敷于神阙(肚脐),并用穴位贴固封。艾条点燃置于艾灸盒中,在肚脐中央开始施灸,以患者感觉温热舒适为宜,每次灸约半小时。嘱灸后忌食生冷和受凉受风,药物保持 4～6 h 后自行揭下敷贴并用温水清洗脐部。

3. 耳穴压豆　取穴子宫、卵巢、神门、肝、脾、肾、内分泌及皮质下。

(八)养生保健

(1)多以清淡食物为主,注意饮食规律。

(2)在雌激素替代治疗期间应定期做乳腺、妇科、肝肾功能、心血管系统等方面的检查。

五、希恩综合征

(一)概述

希恩综合征(Sheehan syndrome),也称席汉综合征,是由于产后大出血、严重感染、休克等引起垂体前叶发生缺血坏死,导致垂体前叶功能减退,使促性腺激素、促甲状腺激素、促肾上腺皮质激素分泌减少,引起靶腺萎缩、机能减退,以至于全身代谢以及多器官功能低下的一组症候群。分娩时大出血或休克是本病最常见的病因。据报道,其发生率至少占产后大出血性休克患者的 25%。临床主要表现为少或无乳汁分泌、乳房萎缩、闭经、不孕、阴毛腋毛脱落、皮肤色素减退、肾上腺和甲状腺功能减退症状等。垂体功能减退与垂体破坏的程度有关,可从选择性垂体功能不足到全垂体功能减退。罹患该病的患者常因感染、手术等刺激后出现高热、恶心、呕吐、低血糖症及昏迷等症候群,称为垂体危象,垂体危象是在腺垂体机能减退的基础上因各种诱因引起肾上腺皮质和甲状腺功能进一步衰竭而出现的内分泌科急重症。近年来,随着我国医疗条件、技术水平、分娩及产后护理技术的提高,希恩综合征发病率已明显降低,但希恩综合征进展较为缓慢,故易导致诊断延误而引发垂体危象,及早诊断和给予合理治疗可降低该病的发病率及致死率。该病可归属于中医学"闭经""血枯""虚劳"范畴,多是产时血崩,失血过多,造成血虚失养,肾气亏虚,冲任虚损,血海枯竭,肾主生殖功能衰退而致。临床常表现出一系列气血双亏,肝脾肾等脏不足的临床表现。究其病损脏腑,主要涉及肾脾肝三脏。

(二)病因病机

1. 西医病因病机 该病的发病机制主要与腺垂体的血液供应特点及产妇出血的特殊生理情况有关。妊娠时雌激素刺激垂体分泌较多泌乳素,致使垂体增生肥大,而增生肥大的垂体受蝶鞍骨性限制,加之垂体门脉血管无交叉重叠,缺血时难以建立侧支循环,且妊娠期垂体需氧量增多,对缺氧特别敏感,故在产后大出血引起循环衰竭、休克时,垂体供血不足,极易发生缺血性坏死及纤维化。因此,前置胎盘、胎盘早剥、完全性胎盘植入等各种原因引起的产后大出血均可能致使该病发生。还可因羊水栓塞、产褥感染、败血症等引起弥漫性血管内凝血,导致血栓形成,造成垂体大片组织缺血性坏死而发展成本病。此外 Bayraktaroglu T 等在 2008 年第一次报道了格兰兹曼血小板功能不全的患者在充分输血的情况下仍然发生了希恩综合征。当腺垂体组织破坏大于 50% 时出现症状,大于 75% 时症状较明显,达 95% 时有严重症状。腺垂体的坏死是迅速发生的,但腺垂体功能减退的症状是逐渐出现和加重的。因此,多数患者未坚持性激素替代治疗,当感染、饥饿、寒冷、外伤等应激因素存在时,机体无法代偿而诱发垂体危象。

2. 中医病因病机 《难经》云:一损损于皮毛,皮聚而毛落;二损损于血脉,血脉虚少不能荣养五脏六腑。《诸病源候论·产后风冷劳候》曰:产则血气劳伤,腑脏虚弱,而风冷落客之,风冷搏于血气,血气不能温于肌肤,使人虚乏疲顿,致羸损不平复,谓之风冷虚劳。若久不瘥,风冷乘虚而入腹;搏于血则否涩;入肠下不能养,或食不消;入子脏,则胞脏冷,亦使无子也。这些中医古籍中的描述与希恩综合征病机颇为吻合。

产后血崩,气血骤虚,冲任虚损,血少不能生精,气耗精伤;肾藏精,精血耗损,肾失所藏而虚损;脾肾为先后天之本,相互依赖,相互滋生,肾阳不足则脾失温煦;肝藏血,受肾水涵养,血虚与肾阴不足致肝失水涵血养;精血匮乏,机体诸器官失于温养。因而临床上出现一系列气血双亏、肝脾肾等脏不足的临床表现。肾气损则肾精枯涸,肾开窍于阴,故见外阴萎缩,阴道干涸;血液空虚,胞脉失养,故见月经停止。气血两虚,脾失健运,故见形体消瘦,体力下降;发为血之余,血亏则发无以荣,故见毛发脱落;肾阳衰竭故而出现性欲减退。

（三）诊断要点

本病的诊断主要依靠病史、临床表现和实验室检查。绝大多数患者有产后大出血、感染、休克史,以及产后无乳汁分泌、产后闭经、怕冷、乏力、阴腋毛脱落等垂体前叶功能减退症状。实验室检查示血雌二醇水平低;肾上腺皮质功能检查示 24 h 尿 17-羟皮质类固醇及游离皮质醇排量减少,血浆皮质醇浓度降低;甲状腺功能测定示血清总 T4、游离 T4 浓度均降低,而血清总 T3、游离 T3 浓度可正常或降低。腺垂体分泌激素如 FSH、LH、TSH、ACTH、GH、PRL 均减少。也有部分患者肾上腺皮质激素及甲状腺激素缺乏的症状不十分明显,或呈现单一激素缺乏的症状。这可能与垂体坏死的程度有关。一般来说,临床上促性腺激素及泌乳素的不足出现的症状最早且严重,促甲状腺激素不足所致症候群次之,促肾上腺皮质激素不足所致症候群出现较晚。希恩综合征患者上述激素多为低值,但也有在正常范围的,这与垂体前叶储备功能有关,可行垂体前叶储备功能试验如 TRH 兴奋试验或 LH-RH 兴奋试验等协助诊断。此外,还需要排除其他可能导致垂体前叶功能减退的原因(如头部放射与化学治疗、手术、外伤史、肿瘤等),可行蝶鞍 CT 检查等排除垂体肿瘤。

此外,罹患希恩综合征的患者出现高热、恶心、呕吐、低血糖及昏迷等症候群则称为垂体危象,多由于感染、过度劳累、停药、精神刺激等促发,而感染为主要诱发因素。垂体危象的早期诊治尤为重要,具体如下。

(1)详细地询问病史及查体。对于既往有鞍区病变手术史、放射治疗(简称放疗)史及产后出血史的患者,临床上出现不明原因的低血糖、不易纠正的低血钠、休克或不明原因的昏迷等情况,均应高度怀疑垂体危象的可能。

(2)正确分析垂体危象患者的实验室检查尤其是激素水平的检测结果。大部分垂体危象的患者,由于垂体-肾上腺轴受累,血及尿皮质醇的水平均降低。但有部分患者,由于在检测皮质醇水平之前应用过糖皮质激素,导致血及尿皮质醇水平升高;也有部分患者,在垂体危象时,血皮质醇及尿皮质醇水平处于正常范围的下限。对此,临床医生一定要结合患者的病史及体征,做出全面的合理分析。

（四）辨证论治

1.脾肾阳虚,精血不足 产后无乳,闭经,性欲减退,毛发脱落,生殖器萎缩,伴见形寒肢冷,面色苍白,腰膝冷痛,纳呆,形体消瘦,头晕眼花,心慌失眠,汗出,小便清长,大便溏薄,舌淡苔白,边有齿痕,脉沉细弱。

（1）治法:温补脾肾,养血益精。

（2）方药:健脾补肾汤加减,配合炒食紫河车。

人参 10 g、黄芪 30 g、山药 30 g、白术 30 g、甘草 10 g、鹿角胶 10 g、仙茅 30 g、巴戟天 20 g、枸杞子 30 g、熟地 30 g、紫河车粉 6 g(冲服)、仙灵脾 12 g、菟丝子 30 g、当归 15 g。

①方解:阴阳形气俱不足者,助阳则伤阴,益阴则碍阳,故遵循"从阴中求阳,从阳中求阴"的宗旨。取熟地、紫河车、鹿角胶填补真阴;巴戟天、仙灵脾、枸杞子、菟丝子温振肾阳;人参、黄芪、当归益气生血;白术、山药健脾益气,建立中气协调阴阳,以求取得阳生阴长的效果;巧用仙茅入肾脾二经,能温补脾肾之阳,补命门而兴阳道,《海药本草》谓仙茅能"补暖腰脚,清安五脏,强筋骨,……益筋力,填骨髓,益阳不倦";甘草入十二经,能补脾胃不足而益中气。紫河车为血肉有情之品,有反本还原之功,调补阴阳,治虚劳有特效,并能促进萎缩的性腺发育。

②加减:若兼见气滞血瘀者,加柴胡、当归、丹参、泽兰;兼见阳虚湿浊者,加附子、芡实、补骨脂、佩兰;阴阳两虚者去白术、仙灵脾,加制首乌、女贞子、桑葚、龟板胶等。

2.气血两亏,冲任虚损 产后无乳,闭经,毛发脱落,性器官和乳房萎缩,伴见面色苍白或萎黄,头晕目眩,少气懒言,乏力自汗,心悸失眠,手足发麻等。脉多细弱,舌淡而嫩。

（1）治法:益气补血,补肾调冲。

（2）方药:复方河车复元汤加减。

党参 10 g、炙黄芪 10 g、当归 8 g、熟地 10 g、白芍 8 g、陈皮 8 g、紫河车 2 g(冲服)、仙灵脾 10 g、炒杜仲 10 g、巴戟天 10 g、肉苁蓉 10 g、枸杞子 10 g、女贞子 12 g、菟丝子 15 g。

①方解:方中党参、炙黄芪补气;当归、熟地、白芍补血,配以陈皮补而不滞;紫河车乃血肉有情之品。气为血帅,血为气母,气血双补事半功倍。仙灵脾、炒杜仲、巴戟天、肉苁蓉补肾阳。枸杞子、女贞子滋肾阴,菟丝子阴阳双补。《景岳全书》曰:善补阳者必于阴中求阳,则阳得阴助而生化无穷;善补阴者必于阳中求阴,则阴得阳升而泉源不竭。纵观全方,补益而不滞,助阳而不燥,实为治疗希恩综合征之良方。

②加减:若精血亏虚甚者,重用熟地,加鹿角霜、山茱萸以滋养肝肾,填精益血;脾虚食少者,加山药、茯苓、砂仁、陈皮以行气健脾;血虚明显者,加大枣、阿胶、桑葚、鸡血

藤养血补血。

3.肝肾亏损,精亏血少 产后无乳,闭经,外阴及腋窝的毛发脱落,伴见虚弱无力,皮肤干燥,头晕目眩,健忘失眠,耳鸣如蝉,咽干口燥,腰膝酸软,便干尿赤等,舌红少苔,脉弦细数。

(1)治法:滋补肝肾,养血益精。

(2)方药:人参养荣汤加减。

人参 12 g、紫河车粉 9 g(冲服)、熟地 20 g、黄芪 15 g、茯苓 15 g、白术 15 g、鹿茸 8 g、仙茅 10 g、肉桂 6 g、当归 10 g、白芍 10 g、川芎 9 g、陈皮 19 g、砂仁 6 g、炙甘草 6 g。

①方解:方中人参大补元气,"主五劳七伤,虚损瘦弱"(《药性本草》)。紫河车温肾养精,竣补气血,"主气血赢瘦,妇人劳损"(《本草拾遗》)。熟地滋阴补血,益精填髓,"补五脏内伤不足"(《本草纲目》)。黄芪、茯苓、白术益气健脾而滋气血生化之源,补后天以养先天。鹿茸生精补髓,益血助阳。仙茅温补命门而兴阳道。肉桂温肾以助命门之火,固先天以资后天。当归、白芍、川芎养血活血,调养冲任。陈皮、砂仁理气和中,开胃进食。炙甘草调和诸药。诸药配伍,共奏温补脾肾、益气养血、填精益髓、调养冲任之效。

②加减:在重剂量的滋阴养血方药中,适当加入煨木香、山楂、谷麦芽之类,以助长脾胃运化,可提高滋补药的临床疗效,如果出现脾胃不和的症状,或者症状十分明显者,当以先调理脾胃入手,待脾胃不和症状改善后,再予以滋养方药服用,否则药后腹胀便溏,反而影响阴血的恢复。

4.肾虚精亏,血瘀阻络 无乳,闭经,性欲减退,乳房萎缩,腋毛、阴毛脱落,伴见畏寒,头痛头晕,疲乏,皮肤干燥粗糙,舌质淡,脉细涩。

(1)治法:温肾填精,活血化瘀。

(2)方药:归肾活血调经汤加减。

菟丝子 20 g、熟地 15 g、山茱萸 15 g、山药 20 g、杜仲 15 g、当归 10 g、川芎 15 g、枸杞子 15 g、丹参 15 g、桃仁 10 g、赤芍 15 g、香附 10 g。

①方解:方中菟丝子、熟地、杜仲、枸杞子、山茱萸补肝肾,益精髓,养血益精;当归补血活血;丹参、桃仁、赤芍、川芎活血化瘀;山药健脾益气,气阴双补,增强补肾之力;香附辛香理气,更助活血之功。诸药合用,阴阳并调,补肾益活血,活血助补肾。

②加减:以肾阳虚证候为主者,选加温肾助阳药,如仙灵脾、巴戟天、仙茅、补骨脂、益智仁等;以肾阴不足为主证者,则加用生地、玄参、女贞子等滋养肾阴药;如兼见胸胁胀满者,为气滞血瘀,加香附、乌药以理气行滞;如小腹冷痛,为寒凝血瘀,加桂枝、吴茱萸以温通血脉。

5.命门火衰,下元虚冷 产后无乳,闭经,性欲减退,毛发脱落,生殖器萎缩,伴见面色苍白,精神萎靡,畏寒,小便清长,舌淡胖,脉沉细无力。

(1)治法:补肾温阳,填精暖宫。

(2)方药:金匮肾气丸加减。

生地 12 g、熟地 12 g、山药 10 g、山茱萸 10 g、茯苓 9 g、牡丹皮 9 g、泽泻 9 g、附子 6 g、桂枝 6 g、当归 24 g、葛根 30 g。

①方解:方中熟地、山茱萸滋肾精,补肝血;山药培中土以滋精血之源;桂枝、附子暖肾阳,取阳性动而助滋阴之效;茯苓、泽泻渗水于下,使水归水脏,肾有水精可藏;牡丹皮舒血,调活脉络之滞;加当归以增补血之功;葛根能起阴气,生津液,更宣肺气,通调全身之气,并有载诸药直达病所之功。故用本方补肾中之真阴真阳,阴阳充足则精血化生。

②加减:肾阳虚,脾阳失煦,兼见浮肿、纳差、四肢欠温者,加砂仁、炮姜,健脾温中;寒凝致瘀者,可酌加乳香、没药、五灵脂温经活血;兼见血虚者,加阿胶、白芍、桑寄生等。

6.元气大伤,阴阳暴脱 除脾肾阳虚见证外,伴头晕目眩、躁动不安,汗出如珠,恶心呕吐,四肢厥冷,气息微弱,不省人事,脉微欲绝。实际上是希恩综合征合并垂体危象。

(1)治法:健脾温肾,大补元气。

(2)方药:回阳救逆法方。

人参 15～30 g、制附子 10～20 g、麦冬 30 g、五味子 10 g、龙骨 30 g、牡蛎 30 g、干姜 10 g、肉苁蓉 12 g、枸杞子 12 g、巴戟天 12 g、锁阳 10 g、菟丝子 10 g、女贞子 12 g、龟板 12 g、丹参 12 g、黄芪 12 g、川芎 10 g、焦山楂 10 g、炙甘草 10 g。每日 1 剂,水煎汁分 2～3 次鼻饲。待病情由危转安后仍以上方调治 40～60 剂。

①方解:方中肉苁蓉、枸杞子、巴戟天、锁阳、菟丝子、女贞子、龟板、黄芪等滋肾壮阳,气血双补;丹参、川芎活血祛瘀祛风。在此基础上加人参大补元气;制附子温壮真阳,益气救阴;麦冬甘寒养阴生津;五味子酸涩收敛;龙骨、牡蛎益阴潜阳,收敛固脱;干姜温中回阳;炙甘草益气复脉。本方健脾温肾,大补元气,回阳救逆,标本兼治,与西药联用,调整机体的整体功能,使危象得到控制。

②加减:阳气暴脱证,四肢厥逆,冷汗淋漓,呼吸微弱,脉微欲绝,真阴真阳大虚欲脱之危象,可急予参附汤鼻饲或灌肠益气回阳固脱。一旦阳气来复,病情趋于稳定,便当辨证论治,不可多服,免纯阳之品过剂,反致助火伤阴耗血。

(五)西医治疗

1.激素替代治疗 对于希恩综合征患者治疗的原则是及时补充缺乏的激素,目的是纠正机体异常的内分泌状况,从而降低因为垂体功能减退而引发的病死率。对于同时合并继发性甲状腺功能减退症和肾上腺皮质功能减退症的患者,一定优先给予糖皮质激素的替代,而后补充甲状腺激素。如合并促性腺激素缺乏以及性腺功能减退,可以应用雌孕激素替代治疗。有妊娠需求患者可尝试通过诱发排卵怀孕。治疗尿崩症患者采用精氨酸加压素或去氨加压素。生长激素缺乏的患者应用生长激素替代治疗。

希恩综合征的治疗以靶腺替代治疗为主,激素替代治疗的顺序是先补充肾上腺皮质激素,再补充甲状腺激素,待肾上腺皮质功能及甲状腺功能正常后可补充性激素。具体用药方法及剂量如下:首先补充糖皮质激素,根据患者病情给予氢化可的松 20~30 mg,8:00 服全日量 2/3,14:00 服剩余 1/3 量。补充糖皮质激素后补充甲状腺激素,可给予口服甲状腺素片 50~75 mg/d,对于年龄较大者减半,3 个月后定期复查"甲功五项",并根据检查结果酌情增减药量。一般不需补充盐皮质激素,因醛固酮并不依赖 ACTH。同时,为了改善年轻患者的生存质量,维持第二性征和性功能,可在补充糖皮质激素的同时或稍后适当补充性激素。

对于希恩综合征,一旦明确诊断为腺垂体功能减退,须终生应用激素替代治疗,不可随意停药,并定期复查激素水平,遇到感染、外伤等应激情况,及时调整糖皮质激素剂量,以免造成严重的后果。

2. 垂体危象的抢救 当患者合并以下情况中的一项或多项,如水中毒、低血糖、低血压、高热(体温高于 40 ℃)、低体温(体温低于 30 ℃)、昏迷(排除心脑血管疾病)时,即为垂体危象。可快速静脉注射 50% 葡萄糖溶液 40~60 mL 后,继以静脉滴注 5% 葡萄糖溶液,每分钟 20~40 滴,不可骤停,以防继发性低血糖;补液中需加氢化可的松。既往大多数文献报道纠正严重垂体危象第一天氢化可的松剂量为 200~300 mg,我国报道的纠正希恩综合征所致垂体危象时氢化可的松剂量一般为 100~300 mg/d,文献中提到纠正垂体危象最小剂量为 50 mg/d,或用地塞米松 2~5 mg 静脉或肌内注射,每天 2~3 次,亦可加入补液中滴入。同时酌情给予快速补液、抗休克、抗感染和纠正水及电解质紊乱等对症治疗。应用大剂量肾上腺皮质激素时要观察患者有无欣快感、失眠、精神异常等症状;补充甲状腺激素应于皮质激素替代治疗后,从小剂量开始,若在使用糖皮质激素前或同时使用较大剂量甲状腺激素,可加快糖皮质激素代谢而诱发危象。

（六）其他治疗方法

温针灸督脉、脐灸、耳穴压豆可参见 Kallmann 综合征,除此以外,还可联合推拿、穴位贴敷等治疗。中医外治法通过刺激相关穴位或经络,以起到补肾温经、健运脾胃、鼓舞气血、调和阴阳的作用,对于改善患者的临床症状、提高生存质量有一定的辅助治疗意义。

（七）养生保健

（1）加强妊娠期保健，注意营养，定期进行产前检查。

（2）保证睡眠充足，避免剧烈运动。

（3）正常饮食，加强营养，进食富含铁和维生素 C 的食物，避免进食生冷辛辣等刺激性食物，忌烟酒。

六、垂体腺瘤

（一）概述

垂体腺瘤（pituitary adenoma，PA）是一组垂体前叶和后叶及颅咽管上皮残余细胞发生的肿瘤，是最常见的鞍区占位性病变。最新调查表明垂体腺瘤占颅内肿瘤的 $8\%\sim15\%$。垂体腺瘤常具有内分泌腺功能，因而影响机体的新陈代谢，造成多种内分泌功能障碍。根据垂体腺瘤的大小，将其分为微腺瘤（小于 10 mm）、大腺瘤（10～30 mm）及巨大腺瘤（大于 30 mm）。根据分泌激素的不同，可以分为激素分泌性垂体腺瘤和无功能垂体腺瘤，前者又包括泌乳素腺瘤、生长激素腺瘤、促肾上腺皮质激素腺瘤、促甲状腺素腺瘤四种类型，无功能垂体腺瘤以血清激素水平正常或低下，缺乏明显的激素相关临床症候群为特征，70％以上的无功能垂体腺瘤是不需要治疗的，若没有相应的垂体功能低下的情况，临床上可以长期随诊。若在随诊的过程中出现相应的临床症状，肿瘤生长速度加快，压迫了周围的组织（如视野缺损等），可以考虑手术治疗。在激素分泌性垂体腺瘤中以垂体泌乳素腺瘤最为多见，占垂体腺瘤的 $40\%\sim60\%$，且多见于育龄期女性，主要表现为月经量少、闭经、不孕、泌乳，还可表现为视力视野障碍、头痛、性功能障碍、精神异常等。随着人们对垂体泌乳素腺瘤研究的不断深入，在手术、药物治疗、放射治疗及其他治疗方面都有了很大的提高，其治疗的最终目的是缩小肿瘤体积、恢复泌乳素正常水平、保持垂体功能及其他神经功能、防止肿瘤复发、提高患者生存质量。中医妇科学并无垂体泌乳素腺瘤的病名记载，其证候表现属于"月经后期""月经过少""闭经""不孕""乳泣""经行乳房胀痛""经行头痛"等范畴。中医病机常以肾虚肝郁、脾虚肝郁、血虚肝旺或阴虚肝阳上亢为特点，并可因肝气上逆而发病，病变影响肾气-天癸-冲任-胞宫轴，最终引起女性月经异常、溢乳或不孕。垂体泌乳素腺瘤的发病率居激素分泌性垂体腺瘤的首位，其中生长激素腺瘤和促肾上腺皮质激素腺瘤早期即有典型临床表现而容易确诊，手术是主要的治疗方式，而泌乳素腺瘤的诊治则相对较为复杂、困难。本章将重点就垂体泌乳素腺瘤的中西医病因病机以及诊治方法进行详细论述。

（二）病因病机

1. 西医病因病机 垂体泌乳素腺瘤是一种以分泌泌乳素（prolactin，PRL）为主要特点的功能性垂体腺瘤，是垂体腺瘤中最常见的一种疾病。垂体泌乳素腺瘤的发病有众多因素参与，目前尚不完全清楚，主要涉及以下几个方面。

（1）基因的异常表达：包括原癌基因、泌乳素腺瘤易感基因、抑癌基因的突变与表达等。垂体泌乳素腺瘤相关原癌基因主要有垂体肿瘤转化基因（pituitary tumor transforming gene，PTTG）等，PTTG 在泌乳素腺瘤中高表达，而在正常的垂体组织不表达或低表达。这表明 PTTG 表达异常和垂体泌乳素腺瘤的发生和侵袭性关系密切。1 型多发性内分泌肿瘤（multiple endocrine neoplasia 1，MEN1）基因是一种常染色体主导的不完全外显基因。种系 MEN1 基因杂合性丢失显示出较高的垂体前叶肿瘤外显率，且多数为垂体泌乳素腺瘤，这已在老鼠动物模型中得到验证。根据 Knudson 二次打击学说，当肿瘤抑制基因的两个等位基因同时发生突变而造成纯合性丢失时，其功能丧失。有报道称人垂体腺瘤来源的细胞系转染 GADD45γ 基因后，可以显著抑制肿瘤细胞生长，以此推断 GADD45γ 基因的丢失可能是垂体泌乳素腺瘤发生的原因之一。

（2）生长因子：成纤维细胞生长因子（fibroblast growth factor，FGF）中，FGF-2 及 FGF-4 均在 PRL 阳性的垂体腺瘤中被发现。血管内皮生长因子在侵袭性泌乳素腺瘤中高水平表达，可能与肿瘤新生血管有关。骨形态发生蛋白 4（bone morphogenetic protein 4，BMP-4）是转化生长因子 β 家族成员之一。BMP-4 可通过与雌激素受体的相互作用促进 PRL 分泌及促进泌乳素细胞增殖。

（3）微小 RNA（microRNA，miRNA）：作为一种新的遗传物质，miRNA 是近年分子生物学研究的热点之一，对于其与肿瘤发病机制的研究越来越深入。Bottoni 等首次证实 miR-15a 和 miR-16-1 在垂体腺瘤中表达下调。随着研究的深入，更多的 miRNA 被发现在垂体泌乳素腺瘤和正常垂体组织中有表达差异。其中在泌乳素腺瘤中表达上调的有 miR-23a、miR-23b、miR-150、miR-152、miR-191、miR-192 和 miR-212 等，表达下调的有 miR-15a、miR-16-1、miR-24、miR-26a、miR-26b 和 let-7 等。若 miRNA 的靶基因为致癌基因，则其促进肿瘤细胞生成；若 miRNA 的靶基因为抑癌基因，则其介导细胞凋亡和抑制肿瘤生成。

（4）细胞信号通路异常：有研究通过比较垂体泌乳素腺瘤和正常垂体组织发现，垂体泌乳素腺瘤细胞中 PI3K/Akt 信号通路在最初的级联反应中被上调。PI3K/Akt 和 Ras/ERK 信号通路通过酪氨酸激酶受体被激活，导致细胞周期抑制蛋白的失活，从而导致细胞过度增殖。信号通路的异常和通路之间的相互作用可能在垂体泌乳素腺瘤发生的初始阶段发挥重要作用。

2. 中医病因病机　中医学中对于本病并无明确的记载，但根据临床观察总结，其病位在脑，属有形之邪，其症状表现属于"头痛""眩晕""厥逆""中风""积聚""闭经""月经后期""月经过少""乳泣"等疾病的范畴。冲任失调乃本病发病之根本。

本病病机常以肾虚肝郁、脾虚肝郁、血虚肝旺或阴虚肝阳上亢为特点，并可因肝气上逆而发病，病变影响肾气-天癸-冲任-胞宫轴，终引起女性月经异常、溢乳或不孕。垂体泌乳素微腺瘤患者，多为中青年妇女，其基本病机实质是本虚标实。本病从整体而言是本虚（脏气虚），包括肾虚（阴、阳、精、气）、脾虚、阴虚、气血虚，构成发病的病理基础。

中医学认为，肾为先天之本，藏精，主骨生髓，髓通于脑；胞脉者系于肾，肾主生殖。肾气虚弱，肾精亏损，可使胞宫失养、生殖功能减退，出现腰膝酸痛、头晕耳鸣、月经后期或量少、闭经、不孕等。肾精足则脑髓充，清气上升，使人神清智明、记忆力强；肾精虚则脑髓空，清气不升，在上述肾虚证候基础上，可进一步导致用脑不利、记忆力减退。女子以肝为先天，乳头乃厥阴肝经所属，女子经血、乳汁同源，乃冲任气血所化。肝气条达、疏泄正常，气血调和以及冲任通调，气血应时而下者为月经，上为乳汁，二者各循其道。因此，经血的来潮、乳汁的化生以及情志的调畅都与肝藏血和疏泄的功能密不可分。肝性喜条达而恶抑郁，如因情志不遂，导致肝气郁滞、疏泄失常、气血逆乱，气血不能下归冲任为月经，反随肝气上逆化为乳汁，则出现闭经、溢乳等垂体泌乳素腺瘤的主要症状。正如清代王旭高曰：乳房属胃，乳汁为血之所化，无孩子而乳房膨胀，下乳汁，非血之有余，乃不循其道，遂以下归冲脉而为月水，反随肝气上入乳房变为乳汁。事出反常，非细故矣。夫血犹水也，气犹风也，血随气行，如水为风激而作波澜也。在发生肝气上逆之前，常首见本虚证候，即肾虚、脾虚、阴虚、气血虚等，这一特点，一方面与女性"阴血常亏"的生理特点有关；另一方面与肝气克伐脾土、虚热暗耗肾水、气机郁结影响血行关系密切，易产生痰、湿、热，裹挟肝气循经上逆，使脑络受阻，气血不畅，病邪停滞于脑中（巅顶），日久形成微小病灶。

（三）诊断要点

1. 临床表现　垂体泌乳素腺瘤患者典型的临床表现为由于高泌乳素血症引起的闭经-溢乳-不孕三联征（Forbis-Albright综合征），还可表现为性功能障碍、头痛、视力视野损害、骨质疏松等一系列影响患者生存质量的症状。总的来说，垂体泌乳素腺瘤的临床表现主要分为内分泌功能改变和垂体周围组织压迫症两个方面。

（1）内分泌功能改变：最初由于高血清PRL的影响，可引起闭经、溢乳，在育龄期妇女往往表现为各种形式的月经紊乱，典型表现是继发性闭经、不孕，30%～80%可有泌乳。重者腋毛脱落、皮肤苍白细腻、皮下脂肪增多、性功能减退等。

（2）肿瘤的占位效应：由于没有月经紊乱作为早期症状，绝经后女性患者往往缺乏早期表现,直到出现占位效应才被发现。占位效应的典型表现为视力视野损害和颅内高压症状。局部占位影响出现的症状取决于肿瘤的大小和鞍外扩张的程度及鞍外扩张的方向。视交叉压迫导致的视野缺损依赖于鞍上扩张的程度。局部占位影响也可以导致直接压迫垂体或下丘脑/垂体柄功能失调引起的垂体功能低下。

2. 垂体泌乳素腺瘤的诊断标准

(1)闭经-溢乳综合征和(或)肿瘤压迫症状。

(2)血清 PRL 值高于正常,尤其是大于 200 ng/mL 时具有极高的诊断价值。

(3)CT 和(或)MRI 上显示鞍区异常信号灶。

(四) 鉴别诊断

血清 PRL 检测对诊断垂体泌乳素腺瘤十分重要。PRL 是应激激素,在各种生理、病理和药物等因素的影响下水平变化很大,故在发现血清 PRL 水平升高后必须严格除外多种因素的影响,结合病情才能诊断。

1. 空蝶鞍综合征 由于多种原因引起蛛网膜下腔及脑脊液疝入鞍内,导致蝶鞍扩大,正常垂体受到挤压,影响垂体门脉系统的血液循环,致垂体前叶多巴胺(DA)浓度下降,从而引起 PRL 水平升高。

2. 原发性和(或)甲状腺功能减退症 甲状腺功能减退可促使下丘脑促甲状腺素释放激素(TRH)分泌增加,TRH 可直接作用于垂体泌乳素细胞促进 PRL 分泌,同时也可通过抑制 DA 的分泌而解除其对 PRL 分泌的抑制作用,导致 PRL 水平的升高。

3. 慢性肾功能衰竭 慢性肾功能衰竭患者 20%～30%合并高泌乳素血症,这可能与 PRL 在肾脏降解异常相关;同时,高氮质血症也可能改变泌乳素细胞 DA 受体的敏感性,使 PRL 分泌受抑减少。

4. 严重肝病 肝脏功能受损可影响 DA 代谢,从而引起血清 PRL 水平升高。肝性脑病时假神经递质形成增多,使下丘脑分泌泌乳素释放抑制因子(PRIF)作用减弱而导致 PRL 分泌增加。

5. 异位 PRL 分泌 某些肿瘤如未分化支气管肺癌、肾癌、卵巢畸胎瘤等,由于肿瘤细胞发生突变,可引起 PRL 基因转录启动,从而导致 PRL 大量分泌。

6. 神经源性高泌乳素血症 胸壁创伤、带状疱疹、神经炎、乳腺手术或慢性刺激等,可通过植物神经反射干扰中枢神经通路而促进 PRL 的分泌。

7. 药物性高泌乳素血症 许多干扰 DA 合成、代谢、运输或阻碍 DA 与其受体相结合的药物均可导致高泌乳素血症,这些药物主要通过拮抗 PRIF 或兴奋泌乳素释放因子(PRF)来发挥其作用,包括抗精神病药,如吩噻嗪类(氯丙嗪、硫利达嗪、美索达嗪、三氟拉嗪、氟奋乃静、奋乃静)、硫杂蒽类(替沃噻吨)、丁酰苯类(氟哌啶醇)、二苯氧氮平类(洛沙平)等;抗抑郁药,如氟西汀、帕罗西汀、度硫平、氟伏沙明、西酞普兰、舍曲林、单胺氧化酶抑制剂及部分三环类抗抑郁药等;抗高血压药,如利血平和甲基多巴,维拉帕米等;抗胃酸药,如西咪替丁、雷尼替丁等;此外,还包括雌激素及避孕药、阿片类药物等。

8.特发性高泌乳素血症 血清中 PRL 水平升高,但未发现明确的垂体或中枢神经系统疾病,也无任何升高 PRL 水平的其他病因可循,多为下丘脑-垂体功能紊乱导致 PRL 过度分泌所致。其中大部分患者血清 PRL 水平仅轻度升高。

(五)辨证论治

中医的治则主要为调整肾气-天癸-冲任-胞宫轴,恢复生殖内分泌功能;降低 PRL水平,改善或消除全身症状,防止疾病加重与传变;辨证用药,控制与缩小垂体微腺瘤;坚持治疗,直至月经正常、妊娠成功。

1.肝气郁结证 经前乳胀或乳头疼痛,或伴溢乳,月经过少、周期延后或闭经,胸胁胀闷,心烦抑郁,舌苔薄白,脉细弦。

(1)治法:疏肝解郁,柔肝缓急。

(2)方药:柴胡疏肝散加减。

陈皮 10 g,柴胡 12 g,川芎 6 g,香附、枳壳各 10 g,芍药 15 g,甘草 10 g,夏枯草 10 g,郁金 12 g,麦芽 15 g。

①方解:方中以柴胡功善疏肝解郁,用以为君。香附理气疏肝,川芎活血行气以止痛,二药相合,助柴胡以解肝经之郁滞,并增行气活血止痛之效,共为臣药。陈皮、枳壳理气行滞,芍药、甘草养血柔肝,缓急止痛,麦芽既可疏肝解郁,又可和胃醒脾,均为佐药。甘草调和诸药,为使药。

②加减:肝血不足,阴血虚者,可加入熟地、桑葚、当归;失眠多梦者可加入莲子心、珍珠母、酸枣仁等。

2.肝郁化火证 在肝气郁结基础上出现烦躁暴怒,目赤头痛,口燥咽干,胃脘胀痛,舌苔黄,脉弦数。

(1)治法:清肝泻火,潜镇降逆。

(2)方药:丹栀逍遥散加减。

牡丹皮 10 g、栀子 10 g、柴胡 6 g、茯苓 10 g、炒白术 10 g、当归 10 g、白芍 10 g、薄荷(后下)6 g、甘草 6 g、生姜 3 g、龙骨 10 g、牡蛎 10 g。

①方解:方中牡丹皮清热凉血,活血化瘀,退虚热;栀子泻火除烦,清热利湿,凉血解毒;当归味甘而重,能补血行血;柴胡具有和解表里、升阳之功效;白芍性凉,具有补血养血、平抑肝阳、柔肝止痛之功效;炒白术健脾益气,燥湿利尿;茯苓利水,渗湿,健脾;薄荷、生姜能疏风散热,透达木郁;甘草既清热解毒,又在方中调和诸药;龙骨、牡蛎镇惊安神,补阴潜阳。诸药合用,共奏疏肝清热、凉血潜镇之效。

②加减:兼夹痰浊者,可加入半夏、陈皮;兼脾胃不和,可加入太子参、木香、陈皮;肾虚者加入杜仲、桑寄生、续断等。

3.肾精亏损证 闭经或月经延后或月经量少色暗,不孕,无带下或量少,性欲降低,腰膝酸软,记忆力减退,头晕耳鸣,足跟痛,脉沉细或尺弱。

(1)治法:补肾益精,培育下元。

(2)方药:龟鹿补肾丸加减。

菟丝子15 g、淫羊藿10 g、续断10 g、锁阳10 g、狗脊10 g、酸枣仁15 g、甘草6 g、陈皮10 g、鹿角胶10 g、熟地10 g、龟甲胶10 g、金樱子10 g、黄芪15 g、山药15 g、覆盆子10 g。

①方解:方中的鹿角胶、淫羊藿、菟丝子、续断、狗脊、锁阳等补肾壮阳,调补冲任;熟地、覆盆子、酸枣仁、龟甲胶等滋阴养血,补肾固精;山药、黄芪、甘草健脾益气。全方具有补肾壮阳、滋肾养阴固精等作用,既可壮阳又能滋阴。

②加减:偏于肾虚阳弱者,可加入巴戟天、杜仲;兼脾虚气弱者,可加入党参、砂仁(后下);兼心肝气郁者,可加入钩藤、炒丹皮、香附;兼寒湿明显者,可加入肉桂(后下)、制附片、苍术等。

4.气血两虚兼瘀滞证 闭经或月经延后或经血量多、色淡红、有血块,面色少华,眩晕神疲,心悸气短,大便溏薄,经前浮肿、头痛、失眠或溢乳,舌淡有齿痕、瘀斑,苔薄白,脉细滑。

(1)治法:补气养血,活血化瘀。

(2)方药:十全大补汤合活血中药。

当归10 g、川芎6 g、白芍10 g、熟地15 g、人参10 g、白术15 g、茯苓15 g、炙甘草6 g、黄芪15 g、肉桂3 g、生姜6 g、大枣6枚。在月经期可酌加益母草、鸡血藤、丹参、牛膝等。

①方解:十全大补汤系由八珍汤加黄芪、肉桂组成,以四君子汤(人参、白术、茯苓、炙甘草)大补脾肺之气,四物汤(当归、熟地、川芎、白芍)养血活血,滋阴和营,更以肉桂、黄芪温阳益气,鼓舞气血生长,佐以生姜、大枣鼓舞脾胃之气,以资气血生化之源。本方是治疗气血两虚诸证的良药。在补气养血基础上,月经期可因势利导,选用益母草、鸡血藤、丹参、牛膝等活血化瘀之品,气行则血行,气充则血行。与补气养血药配伍得当可畅通气血,调达气机,滋养肝脉与胞宫。

②加减:若胃脘不舒,纳欠苔腻,可去熟地,加入佛手、陈皮;若腹胀矢气,大便溏泄,可去当归、熟地,加入木香、砂仁(后下)、神曲;若腰酸腰痛、小便较频,可加入杜仲、菟丝子、狗脊;若夜寐不佳,可加入合欢皮、莲子心等。

5.脾虚痰湿证 闭经、月经稀发或月经量过少,婚久不孕,形体肥胖,大便溏泄或黏滞不爽,带下量少或多,小便不利,饱食胃胀,胸闷泛恶,头晕乏力,舌质肥胖、苔腻,脉沉滑或濡缓。

(1)治法:健脾除湿,化痰散结。

(2)方药:香砂六君子汤合二陈汤加减。

党参 15 g、茯苓 15 g、白术 15 g、姜半夏 9 g、砂仁 5 g(后下)、木香 6 g、橘红 10 g、炙甘草 6 g、乌梅 6 g、生姜 6 g。

①方解:香砂六君子汤以四君子汤补气健脾为基础,另加木香(温中补脾)、砂仁(健脾化湿,温中止呕)。在此基础上合用二陈汤,二陈汤治痰、行气、健脾同施,标本兼顾,既能祛已生之痰,又可杜生痰之源。方中半夏为君药,辛温、性燥,可燥湿化痰、降逆和胃、消痞除滞;橘红理气行滞,燥湿化痰而作为臣药,且此药辛苦温燥,恰治湿痰之意。君臣相配,增强燥湿化痰之效。脾为生痰之源,茯苓味甘淡,可渗湿健脾;半夏与茯苓合用,燥湿化痰与渗利水湿相合,体现了湿化痰消之意。佐药生姜一方面助半夏、橘红降逆化痰,另一方面制半夏之毒。乌梅少许收敛肺气,与半夏相配伍,散中有收,使祛痰而不伤正,与生姜均为佐药。炙甘草为方中使药,起到调和诸药的作用。二方合用,共奏健脾除湿、化痰散结之功。

②加减:泄泻肠鸣者,可加入山药、葛根;腹痛喜温、畏寒肢冷者,可加入桂枝、干姜;腰酸明显者,可加入续断、桑寄生。

(六) 西医治疗

垂体腺瘤治疗的目的是控制激素水平,恢复正常垂体功能,缩小甚至消除肿瘤,消除颅内占位引起的症状和体征。目前常用的治疗方案包括药物治疗、手术治疗和放射治疗。

1.药物治疗 药物治疗是垂体泌乳素腺瘤最有效的治疗方案,多巴胺受体激动剂是药物治疗中最主要的药物,通过此类药物的治疗能够使大部分患者 PRL 水平恢复正常并缩小瘤体。但多巴胺受体激动剂不能根治泌乳素腺瘤,患者需长期乃至终生服药。

多巴胺受体存在 5 种亚型,由于各种受体亚型与激动剂结合后信号转导及产生的生物学效应不同,可分为 D1 类、D2 类两类受体。D1 类受体包括 D1、D5 两种亚型,此类受体与 Gs 蛋白偶联,激活腺苷酸环化酶,使细胞内 cAMP 浓度升高。D2 类受体包括 D2、D3 和 D4 亚型,与 Gi 蛋白偶联,从而抑制腺苷酸环化酶,降低细胞内 cAMP 浓度。多巴胺受体激动剂主要通过垂体正常细胞和肿瘤细胞表面的 D2 受体亚型介导,抑制 PRL 的分泌,并缓解内分泌症状。多巴胺受体激动剂可分为麦角衍生物和非麦角类衍生物两大类。麦角衍生物包括溴隐亭、培高利特、卡麦角林;非麦角类衍生物主要是喹高利特。培高利特由于对心脏瓣膜造成严重损害已不再使用。

(1)溴隐亭:1969 年开始投入临床使用,是作用于 D1、D2 受体的短效多巴胺受体激动剂。经过约 50 年的临床应用,溴隐亭疗效确切,已成为国内临床上治疗泌乳素腺瘤最常用的药物。该药是一种半合成的麦角胺碱衍生物,可透过血脑屏障作用于垂体泌乳细胞膜内的多巴胺受体,并与之结合产生类多巴胺效应,抑制 PRL 合成与释放,并促进其降解,从而降低血清 PRL 水平,恢复月经和生育能力。溴隐亭总的服药原则是从小剂量开始,逐渐增加剂量,至临床症状消失、PRL 下降到正常水平并稳定后,维持最小剂量服用,同时定期复查 PRL 水平。溴隐亭的具体服用方法:首次剂量2.5 mg/d(或 0.625 mg/d),同餐或睡前服用,根据患者反应,3 天或一周后增加至 5 mg/d,服用 2~3 天,如无不适可继续加量,每周增加 1.25~2.5 mg,直至总量达到最高有效剂量。最高有效剂量为该患者溢乳消失,排卵功能恢复或血 PRL 水平正常时所用的剂量,并将此剂量维持至该患者月经首次恢复后卵巢出现第 2 次排卵反应为止。治疗期间每月复查血 PRL 水平,绝经女性根据血 PRL 水平调节用量,生育期女性特别是要求生育的女性通过测量患者基础体温(BBT)、定期检查患者溢乳、宫颈评分及用 B 超检测患者卵泡发育情况来调节用量,然后每周递减溴隐亭2.5 mg,减至该患者定期复查血 PRL 水平始终正常,BBT 双相,每月月经正常来潮时所用的剂量(为该患者的最小维持量)。最高有效剂量一般为 7.5~10 mg/d,也有报道为 30 mg/d 者;最小维持量一般为 1.25~2.5 mg/d,也有报道为 7.5 mg/d 者。因此最高有效剂量和最小维持量由于个体差异的存在,差距较大,所以提倡个体化给药。此外,还应该注意到有些患者溴隐亭治疗后即使 PRL 水平高于正常值的上限,性腺功能也能恢复正常。对这些患者,应该观察有关治疗剂量的生物学反应而不是绝对的 PRL 值。巨大腺瘤者需定期检查视野,1~3 个月检查一次,并每半年进行一次 MRI 检查,以了解瘤体的缩小情况,最后用 1.25~2.5 mg/d 维持。对于治疗期间妊娠的患者应根据具体情况安全、合理用药。尽管溴隐亭治疗效果较为满意,但存在很多副作用,包括胃肠道症状(恶心、呕吐、便秘、反流、消化不良)、神经系统症状(头痛、头晕、运动障碍、思维混乱)、心血管症状(体位性低血压、晕厥)及其他副作用(包括肌肉抽搐、精神错乱、口干舌燥)。这些副作用均十分常见,且药物剂量增加或药物依从性降低时副作用更为明显。对不能耐受口服治疗以及对药物副作用特别敏感的患者可阴道给药。阴道放置溴隐亭片可取得和口服相似的疗效。单次阴道给药药效可持续 24 h,且胃肠道反应较小。新型的溴隐亭长效注射剂是一种长效的注射用溴隐亭制剂,克服了因口服造成的胃肠道功能紊乱,12~14 h 内血清 PRL 水平降至基础值的 10%~20%,并能维持 2~6周。溴隐亭治疗时应注意适应证:无神经压迫症状,无明显药物不良反应,经济条件允许,大腺瘤术后出现 PRL 升高和复发的患者。

(2)卡麦角林:该药是麦角生物碱衍生物,具有长效多巴胺受体激动剂作用,它相较溴隐亭对 D2 受体有更强的亲和力,它的半衰期约 65 h,每周只需要口服 1~2 次,通常是从每周 0.25~0.5 mg 开始,每周增加剂量,直到 PRL 水平达到正常,治疗剂量通常为 1 毫克/周,剂量范围为 0.25~10.5 毫克/周。不良反应主要有恶心、体位性低血压等,服药 2~3 周后常可自动消失,无须停药。卡麦角林是治疗侵袭性垂体泌乳素大腺瘤的主要药物,对于溴隐亭抵抗或耐受的患者,仍能有效降低 PRL 水平和缩小肿瘤体积,且与溴隐亭相比,副作用更小,依从性更高,对改善女性闭经、恢复女性排卵的效果较好,但是卡麦角林比溴隐亭昂贵,因此从经济方面考虑使用溴隐亭更合理。15%~20% 的患者,尤其是垂体大腺瘤患者,控制高泌乳素血症需要的剂量比传统剂量(≥2 毫克/周)更高。尽管研究发现帕金森病患者接受高剂量卡麦角林治疗(3~5 mg/d)大于 6 个月,心血管事件发生率可能增加 3~6 倍,然而心血管事件这一副作用并没有在传统治疗剂量治疗垂体泌乳素腺瘤的患者中出现。由于引发血管风险的最大剂量仍不清楚,因此,服药剂量超过每周 2 mg 的患者应每年行超声心动图检查。该药在国内还未上市,但在国外已使用近 20 年,成为大多数高泌乳素血症患者的选择。有研究指出:卡麦角林能使 90% 微腺瘤、82.1% 大腺瘤患者 PRL 水平正常化及肿瘤体积缩小,长期卡麦角林治疗组疗效比溴隐亭组更好。

(3)喹高利特:又称诺果宁,是一种消旋新型非麦角类长效多巴胺受体激动剂,半衰期 22 h,故每日服药 1 次即可。此药可用于溴隐亭抵抗或不能耐受者,作用强于溴隐亭而且不良反应少。最初 3 天剂量为 0.025 mg/d,3 天后每天 0.05 mg,7 天后 0.075 mg/d,维持至少 1 个月,评价临床效果和 PRL 水平,然后根据情况调整,最大剂量可达 0.3~0.6 mg/d。喹高利特与溴隐亭、卡麦角林相比,临床疗效无显著差别,比溴隐亭耐受性更好。由于不良反应少,未见诱发心血管疾病方面报道,服用方法简单,患者依从性好。

(4)药物抵抗、撤药时机及妊娠处理:尽管多巴胺受体激动剂对大部分垂体泌乳素腺瘤患者效果良好,但对部分患者却无效。患者对一种多巴胺受体激动剂耐药或者不能耐受,应该换服另一种多巴胺受体激动剂。大约 10% 的患者对卡麦角林抵抗,约 25% 的患者对溴隐亭抵抗;有 20% 的大腺瘤患者对卡麦角林抵抗,30% 对溴隐亭抵抗。现多认为判断溴隐亭是否耐药的用药时间是 3 个月左右。药物抵抗可能的机制:①多巴胺受体密度下降;②神经生长因子受体数量下降;③细胞增殖的调节异常;④细胞内信号转导通路的改变。用药后出现获得性抵抗很少见。有研究报道患者开始服用溴隐亭或卡麦角林后有效,但在药物持续治疗的情况下,一段时间后出现 PRL 水平升高和肿瘤生长的现象。有些患者出现二次抵抗是由于未能规律服药。药物抵抗不要与药物不耐受混淆,药物不耐受是指药物的副作用导致不依从而无法使 PRL 水平正常或肿瘤直径减小。获得性抵抗机制目前仍不清楚。可能机制:①肿瘤细胞多巴胺受体 D2 型数量减少;②肿瘤恶变而出现转移。

对于垂体泌乳素腺瘤药物抵抗的患者,可以采取如下措施:①换用更有效的多巴胺受体激动剂。②在传统剂量的基础上加量。

对于多巴胺受体激动剂治疗垂体泌乳素腺瘤撤药的问题仍有争议。既往多认为撤药造成的复发率比手术复发率还要高,需要终生服药。是否能撤药与年龄、性别、溴隐亭初始剂量、服药时间、肿瘤大小、怀孕及手术或放射治疗无关。目前关于撤药时间的问题尚存在争议,停药应在持续用药 4 年以后开始考虑,且高 PRL 水平恢复正常,MRI 未见肿瘤或肿瘤至少缩小 50%,且 2 年或 2 年以上未见肿瘤侵犯周围重要结构。由于停药后数月或者数年后仍有可能出现血清 PRL 水平再度升高或者肿瘤体积增大,因此对于撤药的患者应该持续监测血清 PRL 水平和脑垂体 MRI。

垂体腺瘤患者妊娠后是否应继续应用药物治疗这一问题,也仍存在争议,近年来大多数学者主张为防止垂体腺瘤体积增大应在妊娠期服药。微腺瘤患者妊娠后可以立即停药,因为妊娠后停药微腺瘤增大的危险性小于 2%。大腺瘤以及巨大腺瘤者至少应于孕 12~15 周胎盘功能代替黄体功能后停药或整个妊娠期用药,因为停药后肿瘤增大的危险性可达 15%~30%。妊娠后由于生理需求脑垂体常常增大 50%~100%,也使微腺瘤增大,PRL 的生理性分泌,使其血液浓度可达 50~200 ng/mL,故不能用 PRL 值来观察垂体腺瘤的情况,也不适宜做 CT 或 MRI 检查,妊娠期应根据临床症状来调整药物剂量。应每月检查视野,一旦瘤体增大,出现视力、视野损害及头痛等相关症状,应提高警惕并重新服药,直至顺利度过妊娠期和分娩,决不能擅自停药,以防垂体卒中的发生。多巴胺受体激动剂不仅在妊娠早期是安全的,而且美国食品和药物管理局将多巴胺受体激动剂作为孕妇 B 类用药(没有证据证明该药对孕妇存在危害)。溴隐亭和卡麦角林均证实为妊娠期间安全有效的选择。妊娠期间使用这两种多巴胺受体激动剂与正常人比较并不增加流产、异位妊娠及胎儿畸形的风险。血PRL 水平监测应在产后 3 个月进行,MRI 检查应在泌乳结束后 2 周进行。

2. 手术治疗

(1)手术适应证:

①多巴胺受体激动剂对大多数囊性肿瘤无效;

②占位效应导致颅神经麻痹、视野缺损,药物不能缓解;

③出现肿瘤卒中需要急诊行视神经减压,保存视力、视野;

④多巴胺受体激动剂抵抗的垂体泌乳素腺瘤患者可选择手术治疗;

⑤长期、大量使用多巴胺受体激动剂可能会导致心脏瓣膜病、肿瘤纤维化等危害,因此对于药物治疗效果差的患者可以选择手术治疗;

⑥手术切除部分肿瘤同样有助于增加肿瘤对多巴胺受体激动剂的敏感性,对于大

的侵袭性肿瘤出现药物抵抗时可行减瘤手术,以尝试增加肿瘤对药物的敏感性;

⑦肿瘤缩小后出现脑脊液鼻漏。

随着手术技术的发展,对于不想终生服药的患者来说,手术也是一个合理的选择。手术同样适用于有精神病且服用抗精神病药的患者,因为多巴胺受体激动剂可能诱发精神病。

(2)手术治疗效果:与肿瘤大小及基础血清 PRL 水平等多种因素相关,目前常用微创手术包括经鼻蝶显微镜手术和经鼻蝶神经内镜切除。

①显微镜手术:由显微镜提供照明,通过鼻腔撑开器到达蝶窦前壁,将鼻中隔后段撑开挤至对侧,再打开蝶窦,暴露肿瘤。这种术式可使术者双手操作,符合常规手术习惯,但可能破坏蝶骨原有结构,使生理中线定位标志偏移,且照明局限,鞍内盲区较多,深部照明光线衰减严重,故在大腺瘤或巨大腺瘤手术中容易造成肿瘤残留或鞍膈破损脑脊液漏。

②神经内镜下经鼻蝶垂体腺瘤切除手术:近 20 年国内外开展并迅速得到推广的一项微创垂体腺瘤切除技术,较以往显微镜手术存在明显的优点:a.减少了对鼻腔底部及鼻中隔中上部的黏膜的损伤,术后很少发生鼻中隔穿孔;b.不造成骨性鼻中隔骨折,不影响术后鼻外形;c.提供更好的照明并可以放大图像,对蝶窦内及鞍内、鞍上等解剖结构可以更好地显示,减少了术后可能发生的并发症;d.患者术后反应轻,恢复快。但神经内镜也有其缺点,神经内镜是将三维立体结构通过屏幕以平面图像显示,缺乏立体层次感,对术者熟练度有较高的要求,在鼻腔内需要寻找参照物作为标尺;并且操作空间相对显微镜手术来说更加狭小,手术操作需要特殊训练。近年来,随着神经导航、术中 MRI 及术中超声等辅助设备的发展,经蝶手术全切率更高,损伤更小,并发症减少。

经鼻蝶入路切除垂体腺瘤,能使 $70\% \sim 93\%$ 的微腺瘤患者血 PRL 水平正常,能使 40% 大腺瘤患者血 PRL 水平正常。对于垂体大腺瘤,血 PRL 水平和肿瘤大小是手术是否成功的指标,成功率主要取决于肿瘤大小和肿瘤侵犯程度。术后第一天,血 PRL 水平越低,通常预示着临床预后更好。大腺瘤治疗的目的是减瘤而非治愈。随着手术技术的成熟,并发症也降低。

3. 放射治疗 正常垂体细胞对射线不敏感,而垂体腺瘤大多对射线较为敏感,使得垂体腺瘤成为放射治疗的理想对象。放射治疗用于无法通过手术或多巴胺受体激动剂治疗的高泌乳素血症和垂体肿瘤患者,同时也适用于术后残留、术后复发、侵袭性生长的肿瘤以及特殊部位的肿瘤。放射治疗主要目的是控制肿瘤生长。

常规放射治疗对于垂体泌乳素腺瘤疗效不佳,近年已逐渐被立体定向放射外科取代,目前最常用的是 γ 刀。γ 刀是一种融合现代计算机技术、立体定向技术和外科技术于一体的治疗性设备,它将钴-60发出的γ射线聚焦,集中于病灶,一次性、致死性地摧毁靶点内的组织。为了达到最佳治疗效果,需把握好适应证:术后肿瘤残留或复发;微腺瘤;无明显视力视野障碍的大腺瘤,并且肿瘤与视神经及视交叉之间距离≥3mm;高龄及不能耐受手术者。近期并发症为放射性脑水肿所致的头痛、呕吐及感觉异常等,一般经对症治疗可缓解。远期并发症包括垂体功能低下、视力视野障碍、海绵窦血管神经损伤等。有研究表明γ刀作用于泌乳素腺瘤时会令其生物学行为改变,使垂体细胞增生活跃度下降,p53蛋白表达增强,Ki67抗原表达水平下降,最终可能导致垂体泌乳素腺瘤侵袭性行为。放射治疗的剂量一直备受关注,目前认为:垂体功能减退发生率在周边剂量＜15 Gy时放射治疗后较小,而当剂量＞15 Gy时发生率显著增高。因此放射剂量的选择与肿瘤体积以及肿瘤与视神经的距离密切相关。当肿瘤与视神经粘连紧密时,放射治疗常受到限制。虽然放射治疗在垂体腺瘤治疗中应用较早,疗效较为肯定,但有很多问题有待解决:如年龄、肿瘤大小、肿瘤对放射剂量的影响;复发肿瘤的放射剂量选择;拮抗药物对肿瘤的放射保护等,仍需进一步研究。

替莫唑胺或其他烷化剂用于收效甚微的侵袭性垂体腺瘤或垂体癌。替莫唑胺是一种烷化剂,主要用来治疗高级别胶质瘤,同样可以用来治疗垂体癌以及侵袭性、药物抵抗的垂体大腺瘤。对替莫唑胺敏感的大多数肿瘤低表达甚至不表达 O^6-甲基鸟嘌呤-DNA-甲基转移酶(O^6-methylguanine-DNA methyltransferase, MGMT),因此MGMT表达水平可作为替莫唑胺治疗难治性垂体腺瘤的重要参考指标。然而,考虑到替莫唑胺是一种细胞毒性药物,因此只有在药物、手术、放射治疗都无效的情况下才考虑使用。

（七）养生保健

(1)心理安慰:垂体腺瘤属脑内良性肿瘤,手术效果好,痊愈后可正常参加工作。

(2)饮食:给予营养丰富且清淡易消化的食物,避免便秘引起的颅内压升高。注意大便通畅,给足饮水,必要时给予通便润肠药物。

(3)放射治疗时间:一般在术后1个月左右。放射治疗期间少去公共场所。定期测血常规。

七、空蝶鞍综合征

（一）概述

空蝶鞍(empty sella)是由于鞍膈缺损或垂体体积发生改变时,蛛网膜下腔中的脑脊液延伸至鞍内,使鞍区增大,垂体受压缩小变窄而形成。1951年,Busch在对788例尸检的病例报告中首先提出此概念。根据脑脊液填充的比例和垂体的厚度,影像学上空蝶鞍分为部分性和完全性。部分性空蝶鞍指蝶鞍内脑脊液填充量小于50%或垂体厚度为 3～7 mm(垂体正常厚度约为 7 mm);当脑脊液填充量大于 50%,同时垂体厚度小于 2 mm 时为完全性空蝶鞍。

根据不同的发病机制,空蝶鞍分为原发性和继发性两大类,继发性空蝶鞍通常是由垂体本身的病变导致,不明原因的则为原发性空蝶鞍。空蝶鞍在人群中发病率为 8%～35%,任何年龄段均可出现,国外报道本病男女发病率之比为 1∶(4～7),但国内男女发病率之比为 1∶2。随着影像学技术的不断发展及人们生活质量的不断提升,空蝶鞍的检出率逐年增高。在空蝶鞍基础上,出现头痛、内分泌功能紊乱、视力及视野障碍等临床症状则称为空蝶鞍综合征(empty sella syndrome,ESS)。文献报道 20%～50%患者伴有内分泌异常,出现部分性或全垂体功能减退,甚至发生垂体危象;10%的患者出现高泌乳素血症。目前诊断空蝶鞍综合征的最佳手段是 MRI。中医典籍中并无空蝶鞍综合征病名记载,其证候表现属于"头痛""青盲""视瞻昏渺""虚劳""水肿""月经后期""闭经""不孕"等范畴。

(二)病因病机

1.西医病因病机 蝶鞍,即颅内蝶骨上表面在颅中窝形成马鞍状的骨性结构,由鞍结节、垂体窝及鞍背三部分构成,位于前后床突之间。蝶鞍的中间凹陷部分称为垂体窝,可容纳脑垂体。鞍膈为颅底硬脑膜覆盖在垂体窝上方的水平位膈板,其中央有一小孔为鞍膈孔,垂体柄在孔中通过。正常情况下,垂体被鞍区硬脑膜包绕,仅通过鞍膈的垂体柄与外界相通,垂体与蝶鞍紧贴,几乎没有空隙,正常情况下,鞍膈可以防止脑脊液进入鞍内。在空蝶鞍综合征患者中,往往此鞍膈孔有缺损区,致使含有脑脊液的鞍上池蛛网膜下腔疝入鞍内,这是发病的解剖学基础。由于脑脊液自身压力和垂体组织持续搏动压迫,蝶鞍可逐渐扩大,继而患者视交叉疝入鞍内,导致视力、视野损害。垂体、垂体柄牵拉压迫,可导致内分泌紊乱,如月经不调、闭经、泌乳、性功能减退、尿崩症等。

(1)原发性空蝶鞍综合征:其病因和发病机制尚不明确,有以下几种可能。

①鞍膈缺陷:鞍膈的发育缺陷是形成空蝶鞍的重要条件。由于鞍膈缺损,不能形成屏障,即使正常压力的脑脊液也有可能进入鞍内致蝶鞍扩大,压缩垂体形成空蝶鞍。

②脑脊液循环动力受损及颅内压增高:颅内压的长期或者间歇性增高均能导致空蝶鞍的形成。推测可能与颅内静脉压增高有关,80%的空蝶鞍患者存在蛛网膜绒毛,导致脑脊液吸收不畅。长期的颅内静脉高压导致脑脊液回吸收障碍,可致颅内压增高,临床表现上可以没有颅内高压的症状,但能引起骨性薄弱的鞍区长期受压,逐渐造成鞍区扩大导致空蝶鞍。有研究认为,原发性空蝶鞍还与肥胖有关,原因是病态的肥胖可引起高碳酸血症,从而形成慢性颅内高压,使蛛网膜下腔进入鞍区,压迫垂体形成空蝶鞍。不过肥胖是空蝶鞍的危险因素尚存在争议。

③妊娠及内分泌因素:妊娠时体内性激素、泌乳素等激素需求增加,垂体为了满足机体的需求从而代偿性增大,使鞍区扩大、加深、变宽。待产后激素需求量降低后垂体恢复到非妊娠时状态,扩大的鞍区不能恢复至正常,此时蛛网膜下腔的脑脊液可填充至扩大的鞍区,从而形成空蝶鞍。故空蝶鞍多见于多次妊娠妇女。另外,某些内分泌因素也可诱发空蝶鞍,如当患有原发性甲状腺功能减退时,甲状腺功能处于较低水平,垂体可代偿性增大,经甲状腺激素替代治疗后,垂体逐渐缩小,造成鞍膈孔间隙增大,易引发空蝶鞍的形成。

④自身免疫因素:以自身免疫性甲状腺疾病最多见,另有些临床病例报道自身免疫性垂体炎最终可发展为空蝶鞍。

(2)继发性空蝶鞍综合征:常继发于鞍区局部各种病理性疾病,垂体病变、垂体梗死、垂体肿瘤或颅咽管瘤发生囊性变,囊腔破裂后可与蛛网膜下腔交通。鞍内或鞍旁肿瘤,经手术或放射治疗后引起鞍膈缺损和(或)垂体萎缩而致继发性空蝶鞍。此外,长期使用皮质醇也是本病的潜在病因。

2.中医病因病机 中医虽对本病无相关论述,但万变不离其宗,综合本病辨证特点,以肝、脾、肾三脏亏虚为主,也可有肝阳、痰浊、瘀血夹杂。

若以头痛症状为主,因未有感受外邪,应当归属于内伤头痛。脑为髓海,主要靠肝肾精血濡养,及脾胃运化水谷精微,输布气血上冲于脑,因此,内伤头痛与肝、脾、肾关系密切。因肾者,多由先天禀赋不足,脑为髓海,肾精亏虚,脑髓空虚而致头痛;因肝者,多是因情志所伤,肝失疏泄,肝郁气滞,气滞血瘀,脉络瘀阻,不通则痛,引发头痛,而郁可化火,火盛亦可伤阴,肝阴受损,肾水不足,水不涵木致肝肾阴虚,阴不制阳,肝阳上亢,清窍被扰发为头痛;因脾者,多为久病亏虚,体虚损伤脾胃,生化不足,气血亏虚,不能上荣脑髓脉络,从而引发头痛,而饮食不节,过食肥甘厚味,亦可损伤脾胃,脾失健运,痰湿内生,上蒙清窍,也可引发头痛;此外,久病入络,可致脑髓脉络瘀阻,不通则痛。因此内伤头痛多虚,或虚实夹杂。

若以视力及视野障碍为主,可归属于中医"青盲""视瞻昏渺"范畴,多因素体不足,气血亏虚,目失所养;久病之后或年老体弱损伤肝肾,肝肾亏虚,精血虚衰,不荣目系;饮食不节,过食生冷肥甘,损伤脾胃,运化失司,湿热内生,上犯壅滞目窍;肝开窍于目,情志抑郁,郁而化火,灼伤目系。所以,病位在目系,但也与肝、脾、肾关系密切。

若以垂体功能减退为主,可归属于中医"虚劳""水肿"范畴,与脾、肾二脏密切相关。脾虚,运化失司,水泛三焦;肾虚,肾失温煦,水湿内停。

若以性腺功能紊乱为主,可归属于中医"月经后期""闭经""不孕"等范畴,可参看相关章节中医病因病机论述。

(三)诊断要点

1.临床表现 多数 ESS 患者常无典型临床表现,绝大多数患者因不相关的颅内病变行头颅 CT 或 MRI 检查偶然发现 ESS。本病多见于肥胖、高血压病史、多胎妊娠的中年妇女,也可出现在由垂体微腺瘤引起肢端肥大症的患者中。主要有以下几种临床表现。

(1)非特异症状:乏力、头晕、头痛、厌食、恶心呕吐、晕厥、缺乏兴趣、关节痛、肌肉疼痛、体重减轻。其中乏力、头晕、头痛多见。由于颅内压的增高,有明显头痛的患者可出现视盘水肿体征。

(2)视觉改变:可为首发症状,通常可表现为视力下降、视野缺损、双颞侧偏盲、象限盲、视物模糊、黑蒙,眼底检查可发现视神经萎缩。可能是由于视神经、视交叉经过鞍区时受到牵拉或者脑脊液的压迫,出现视觉症状。也有文献报道,有些患者在影像学上无视神经压迫症状,但也引起视觉系统的改变,可能是垂体柄的牵引导致视神经区域显微结构的改变。

(3)内分泌异常:由不同程度的垂体功能减退导致垂体激素分泌减少引起的内分泌紊乱。垂体受压程度不同可产生不同类型的垂体功能受损。血清中各种垂体分泌激素减少,包括泌乳素、生长激素、胰岛素生长因子、促卵泡激素、黄体生成素、雌二醇、皮质醇、促肾上腺皮质激素、促甲状腺激素、游离 T3 和 T4 等。患者可表现为一种激素水平降低,也可表现为几种激素水平降低,甚至有些患者血清中的激素水平全部降低,但患者多有良好的耐受性,这也是 ESS 的临床特点之一。此外,还可出现中枢性尿崩症、继发性肾上腺功能减退症、低血糖等内分泌紊乱症状,严重时甚至出现垂体危象。女性患者还可表现为肥胖、月经不规律、闭经、多毛症等。有文献报道,10%~37.5% 的 ESS 患者血清泌乳素水平增高,甚至部分患者出现高泌乳素血症,表现为乳漏,原因是泌乳素的分泌受下丘脑泌乳素释放因子及泌乳素释放抑制因子的双重控制。在生理情况下,泌乳素释放抑制因子起作用。多巴胺通过下丘脑或直接对腺垂体泌乳素分泌有抑制作用,而空蝶鞍影响了多巴胺的转运。

(4)脑脊液鼻漏:可表现为间断性流清鼻涕,于头低位时加重,早期临床上极易误诊为变应性鼻炎。因为 ESS 和特发性颅内高压之间存在相关性,约有 80% 的 ESS 患者存在蛛网膜绒毛,导致脑脊液吸收阻塞。这种吸收障碍导致脑脊液压力增高,在筛板、颅底与气化良好的鼻窦骨壁相接较薄弱处形成脑脊液鼻漏。由于反复发作可导致颅内感染,故脑脊液鼻漏需要外科的干预治疗。

(5)精神症状:可能与患者内分泌靶腺器官功能衰竭,继发靶腺组织激素分泌减少,促甲状腺激素及甲状腺素的水平过低,使胃肠道对葡萄糖的利用吸收减少有关。长期血糖水平偏低,中枢神经系统功能受到损害,临床上可出现各种精神症状,如幻听、幻视、自语等。

ESS 曾被认为是少见病,但随着 MRI 检查的普及,其已逐渐被人们所了解。因此,凡有顽固性头痛、头晕、视力障碍或视野缺损、内分泌功能紊乱等症状而无其他疾病可合理解释的,应考虑到 ESS 的可能。也有人认为,对于中年女性、肥胖伴每天头痛,即使缺乏内分泌紊乱症状,也应考虑 ESS,尤其是原发性 ESS 的可能;同时应行眼底检查,注意有无视盘水肿,以尽早发现可能存在的颅内高压,避免继发性视力损害。

2. 辅助检查 由于缺乏特异性的症状及体征,其可借助于影像学检查以明确诊断。诊断 ESS 的关键是确定空蝶鞍的存在,即鞍上池蛛网膜下腔进入鞍内且垂体受压。从影像表现看,头颅 X 线侧位片显示蝶鞍球形扩大,开口呈闭合型,鞍背变薄延长,鞍底变深。严重者呈气球样变,因密度分辨较低,不能显示鞍内的组织结构,故其诊断价值有限。CT 显示蝶鞍扩大,可见脑脊液低密度区,但受颅底伪影影响较多,显示欠清,同样具有较低的特异性和较高的敏感性。完全性空蝶鞍 CT 诊断较容易,表现为鞍内脑池与鞍上池蛛网膜下腔相通,鞍内未见垂体腺组织,垂体蒂下移至鞍底,蝶鞍扩大,鞍底下陷。因受颅底伪影影响较多,显示欠清晰,但组织密度分辨能力较 X 线有明显优势。MRI 由于具有无创性且可分别从矢状位、冠状位及横断位不同的方位观察垂体情况,同时对于 ESS 的诊断具有较高的特异性和敏感性,明显优于头颅 X 线侧位片及 CT 两种检查方法,目前已成为 ESS 诊断的最佳影像学检查手段,具有广阔的应用前景。

MRI 检查以冠状位和矢状位成像为首选,T1WI 可极好地显示垂体形态和鞍区解剖以及视神经和垂体柄的位置;T2WI 可以观察垂体及鞍内信号变化。其主要表现:①蝶鞍扩大,鞍底变薄;②鞍内为脑脊液充填,表现为长 T1 长 T2 的水样信号,信号强度与脑脊液相近;③垂体受压变扁紧贴鞍底,上缘凹陷,矢状位呈弧线状,冠状位垂体柄延长,上连视交叉下接贴于鞍底的薄纸样垂体,状如"锚"样;④垂体柄居中,可延长后移。

MRI 对本病确诊率极高。由于 MRI 可以多方位成像,可判断空蝶鞍的大小、形态以及对垂体和视神经的压迫程度,在证实鞍内充满纯脑脊液方面比 CT 更准确,所以其在与垂体及鞍内肿瘤的鉴别上有明显优势。

(四)鉴别诊断

单纯垂体泌乳素腺瘤(高泌乳素血症最常见的原因)的临床表现及内分泌检查可与单纯空蝶鞍相似,应注意两者间的鉴别,MRI 检查有重要价值;同时其也可能存在另一种情况,即空蝶鞍合并未能被 MRI 检查所发现的垂体泌乳素微腺瘤(部分垂体泌乳素微腺瘤直径仅为 0.1～0.2 cm,只有在显微镜下才能被发现,或者垂体受压变扁的同时,微腺瘤也可能被压迫变小,被正常垂体所掩盖)所致,对于此种情况的鉴别诊断有待进一步探讨。

（五）辨证论治

1. 肾虚精亏型 头空痛，头晕耳鸣，视物模糊，神疲乏力，言语迟缓，腰膝酸软，女子闭经，舌质淡红，苔薄白，脉细无力。

（1）治法：补肾填精。

（2）方药：大补元煎加减。

潞党参 30 g、山药 20 g、熟地 20 g、炒杜仲 15 g、枸杞子 20 g、当归 20 g、山茱萸 15 g、黄芪 20 g、五味子 10 g、炙甘草 10 g、补骨脂 12 g。

①方解：方中熟地、山茱萸、山药、枸杞子滋补肝肾之阴；潞党参、当归气血双补；炒杜仲益肾强腰，五味子、补骨脂增强补肾功效，共奏补肾填精之功，肾虚得补则诸证自消。

②加减：胃纳不馨时酌加砂仁、陈皮；夜寐不安则加炒酸枣仁、五味子；头痛症状严重时加僵蚕、地龙；若头痛而畏寒，面白，四肢不温，脉沉细而缓，偏于肾阳不足者，可加附片 30 g(另包，开水先煎 2 h)、肉桂 9 g(冲，后下)、菟丝子 15 g，以温补肾阳、散寒止痛。

2. 肝阳上亢型 头部胀痛或跳痛，以颞额部疼痛多见，或眩晕，情绪不畅或正值月经期头痛加重，伴月经不调，胸胁胀痛，心烦易怒，夜寐不安，口干口苦，舌质红，苔黄，脉弦或弦细数。

（1）治法：平肝潜阳。

（2）方药：天麻钩藤饮加减。

天麻 12 g、钩藤 12 g、石决明 10 g、栀子 9 g、黄芩 9 g、川牛膝 10 g、杜仲 10 g、益母草 10 g、桑寄生 10 g、夜交藤 10 g、茯神 10 g、龙骨 10 g、牡蛎 10 g。

①方解：本方中天麻味甘，性平，入肝经，有平抑肝阳、息风止痉、驱风通络的功效。罗天益曰：眼黑头旋，风虚内作，非天麻不能治。天麻乃定风草，故为治风之神药。钩藤，清热平肝，息风止痉，天麻与钩藤共奏平肝息风之效，共为君药。石决明，平肝潜阳，清热明目，治风阳上扰、头痛眩晕，与天麻、钩藤合用加强平肝功效。川牛膝引血下行；栀子、黄芩清泻肝经之火；益母草活血利水；杜仲、桑寄生补益肝肾；夜交藤、茯神安神定志。全方合用，共成平肝息风、清热活血、补益肝肾之效。

②加减：肝火旺盛者加牡丹皮清热泻火；失眠多梦者加合欢皮、远志以安神解郁。在临床治疗中为增强疗效可随证加入头痛引经药，《丹溪心法·头痛》中说："头痛须用川芎，如不愈，各加引经药。"清代汪昂补充："头痛引经药：太阳，羌活；阳明，白芷；少阳，柴胡；太阴，苍术；少阴，细辛；厥阴，吴茱萸。"临床辨证治疗中随证加入各经引经药，能使诸药快速到达病所，有效提高疗效，缩短疗程，从而达到事半功倍的效果。

3. 脾虚湿浊型 头痛如裹，视物昏蒙，眩晕，胸胁满闷，呕吐痰涎，带下量多，月经后期或闭经,舌胖大、有齿痕,苔白腻,脉滑。

(1)治法:健脾化湿。

(2)方药:半夏白术天麻汤加减。

半夏 10 g、白术 12 g、天麻 12 g、川芎 8 g、茯苓 8 g、陈皮 6 g、甘草 6 g、生姜 3 片、大枣 5 枚。

①方解:方中半夏可燥湿化痰,降逆止呕;天麻功擅平肝息风;白术、茯苓健脾化痰去湿;陈皮可理气化痰;川芎行气止痛,同时为引经药;生姜配伍大枣和中止呕;甘草调和诸药并可化痰。

②加减:若眩晕感较强,加入僵蚕 7 g、胆南星 8 g;头痛剧烈者,加蔓荆子 10 g;呕吐频发者,可加代赭石 10 g;气虚音弱者,可加党参 12 g、生黄芪 12 g;痰盛苔白者,可加泽泻 10 g、桂枝 12 g。

4. 气血不足型　头痛而晕,目涩眩晕,面色无华,怔忡健忘,少气懒言,语声低微,月经量少或闭经,舌质淡,苔薄白,脉细弱。

(1)治法:补气养血。

(2)方药:八珍汤加减。

熟地 12 g、当归 12 g、川芎 9 g、炒白芍 12 g、炒白术 12 g、茯苓 12 g、党参 15 g、山药 30 g、炙甘草 6 g、鸡血藤 15 g。

①方解:方中党参、熟地为君药,党参气血双补,熟地性甘温,归肝、肾经,为滋补肝肾之要药。肝藏血,主疏泄,可以调节血量的输注;肾藏精,精生血,肾精充足,血的生成亦有了保障;脾统血,主气血生化之源,为后天之本。以炒白术、山药补气健脾,茯苓健脾渗湿,如此,血生成有本,运行可循常道;当归补血和血,为补血圣药;川芎、鸡血藤补血活血以行血,使补而不滞,且川芎能够上行头目,更利于缓解头痛;炙甘草益气和中,调和诸药。阴血不足,肝失所养,肝气横逆,以白芍养血敛阴,柔肝止痛。

②加减:伴失眠多梦者加酸枣仁、柏子仁;烦躁易怒者加丹皮、郁金;眼黑头旋者加天麻;气虚者加黄芪;食欲不振者加神曲、鸡内金,兼见血瘀者加益母草等。

5. 瘀血阻络型　头痛经久不愈,痛有定处,如锥如刺,经前或行经期头痛加剧,经血量少、色暗,有血块,舌暗、有瘀点,舌底络脉迂曲、增粗,脉细涩或弦涩。

(1)治法:活血通络。

(2)方药:通窍活血汤加减。

赤芍 15 g、桃仁 15 g、川芎 10 g、生姜 10 g、大枣 10 g、红花 5 g、炙甘草 5 g、葱 15 cm、糯米甜酒 2 两。

①方解:方中川芎为血中之气药,能够行气活血,金代医家李东垣也言"头痛须用川芎",故川芎为治疗头痛的要药。赤芍可活血化瘀,专治瘀血所致的实痛;红花、桃仁

相配伍有活血通络的作用;糯米甜酒也能够活血行经,补气养血,再配伍生姜、葱、大枣使瘀血祛、脉络通,血行则痛消。全方具有行气解郁、活血化瘀、通络止痛的功效。

②加减:头痛涉及头后部、颈部,加桂枝、羌活各 10 g;头痛以前额、眉棱骨为主,加葛根 10 g;头痛以巅顶为主,或涉及目系的,减川芎,加藁本、吴茱萸各 10 g;头痛以两侧颞部、耳周为主,加柴胡、黄芩各 10 g;头痛剧烈,难以忍受者,可适当加地龙、全蝎等虫类药材。

（六）西医治疗

ESS 患者无症状时并不说明其垂体功能完全正常。因此,无论 ESS 患者有无临床症状或体征,一旦经影像学确诊存在空蝶鞍,均应全面进行垂体-各靶腺轴功能评估。对于功能减低或临床症状较重者及时给予激素替代及对症治疗,及早改善患者的生存质量,而对于垂体功能轻度受损,且尚能代偿时的患者,应告知患者定期复查评估垂体功能,防止垂体危象的发生。

1. 生活方式的改变 对于超重和肥胖的患者可进行减重,控制食量,适当运动。高血压患者低盐低脂饮食。

2. 内科保守治疗及对症处理 有明显颅内高压表现可给予甘露醇脱水治疗,垂体功能减退时可进行相应激素替代治疗。甲状腺功能减退时可给予左旋甲状腺素片替代治疗,肾上腺皮质功能减退时可给予糖皮质激素治疗,闭经或月经不调女性可给予性激素治疗,中枢性尿崩症可给予去氨加压素控制尿量,高泌乳素血症患者可予以溴隐亭治疗。

3. 外科治疗 出现以下情况者可考虑行手术治疗:①顽固性头痛;②进行性视力下降;③视野缺损;④垂体功能低下;⑤高泌乳素血症引起的闭经、溢乳;⑥脑脊液鼻漏;⑦并发严重的高血压、糖尿病、尿崩症等。手术的目的是阻止病程进展,通过填塞蝶鞍,减小蛛网膜疝而恢复正常解剖关系;通过固定视交叉,以矫正视觉系统异常改变,及时修复对局部结构尚未引起进一步损害且不延续的鞍底硬脑膜,以防引起更严重的并发症。由于有亚临床垂体促肾上腺皮质激素缺乏的可能性,在任何外科手术之前或严重外伤时应补充皮质激素。常用的手术路径有经鞍上和经鞍底两种。用来填塞蝶鞍的材料有肌肉、脂肪、明胶海绵、冻干硬脑膜、可脱性球囊及硅橡胶等。手术风险包括手术中血管、轴突损伤可能导致的视力永久性缺失,术后头痛症状可能不能完全缓解。长期随访发现患者复发率高,部分需要再次手术。

（七）随访

由于空蝶鞍有进展风险,MRI 上诊断为空蝶鞍而无临床表现的患者,可 2～3 年随访一次,进行激素检查、眼科和脑 MRI 检查;如无明显进展,随访时间可延长。对于采取激素替代治疗的患者,根据治疗方案定期进行激素评估、眼科和神经影像学检查,应长期随访,预防垂体危象的发生。手术治疗患者在手术后的 1 年内,每半年 1 次重新评估激素,行眼科、神经影像学检查,以评估手术长期效果和不良反应。

(八)其他治疗方法

1. 针灸 针刺留针 30 min。

(1)肾虚精亏型。

①主穴:三阴交、肝俞、太溪、肾俞。

②配穴:鱼腰、攒竹。

(2)肝阳上亢型。

①主穴:风池、合谷、大敦、行间。

②配穴:偏头痛配侠溪、率谷,巅顶痛配通天、百会。

(3)脾虚湿浊型。

①主穴:中脘、丰隆、头维、太阳。

②配穴:百会、阴陵泉。

(4)气血不足型。

①主穴:心俞、膈俞、脾俞、关元、足三里。

②配穴:气海、太白。

(5)瘀血阻络型。

①主穴:百会、四神聪、曲池、外关、合谷、血海、阳陵泉、足三里。

②配穴:三阴交、太冲。

2. 耳穴 急性发作时用毫针刺,疼痛缓解后改用王不留行籽贴压。

(1)毫针刺取神门、颞、胰胆、皮质下。使用碘伏在相应的耳穴处消毒后,用 0.15 mm×25 mm 毫针针刺皮下与软骨之间,行捻转泻法 1 min,留针 30 min,其间每隔 10 min 行针 1 次。每日 1 次,直至疼痛缓解。

(2)耳豆贴压取神门、皮质下、内分泌、交感、颞、枕、胰胆。用王不留行籽贴压相应耳穴,每穴按压 30 s,每日按压 4 次。两耳交替,每 3 天更换 1 次。

3. 刺络 首先选取百会、双侧耳尖穴,在腧穴处揉捏使之充血,局部常规消毒,然后以拇、食和中指持三棱针(小号)迅速刺入并出针,再以轻柔的手法挤出 4～6 滴黄豆粒大小的血液,最后以消毒棉签按压针孔 3～5 min。

4. 刮痧 采用水牛角刮痧板,选取头部五条刮痧线(百会至后头、颈肩部、风池、风府;百会至前发际;列缺至合谷;大椎至督脉、膀胱经;阳陵泉至太冲)进行刮拭,以局部出现粟粒状出血点为度。

(九)养生保健

(1)保持心情舒畅,避免情绪过度波动。

(2)进食富含热量、蛋白质、维生素的饮食,改善全身状况。

八、高促性腺激素闭经

(一) 概述

高促性腺激素闭经属于卵巢性闭经,闭经伴有高 Gn 者,为卵巢功能丧失,以往称为"卵巢早衰"(premature ovarian failure,POF),但随着病因研究的深入和临床病例的积累,人们逐渐意识到卵巢功能衰竭是一组临床表现多样、病因复杂且进行性发展的疾病,而卵巢早衰仅代表了卵巢功能衰竭的终末阶段,无法体现疾病的进展。故而欧洲人类生殖与胚胎学学会(European Society of Human Reproduction and Embryology,ESHRE)在 2016 年发布的指南中提出将其准确描述为早发性卵巢功能不全(premature ovarian insufficiency,POI),指女性在 40 岁前出现卵巢功能衰退的临床综合征,以月经紊乱(如停经或稀发月经)伴有高促性腺激素和低雌激素为特征。旨在早期发现卵巢功能不全的女性,以达到早期诊断、早期治疗的目的。POI 除表现为月经稀发、闭经、不孕等症状外,还表现为一系列雌激素缺乏的绝经期症候群,如潮热、出汗、焦虑、抑郁、烦躁、腰膝酸软、记忆力减退、头晕耳鸣、咽干口燥、外阴瘙痒、阴道干涩、性交困难、生殖器萎缩等临床症状。随着现代社会的生活节奏加快,女性要面对不断增大的社会、家庭压力,同时由于生活方式的改变,女性卵巢功能衰退的发病率逐渐升高,且有年轻化的趋势,致使部分育龄期女性生育力下降甚至丧失,严重影响了女性心理健康、家庭生活,因此,POI 已经成为医学界关注和深入研究的热点问题。

中医学中无此病名,《素问》中记:"……知七损八益……早衰之节也。年四十,而阴气自半也,起居衰矣。"首次提及"早衰",并提到早衰的年龄界定为 40 岁。这一年龄界定与西医 POI 年龄范围相一致。中医根据其临床症状将 POI 归于"闭经""经水早断""年未老经水断""血枯""血隔""不孕""经水不通""妇人脏燥"等范畴。在治疗上中医将其辨证为各脏腑功能的失调,运用内治、外治相结合的方法来进行多系统、多环节的整体调节,安全而有效,具有明显优势。

(二) 病因病机

1. 西医病因病机 POI 的常见病因包括遗传因素、免疫因素、酶缺损、医源性因素、感染因素、环境因素等。目前,半数以上的 POI 患者病因不明确,称为特发性 POI。

(1)遗传因素:遗传因素占 POI 病因的 20%～25%,包括染色体异常和基因变异。10%～13% 的 POI 患者存在染色体数量或结构异常,散发性 POI 患者的染色体异常率高于家族性患者,原发性 POI 患者染色体异常率显著高于继发性 POI 患者。

①性染色体异常:有研究发现,10%～12% 的卵巢功能不全的患者,都存在染色体

异常,而其中有约94%的患者为X染色体异常,包括X染色体的数目异常或X染色体结构异常。其中临床上以Turner(特纳)综合征最为常见。特纳综合征主要是X染色体部分或全部丢失引起,其典型核型为(45,X0)。

②常染色体基因突变:一些与卵泡生成有关基因、与卵泡的发育及成熟有关基因(如inhibin A等基因)、与激素合成有关基因等的基因突变,都可能导致POI的发生。除此之外,脆性X智力低下基因(FMR1)前突变亦是引起POI的遗传因素中较为常见的因素。

(2)免疫因素:随着对POI发病因素研究的深入,研究者们发现免疫因素也已成为POI的又一重要发病因素。与POI有关的自身免疫包括细胞免疫和体液免疫两种,主要表现在淋巴因子亚群的改变、细胞因子的改变、相关的自身抗体及免疫蛋白改变等。有研究发现,在某些POI患者的卵泡周围或卵泡膜上,可见淋巴细胞和浆细胞的浸润,通过检测发现其多并发有淋巴亚群的变化。有相关实验发现,在免疫性卵巢早衰小鼠的体内卵巢组织中,可见其Cx43和Bcl-2蛋白以及相应的mRNA表达水平处于持续下降状态,说明细胞因子表达水平下降可能为免疫性POI发病的因素之一,具有相关性。POI患者容易合并一些自身免疫性疾病,如自身免疫性甲状腺疾病、系统性红斑狼疮、糖尿病、特发性血小板减少性紫癜、自身免疫性肾上腺疾病(如肾上腺皮质功能不全)等,其中与自身免疫性卵巢损伤最具临床相关的病理因素为自身免疫性肾上腺皮质功能不全(Addison病)。人体的某些自身免疫反应异常,有可能会导致机体内的抗卵巢抗体(AOAb)数量增加或者产生异常,而正常女性体内仅存有少量的抗卵巢抗体,且这些抗体可在人体内较为安全地存在,没有致病性,而异常的抗卵巢抗体的存在,将会导致机体卵巢细胞受到不同程度的损伤,从而引起卵巢功能不全,因此对于这一类的患者,在其外周血中检测出抗卵巢抗体的概率明显升高。对于Addison病引起的自身免疫性POI患者,21-羟化酶自身抗体(21OH-Ab)和肾上腺皮质抗体(ACA)的检测在其诊断中具有高度敏感性。

(3)酶缺损:酶缺损中较为常见的即为半乳糖血症。半乳糖血症的成因主要为体内半乳糖磷酸尿苷转移酶(GALT)的缺损,半乳糖以及它的代谢产物在体内蓄积,从而对肝脏、肾脏、眼等产生不同程度的毒性损害,且因为相应的酶缺损,卵泡和卵巢间质细胞出现凋亡,从而对卵巢组织造成直接损伤,继而引发POI。还有一类较为少见的即为17α-羟化酶或芳香酶缺损。这类患者体内卵巢中可有较多的始基卵泡、窦前卵泡以及数量极少的小窦腔卵泡,可是因为17α-羟化酶或芳香酶的缺损,雌激素的合成出现障碍,从而引起了体内低雌激素血症以及反馈性的FSH升高,引起体内卵泡的闭锁速度加快,继而导致POI的结局。

(4)医源性因素:医源性因素也是目前学者们较为公认的引起POI的较为重要的

继发性因素之一。主要包括妇科手术、放疗、化疗等。卵巢相关手术会引起卵巢组织缺损或局部炎症,影响卵巢血供,减弱卵巢储备功能从而导致 POI。对于妇科肿瘤,放疗与化疗虽是治疗的有效手段,但同时也会破坏卵巢组织从而导致 POI。研究发现,一旦肿瘤患者放疗射线的照射剂量高于 8Gy 时,将对女性的卵巢组织的功能造成无法逆转的损害,而且这一伤害与患者的年龄无关,对于任何年龄阶段的人来说都是如此。有报道指出,进行化疗的患者,其年龄和化疗药物累积的剂量与卵巢功能的受损程度有关,年龄越大对放疗的耐受性越差,越易发生 POI。除此之外,免疫抑制剂如雷公藤制剂、精神神经系统用药等,亦有影响卵巢功能,导致 POI 发生的可能。

(5)感染因素:虽然各种感染因素与 POI 具有相关性的报道仅见于病例报告,但其仍然被当成 POI 发病的因素之一。目前认为腮腺炎病毒是 POI 感染因素中最常见的病理因素之一。有研究表明,2%～8%的流行性腮腺炎可引起卵巢炎,导致卵巢组织纤维化,从而引起 POI 的发生。除腮腺炎病毒之外,HIV、带状疱疹病毒、风疹病毒、水痘等均可影响卵巢结构从而导致 POI 的发生。

(6)其他因素:还有很多可能会引发 POI 的因素。环境因素便是其中之一。有调查显示,包括灭蚊灵在内的 15 种环境内分泌干扰物可对卵巢功能造成较大影响,与非暴露人群相比,暴露人群的绝经期提前。环境中的某些有害物质,如汞、砷等重金属物质,也可引起卵巢组织的病变从而导致 POI 的发生。除环境因素外,不良的生活习性,如吸烟、酗酒、熬夜、社会压力的增大等都可影响卵巢的功能,从而对其造成不同程度的损伤。有报道指出,长期接触烟草烟雾,可导致卵泡丢失的自噬反应的发生,进一步导致卵泡储备功能下降,卵巢功能衰退,导致 POI 的发生。目前 POI 的发生因素,还有许多没有被学者们发现或证实。

2. 中医病因病机 《素问·上古天真论》云:"二七而天癸至,任脉通,太冲脉盛,月事以时下,故有子……七七任脉虚,太冲脉衰少,天癸竭,地道不通,故形坏而无子。"肾主生殖,为先天之本,一身阴阳之本,受五脏六腑之精而藏之。天癸是肾中精气充盈到一定程度时产生的具有促进人体生殖器官成熟,并维持生殖功能的物质。《傅青主女科》言:"经原非血也,乃天之一水,出自肾中,是至阴之精而有至阳之气,故其色赤红似血,而实非血,所以谓之天癸。"月经的产生,是天癸、经络、脏腑、气血共同协调作用于胞宫的现象。肾气充,天癸至,诸脉通盛,则月事应时而下。正如《医学正传》曰:"经水全赖肾水施化,肾水既乏则经水日以干涸。"

《素问·阴阳应象大论》云:"肾生骨髓,髓生肝"。五行中,肝属木,肾属水,水生木,因此肾肝母子相生。肝藏血,主疏泄,肝的疏泄功能和调节血液的功能依赖肾水的滋养,肾水不足、水不涵木,往往导致肝失疏泄;肝郁日久,化火伤阴,肝阴亏虚,日久则必损及肾。肾脾为先后天之关系。肾藏精,为先天之本,脾主运化,气血生化之源,为

47

后天之本,肾中精气依赖后天水谷精微不断滋养才能充足。月经的生成和充盈均有赖于脾胃化生的气血。《傅青主女科》言:"水位之下无土以承之,则水滥灭火,肾气不能化。"他认为脾胃功能失调,不能运化水谷精微,气血生化不足,肾中精气得不到后天气血之补充,则导致冲脉血海空虚,冲任不盈则无血可下而月经后期、闭经。《素问·灵兰秘典论》曰:"诸血者,皆属于心。"心主血,血液的运行有赖于心气的推动。《素问·评热病论》中说:"月事不来者,胞脉闭也,胞脉者,属心而络于胞中,今气上迫肺,心气不得下通,故月事不来也。"心者,君主之官,月经的产生是脏腑气血冲任共同作用于胞宫的结果,而冲任等奇经八脉皆属心君所主。傅氏认为心属火位居于上,肾属水位居于下,心肾相交,肾气化生有源,则月经按时而溢。反之,心肾不交,则经水不能按时满溢,则经闭。

经络是机体运行气血、联络脏腑、沟通内外的重要枢纽。其中与妇女生理、病理关系最大的当属奇经八脉中的冲任二脉。"冲为血海""任主胞胎",冲任的通盛与月事的行与止有着密切关联。此外,诸如先天不足、房劳多产、他病迁延,或情志内伤、五志化火而内劫真阴,使肝肾精血匮乏,而导致天癸乏源;素体阳虚,或月事不避寒湿,或喜食生冷,均可致寒凝血脉,肾阳虚衰,伤及癸水;女子以血为用,一生经带胎产均可伤血,若肝肾不足,胞宫血海不充,冲任虚衰,天癸乏源,进而经血停滞;因情志致病,气滞日久化为肝郁,肝郁克脾,进而无以化生气血,且肝主藏血,肝郁则功能受损,致肝血不足等,均可导致肾-天癸-冲任-胞宫轴的受损,从而引起月事不调等诸证。

综上,中医病因病机认为本病根本在肾,与五脏、冲任关系密切,气虚、血弱、气滞、血瘀均是重要发病环节,同时亦不可忽视情致致病。

(三)诊断要点

1. 临床表现 患者可有一种或多种以下表现。

(1)症状:

①月经改变:原发性 POI 表现为原发性闭经,继发性 POI 随着卵巢功能逐渐衰退,会先后出现月经周期缩短、月经量减少、周期不规律、月经稀发、闭经等。从卵巢储备功能下降致功能衰竭,可有数年的过渡时期,临床异质性很高。少数妇女可出现无明显诱因的月经突然终止。

②生育力下降或不孕:生育力显著下降;在卵巢储备功能下降的初期,由于偶发排卵,仍然有 5%～10% 的妊娠机会,但自然流产和胎儿染色体畸变的风险增加。

③雌激素水平降低的表现:原发性 POI 表现为女性第二性征不发育或发育差。继发性 POI 可有潮热出汗、生殖器干涩灼热感、性欲减退、骨质疏松、骨痛、骨折、情绪和认知功能改变、心血管症状和心律紊乱等。

④其他伴随症状:因病因而异,如心血管系统发育缺陷、智力障碍、性征发育异常、

肾上腺和甲状腺功能减低、复发性流产等。

（2）体征：原发性 POI 患者可存在性器官和第二性征发育不良、体态和身高发育异常。不同病因可导致不同受累器官的病变，出现相应的伴随体征。继发性 POI 患者可有乳房萎缩、阴毛腋毛脱落、外阴阴道萎缩表现。

（3）辅助检查：

①基础内分泌：至少 2 次血清基础 FSH＞25 IU/L（在月经周期的第 2～4 天，或闭经时检测，2 次检测间隔 4 周）；同时，血清雌二醇水平因 POI 早期卵泡的无序生长而升高（＞50 pg/mL 或 183 pmol/L），继而降低。

②经阴道超声检查：双侧卵巢体积较正常小；双侧卵巢直径 2～10 mm 的窦卵泡总数少于 5 个。

③血清 AMH（抗苗勒管激素）：血清 AMH≤7.85 pmol/L（即 1.1 ng/mL）。青春期前或青春期女性 AMH 水平低于同龄女性 2 倍标准差，提示 POI 的风险增加。

④遗传、免疫相关的检查：包括染色体核型分析、甲状腺功能、肾上腺抗体等。

2.诊断

（1）诊断标准：

①年龄＜40 岁；

②月经稀发或停经至少 4 个月；

③至少 2 次血清基础 FSH＞25 IU/L（间隔＞4 周）。亚临床期 POI：FSH 水平在 15～25 IU/L，属高危人群。

（2）病因诊断：结合病史、家族史、既往史、染色体及其他相关检查的结果进行遗传性、免疫性、医源性、特发性等病因学诊断。

（四）鉴别诊断

需与以下情况相鉴别：妊娠、生殖道发育异常、完全性雄激素不敏感综合征、Asherman 综合征、多囊卵巢综合征、甲状腺疾病、空蝶鞍综合征、中枢神经系统肿瘤、功能性下丘脑闭经、卵巢抵抗综合征（ROS）等。

ROS，又称卵巢不敏感综合征，是指原发性或继发性闭经女性（年龄＜40 岁），内源性促性腺激素水平升高（主要是 FSH），卵巢内有卵泡存在，AMH 接近同龄女性的平均水平，但对外源性促性腺激素呈低反应或无反应。

（五）POI 的远期影响

由于卵巢功能的过早衰退，POI 患者体内的雌激素水平长期处于缺乏状态。低雌激素虽使乳腺癌的风险降低（可视为 POI 的唯一益处），但会导致早期骨质流失、性功能障碍、血管舒缩等更年期症状及心脑血管疾病的风险增加；同时也会诱发一系列的心理问题。此外，还有罹患甲状腺病、Addison 病、糖尿病等原发病的远期影响。

（六）辨证论治

1.阴虚内热型 月经稀少或闭经，五心烦热，腰膝酸软，兼耳鸣或耳聋，眩晕，口干，骨蒸潮热，形瘦，失眠，健忘，齿摇发落，舌红少津，少苔或无苔，脉细数。

（1）治法：滋阴清热，养血调经。

（2）方药：女贞汤加减。

菟丝子 30 g、枸杞子 15 g、女贞子 30 g、墨旱莲 10 g、桑葚 10 g、黑豆 10 g、杜仲 10 g、巴戟天 10 g、制首乌 10 g、玉竹 10 g、沙参 10 g、知母 10 g、葛根 10 g、射干 10 g、紫草 10 g。

①方解：方中采用菟丝子、枸杞子、女贞子、墨旱莲滋补肝肾，濡养先天，清退虚火；玉竹、沙参、知母养阴清热，助后天之本生津，下输胞宫；制首乌、桑葚补血养阴，以助天癸化生；杜仲、巴戟天补肾阳而助气化；结合中药药理，黑豆、葛根具有雌激素样作用；射干具有抗炎、抗过敏作用，同时具有雌激素样作用，可以减少促性腺激素释放激素的释放，减少 LH 的分泌；紫草具有提高子宫雌、孕激素受体水平的作用。诸药共用滋阴清热，养血调经，真正体现中医中药在现代医学的影响下与时俱进，为治疗 POI 之要方。

②加减：失眠多梦加熟地、黄连、阿胶、茯苓；骨蒸潮热，月经淋漓不断，经间期出血，加丹皮、地骨皮、白芍、青蒿、黄柏；盗汗明显加浮小麦、莲子心；大便干加瓜蒌、当归。

2.肝郁肾虚型 肾虚兼肝郁血瘀，多见月经后期、稀发，甚至闭经，经血量少，第二性征发育不良，性欲淡漠，情志抑郁，善太息，夜寐不安，舌质淡，苔薄白，脉弦细。

（1）治法：补肾益精，疏肝解郁。

（2）方药：益经汤加减。

熟地 15 g、杜仲 15 g、山药 15 g、人参 10 g、白术 10 g、沙参 10 g、当归 10 g、白芍 10 g、酸枣仁 10 g、柴胡 12 g、丹皮 6 g。

①方解：本方重在补益，兼以解郁。补益之药包括九味，其中熟地、杜仲入肾，起到补肾填精之功；山药、人参、白术、沙参入脾，起到健脾益气养阴、补益后天之能；当归、白芍入肝，起到养血柔肝之用；酸枣仁入心，养心安神。疏散之药二味，柴胡、丹皮入肝，起到疏肝解郁之功，使肝气畅达，气机通调，肾气之郁疏散，血行通畅，散以开之。该方补益心肝脾肾，补以通之，经水化源充足，同时疏肝解郁调畅气机，心肝脾肾之郁速解，从而肾水充足，肾精满盈，肾气通畅，经水通调。从本方的用药特色可看出，标本同治，以治本为主，重在补益，调畅疏泄为辅，从而使全方补而不滞，疏散而不伤正，遣方用药动静结合，静中寓动，补中有行，妙在补以通之，散以开之。

②加减：肾阳虚加补骨脂、鹿角胶（烊化）；肾阴虚加女贞子、旱莲草、枸杞子、桑葚、

生地;血虚加何首乌、阿胶(烊化);气虚加生黄芪、党参、炙甘草;阴虚血热加地骨皮、黄芩、生地;阴虚内热者加地骨皮、青蒿、生地、知母、元参;心烦气急,伴有乳胀、胸闷者,加橘叶、青皮;闭经日久,唇舌紫暗有瘀斑或舌下静脉紫粗,加当归尾、茜草、桃仁、红花;性欲减退加山茱萸、仙茅、鹿角霜、巴戟天;纳差水肿加茯苓、焦三仙;腹寒肢冷者加吴茱萸、小茴香、桂枝(或肉桂)。

3. 脾肾阳虚型 闭经,月经量少,不孕,畏寒,腰膝酸软,倦怠乏力,面色不泽,四肢不温,精神萎靡,记忆力减退,性欲下降,大便溏薄,舌胖淡,脉沉弱无力。

(1)治法:补肾温阳,健脾益气。

(2)方药:培育排卵汤。

桑寄生 12 g、菟丝子 12 g、续断 10 g、杜仲 10 g、椿根皮 10 g、石莲子 10 g、苎麻根 10 g、芡实 12 g、山茱萸 10 g、升麻 6 g、熟地 10 g、山药 15 g、太子参 10 g。

①方解:方中桑寄生、菟丝子、续断、杜仲补肾益肝;苎麻根、椿根皮收涩敛精以固冲任;山茱萸滋补肾阴以秘精气;芡实、石莲子、山药补脾益肾,以补冲任之虚,兼能固涩;升麻提举中气;熟地、太子参益气养血。

②加减:肾阳虚加补骨脂、鹿角胶(烊化);肾阴虚加女贞子、旱莲草、枸杞子、桑葚、生地;血虚加当归、何首乌、阿胶(烊化);血热加地骨皮、黄芩、生地,减熟地;气虚加黄芪、党参、白术、炙甘草。

4. 心肾不交型 月经量少或闭经,伴心烦、失眠、多梦,头晕耳鸣,自汗盗汗,手足心热,腰膝酸软,舌淡红,苔薄白,脉细。

(1)治法:滋肾益阴,交通心肾。

(2)方药:交泰丸合黄连阿胶汤加减。

黄连 10 g、肉桂 3 g、黄芩 6 g、白芍 10 g、阿胶 10 g、生地 10 g、枸杞子 10 g、黄精 10 g、女贞子 30 g、墨旱莲 10 g。

①方解:方中黄连、黄芩清泻上焦,直折心火;肉桂引火归原,以防苦寒太过;配以白芍酸敛收涩,收阴气而泻邪热,降浮越之阳,使之下归其宅;阿胶甘饴善补,善滋阴血,又善潜伏,能直入肾中以益肾水;生地、枸杞子、黄精、女贞子、墨旱莲滋水涵木,肾水充足,自能胜热逐邪以上镇心火之妄动。全方共奏滋肾阴济心火之效。

②加减:腰酸腿软甚者加桑寄生、桑葚、杜仲,补肾壮骨;小便不利、尿涩痛者加知母、黄柏,以降相火;多梦绕神日久者加炒枣仁、夜交藤,宁心安神。

5. 肺肾阴虚型 虚烦劳热,咳嗽咳血,久咳虚喘,口燥咽干,潮热盗汗,月经量少、色淡,甚至闭经,伴有耳鸣眼花,口苦口干,舌红少苔,脉细数。

(1)治法:养阴填精,补益肺肾。

(2)方药:麦味地黄饮加减。

熟地 10 g、山茱萸 10 g、牡丹皮 10 g、泽泻 6 g、茯苓 10 g、山药 10 g、麦冬 10 g、玄参 10 g、五味子 10 g、冬虫夏草 5 g。

①方解:本症因肾虚不能藏精,坎宫之火无所附而妄行,下无以奉木升生之令,上绝其肺金生化之源。地黄禀甘寒之性,制熟则味厚,是精不足者补之以味也,用以大滋肾阴,填精补髓,壮水之主。以泽泻为使,以疏水道之滞也。一阴一阳者,天地之道;一开一阖者,动静之机。然肾虚不补其母,不导其上源,亦无以固封蛰之用。山药凉补,以培癸水之上源,茯苓淡渗,以导壬水之上源。加以山茱萸之酸温,借以收少阳之火,以滋阴厥之液。牡丹皮辛寒,以清少阴之火,还以奉少阳之气也。辅以麦冬、玄参滋胃阴,生后天之化源;五味子酸收,入肺肾经,滋肾阴收肺气;冬虫夏草滋肾保肺,既补肾阳,又益肺阴。诸药共用,可滋化源,奉生气,天癸居其所矣。

②加减:肾阳虚加杜仲、巴戟天、淫羊藿;阴虚咯血加沙参、阿胶、川贝;虚喘不纳加蛤蚧(3 对)、胡桃肉、人参。

(七) 西医治疗

POI 的发病机制尚不明确,目前还没有有效的方法恢复卵巢功能。

1. 激素替代治疗(hormone replacement therapy,HRT) 不仅可以有效缓解低雌激素症状,而且对心血管疾病和骨质疏松起到预防作用。若无禁忌证,对 POI 患者均应采取 HRT。由于诊断 POI 后仍有妊娠的机会,对有避孕需求者可以考虑 HRT 辅助其他避孕措施,或应用短效复方口服避孕药(combined oral contraceptive,COC);有生育要求者则应用天然雌激素和孕激素替代治疗。与 COC 相比,HRT 对骨骼及代谢更加有利。

(1)原发性 POI:当 POI 发生在青春期前时,患者无内源性雌激素,从青春期开始至成年期必须进行持续治疗,以利于青春期发育。因大剂量雌激素可加速骨骼成熟,影响身高。应在结合患者意愿的情况下,建议从 12～13 岁开始,从小剂量开始进行雌激素补充。起始剂量可为成人剂量的 1/8～1/4,模拟正常的青春期发育过程。必要时可联合使用生长激素,促进身高的生长。根据骨龄和身高的变化,在 2～4 年内逐渐增加雌激素剂量;有子宫并出现阴道流血者应开始加用孕激素以保护子宫内膜并诱导月经来潮,无子宫者单用雌激素即可。当身高不再增加时,有子宫的 POI 患者转为标准剂量雌孕激素序贯治疗。治疗期间应监测骨龄和身高变化,对于骨骺一直未闭合的患者,在达到理想身高后,应增加雌激素剂量,促进骨骺愈合而使身高增长停止。

(2)继发性 POI:POI 患者绝经早,长期缺乏性激素保护,需长期用药。应遵循以下原则。

①时机:在无禁忌证及评估慎用情况下,尽早开始 HRT。

②持续性:鼓励持续治疗至平均的自然绝经年龄,之后可参考绝经后的 HRT 方

案继续进行。

③剂量:使用标准剂量,不强调小剂量,根据需要适当调整。国外推荐的标准雌激素剂量是口服 17β-雌二醇 2 mg/d,或经皮雌二醇 75~100 μg/d,或口服炔雌醇 10 μg/d。国内常用的雌激素剂量是口服雌二醇 2 mg/d,结合雌激素 0.625 mg/d 或经皮雌二醇 50 μg/d。

④方案:有子宫的 POI 患者雌激素治疗时应添加孕激素,推荐雌孕激素序贯疗法,配伍孕激素的剂量建议为每周期口服地屈孕酮 10 mg/d,12~14 天;或微粒化黄体酮 200 mg/d(口服或阴道给药),12~14 天。通常患者对复方制剂的依从性优于单方制剂配伍,芬吗通(雌二醇-雌二醇地屈孕酮片)可选用。无子宫或已切除子宫者可单用雌激素,如仅为改善泌尿生殖道症状时,可经阴道局部补充雌激素。

⑤药物:POI 患者需要长期采用 HRT,建议选用天然或接近天然的雌激素(17β-雌二醇、戊酸雌二醇、结合雌激素等)及孕激素(微粒化黄体酮胶丸或胶囊、地屈孕酮),以减少对乳腺、代谢及心血管等方面的不利影响。

⑥随访:治疗期间需每年定期随访,以了解患者用药的依从性、满意度、不良反应,必要时调整用药方案、药物种类、剂量、剂型等。

2. 特殊 POI 患者的 HRT

(1)Turner 综合征:从患者骨健康方面考虑,及早治疗很重要,18 岁以前启动雌激素治疗效果好,且雌激素的剂量不宜过低,以参照生理剂量为宜,同时注意补充维生素 D 和钙剂并重视日常锻炼。在心血管健康方面,Turner 综合征患者先天性心血管疾病风险增加,发生高血压、肥胖、糖耐量受损及高脂血症的概率高,发生冠心病和(或)脑血管病的概率是正常人的 2 倍,心血管疾病死亡率是正常人的 4 倍。长期 HRT 是否对 Turner 综合征患者心血管系统存在影响,目前仍不清楚,但推荐行为治疗以降低心脑血管疾病的发生率。HRT 可以提高 Turner 综合征患者的执行力、记忆力和运动能力,有利于患者的神经健康,但对其他方面(如视觉空间能力)无改变。同时,HRT 对泌尿生殖道和性心理健康也有一定的益处。

(2)BRCA 基因突变:为降低乳腺癌和卵巢癌发生率,BRCA 基因突变患者常预防性地切除双侧附件。若这些患者还未发生乳腺癌,在行预防性切除双侧附件后是可以选择使用 HRT 的,此时的 HRT 对于预防性切除附件降低乳腺癌风险并无影响。如已经发生乳腺癌,那么 HRT 为禁忌。

(3)其他医学问题的 POI:有偏头痛的 POI 患者不应该视为 HRT 禁忌证,若 HRT 使偏头痛加重,应考虑改变剂量、给药方式或方案。对于先兆性偏头痛患者,经皮雌激素可能是最安全的给药方式。同样,高血压也不是 HRT 的禁忌证,但有高血压的 POI 患者,建议使用经皮雌激素。对于肥胖的 POI 患者,开展 HRT 的同时建议使用经皮雌激素。子宫肌瘤也不是 POI 患者开展 HRT 的禁忌证。

3. 生育力保存和辅助生殖治疗　POI 患者并非一定不能生育,约 5％患者有可能自然妊娠。许多有生育愿望的 POI 患者,开始寻求辅助生殖技术。随着促排卵技术的发展,临床上许多医生开始对 POI 患者使用促排卵技术诱发排卵,但至今为止没有确切的证据证明其效果。在 HRT 的基础上进行赠卵体外受精-胚胎移植(IVF-ET)是妊娠成功率最高的一种方式,成功率 35％~40％,与常规 IVF-ET 者近似。在目前还没有可靠的检查能预测卵巢功能的状况下,有 POI 家族史的女性,或存在 POI 高风险人群,或因某些疾病或治疗损伤卵巢功能的女性,可考虑在辅助生殖技术的帮助下进行生育力保存。

(1)适应证:

①肿瘤患者:需肿瘤学、生殖医学、胚胎学、遗传学等多学科专家合作,充分评估肿瘤治疗和生育力保存的价值,制订和实施个体化方案,患者需充分知晓相关风险及结局。

②Turner 综合征:部分 Turner 综合征患者卵巢虽然可见少量卵泡,但妊娠后胎儿合并心血管畸形比例较高,不一定适宜生育;同时卵母细胞质量差、染色体异常等情况也需充分告知、评估。

③其他:卵巢子宫内膜异位囊肿手术、药物治疗等引起的 POI。

(2)方法:

①胚胎冷冻:已婚女性生育力保存的主要方法。

②成熟卵母细胞冷冻:为未婚女性提供了生育力保存的机会,但尚存在法律、管理、技术、伦理、安全性等问题。

③未成熟卵母细胞体外成熟技术:适用于不能进行控制性超促排卵的肿瘤患者或需要即刻进行肿瘤治疗的患者,但此技术在安全性和有效性上仍有待证实,建议培养成熟后冷冻。

④卵巢组织冷冻:主要用于接受放化疗的患者,但卵巢组织冷冻也存在管理、技术、伦理、安全性等问题。

⑤促性腺激素释放激素激动剂:可用于肿瘤患者化疗时的卵巢功能保护,但其有效性仍待进一步证实。

4. 基因治疗　作为一种新型的治疗手段,基因治疗也渐渐被学者们所了解和重视,越来越多的研究和报道关注基因治疗。基因治疗主要针对因染色体或基因异常导致缺陷基因异常表达而引发 POI 的患者。在行基因检测时,检测出患者的异常或缺损的基因后,往体内导入外源性正常的基因片段,使患者体内相应基因趋于完整或正常,从而恢复体内基因的正常表达。目前研究尚无法明确所有 POI 患者的共性突变基因,导致基因导入的靶向性欠缺,从而存在自体的免疫反应等。因此基因治疗在POI的治疗领域上,还有进一步的上升空间,有待学者们继续研究及探讨。

5. 干细胞治疗　干细胞治疗,是指将早期未分化的细胞,移植进人体后,重新生成正常功能的细胞和组织,或者对病变细胞进行修复,从而达到治疗的目的。因体外培养移植技术逐渐发展,且干细胞的来源较为丰富,近年来对于干细胞治疗POI的研究也日趋增多。有研究证明,干细胞治疗可从一定程度上改善卵巢功能,修复损伤,从而恢复卵巢功能。干细胞移植为POI的治疗提供了一条新的途径,但安全性和有效性尚需进一步研究证实。

6. 免疫治疗　脱氢表雄酮(DHEA)是一种弱雄激素,是类固醇激素合成的重要前体激素,主要来源于肾上腺皮质,也可于卵泡膜细胞合成。DHEA与相应的酶结合后,即可转化为性激素,对卵泡的生长发育有着重要的作用。国外有研究表示,DHEA治疗POF患者,可以升高妊娠率,降低流产率,并在一定程度上提高孕酮水平,降低胚胎非整倍体性。国内也有研究报道,在治疗POF患者时,使用DHEA可改善患者的血清性激素水平,从而进一步改善卵巢功能。虽然目前已有DHEA治疗POF成功的案例,但其长期服用的安全及有效剂量、可能出现的不良反应等,尚需大量实验研究的探讨,临床上的使用当权衡利弊。

7. 心理治疗　POI患者因其雌激素缺乏,易出现失眠、焦虑、性欲低下等症状,从而影响生活质量,出现心理健康隐患。因此对POI患者的心理调节也必不可少。指导患者对POI进行正确认识,增强与患者之间的沟通和交流,转移患者的心理压力,使患者感受到被尊重和理解,从而疏解患者的不良情绪,使其保持乐观的生活态度,进一步提高患者的生活质量。因POI的病因涉及较广,因此应对POI知识广泛普及,使疾病能早发现、早干预、早治疗。

（八）其他治疗方法

1. 膏方治疗　由于POI患者的用药疗程较长,且中药口感差、煎煮烦琐,患者多难以长期坚持,故做成中药膏方,方便患者使用。膏方治疗具有药物浓度高,作用较稳定、缓和、持久的优点,可以提高患者对治疗的依从性。膏方制作多选用补肾填精、疏肝健脾的中药,并根据临床辨证调整加减。

2. 针灸　穴取百会、人迎、中脘、天枢、关元、神门、列缺、血海、足三里、阳陵泉、三阴交、太溪、公孙、太冲。患者取仰卧位,局部常规消毒。人迎避开动脉浅刺0.5寸,血海、三阴交、太溪针刺得气后用捻转补法,左转用力重,右转用力轻;中脘、天枢、关元用快针刺激,即急入急出,不留针。其余穴位施常规平补平泻法,即均匀提插捻转,得气后留针,均留针25 min,每日1次,阳虚者可用温针灸。

3. 耳穴　可选取肾、子宫、卵巢、生殖器官、内分泌、下丘脑、皮质下等穴位。

4. 刺络拔罐 取背部双侧膀胱经、关元、天枢、中脘、章门、督骶。先俯卧位,取背部膀胱经第二侧线留罐 5 min,以患者耐受为度,督骶用指揉法按摩 0.5 min 后用一次性采血针刺络拔罐,留罐 5 min,血色鲜红,出血量约 1.5 mL。再仰卧位,取关元、天枢、中脘、章门拔罐,以患者耐受为度,留罐 3～5 min,隔日 1 次。

5. 脐疗 可采用将中药制成散剂、丸剂或膏剂外敷于脐部的贴敷脐部法;或者将中药粉填平脐窝,上置艾炷,用火点燃进行施灸的灸疗脐部法。多选用补肾填精、疏肝健脾的中药打粉备用。

(九) 养生保健

(1)忌抑郁忧伤,保持乐观开朗。

(2)劳逸结合,生活规律,饮食有节,慎生冷辛辣刺激食品及烟酒,加强营养,增强体质及防止早衰。

(3)防止病毒感染、药物及 X 线等其他理化因素对卵巢的破坏损失。

(4)年轻及要求生育的患者的卵巢手术,应以尽可能保留健康组织为原则。

(5)维持适度和谐的性生活,有利于心理与生理健康。

九、女性生殖道畸形综合征

(一) 概述

女性生殖道畸形综合征是一种生殖道畸形合并泌尿、骨骼、心血管、消化等多系统发育异常的先天性疾病。主要由于苗勒管发育不全所致。先天性无阴道系胚胎在发育期间受到内在或外界因素阻扰,或因基因突变(可有家庭史)引起的副中肾管发育异常或融合障碍所致,其发生率为 1/5000～1/4000,染色体核型为(46,XX)。患者表现为女性外阴、阴道缺如,90%以上子宫缺如或仅有始基子宫,30%～40%合并泌尿系统畸形,12%～50%合并骨骼异常,少数合并心脏、中耳或肢端的发育畸形,如肺动脉瓣狭窄、法洛四联症、传导性耳聋、桡骨缺如综合征等,极少数(仅占 6%～9%)有功能性子宫。多数输卵管及卵巢发育正常,能保持正常女性第二性征。本病最早由 Mayer 于 1829 年报道,后来 Rokitansky 等对本征进行了深入研究,故该征又称为 Mayer-Rokitansky-Kuster-Hauser 综合征(简称 MRKH 综合征)。患者多因青春期无月经来潮而就诊,性交困难和不孕给患者带来巨大的精神和心理压力。目前国内外尚无根治本病的方法,只能通过人工阴道成形手术来解决患者的性生活障碍。

中医无女性生殖道畸形综合征病名,但中国古代先贤也观察到女性外生殖器发育异常的情况,称其为"五不女",即螺、文、鼓、角、脉五种病证。明代万密斋《万氏家传广嗣纪要》引《金丹节要》云:"骨肉莹光,精神纯实,有花堪用,五种不宜:一曰螺,阴户外纹如螺蛳样旋入内;二曰文,阴户小如筋头大,只可通,难交合,名曰石女;三曰鼓,花头绷急似无孔;四曰角,花头尖削似角;五曰脉,或经脉未及十四岁而先来,或至十五六而始至,或不调,或全无。此五种无花之器,不能配合太阳,焉能结仙胎也哉!"此"五种不宜"乃中医学对女性先天性生理缺陷和畸形的总结,均非药物和针灸所能奏效。故本章主要论述西医治疗本病的概况。

(二)病因病机

MRKH综合征由于胚胎发育期苗勒管发育异常所致,其分子机制尚未明确。目前研究证实,苗勒管发育异常可能是一种与环境相关的多基因/多因素疾病,并且有家族遗传性倾向和聚集性。

1.胚胎学基础 主要包括3个阶段。

(1)初始器官的形成:双侧副中肾管的发育。

(2)融合:双侧副中肾管下段在中线处合并,形成子宫、宫颈以及阴道的上2/3段;而上段保持分离,最终发育成双侧输卵管。

(3)中隔的吸收:双侧副中肾管下段在融合之后,管腔内遗留一个中隔,在人类胚胎第9周的时候开始吸收,最终完全吸收,形成子宫、宫颈以及阴道的上段。

在胚胎期,苗勒管早期发育正常,进入中期后停止发育或发育不同步导致本病。因此,输卵管和卵巢发育正常,而子宫和阴道缺如。生殖、泌尿、骨骼、心血管、消化各系统在胚胎发育过程中均来源于中胚层。因此,常合并其他中胚层系统发育异常。

2.环境因素 胎儿宫内期,即生殖器官生长发育的关键阶段,若母体暴露于环境中的有害物质,胎儿的生殖系统的发育可受到不可逆的影响。但是,迄今为止,尚无直接的证据表明具体有哪些环境因素与MRKH综合征的发病相关。

3.遗传因素 MRKH综合征散发病例居多,但部分发病呈家族聚集性,其家族成员骨骼肌肉系统及泌尿生殖系统畸形发生率较高,提示遗传因素在其发病过程起到一定的作用。有学者认为其遗传模式为常染色体显性遗传,伴外显不完全,表现度存在差异,所以其发病率可能被低估。目前国内、外对于该病病因学研究侧重于胚胎发育过程中编码抗苗勒管激素(AMH)及其受体的相关基因如Wt1、Pax2、Cftr、Hox基因群等。Cheroki等对25例MRKH综合征患者进行基因分析,结果显示存在染色体22q11缺失,同时推翻了Wnt4、Rar-gamma、Rxr-alpha基因作为MRKH综合征主要致病基因的观点。Bernardini等应用array-HCG方法检测,结果显示,2例MRKH综合征患者染色体17q12存在1.5 Mb基因缺失,包含TCF2和LHX1这2个候选基因,提示其可能为MRKH综合征主要致病基因。最新一项研究显示,MRKH综合征可能与胚胎发育相关候选基因转录、甲基化过程及孕期母体内分泌异常等综合因素相关。

（三）诊断要点

1. 症状

（1）原发性闭经：患者就诊的主要症状，即自幼发育正常，青春期无月经来潮。

（2）性交困难：患者就诊的次要症状。常发生在山区或农村等性知识不普及或未行婚前检查的患者，因婚后性交困难就诊。

（3）周期性腹痛：极少数有功能性子宫的患者，青春期后因经血潴留导致周期性腹痛，严重者经血经输卵管逆流至腹腔，可形成盆腔子宫内膜异位症而加重痛经。

2 体征

（1）外阴：外观正常，阴道前庭处有时可见处女膜或浅凹（前庭凹陷）。已婚的患者有时会出现尿道口松弛、阴道前庭凹陷形成甚至会阴直肠瘘，系粗暴顶压所致。

（2）盆腔内诊：大多数患者有始基子宫，位于双侧输卵管的起始端。两始基子宫之间有纤维组织相连并与浆膜延续。少数二者融合，在中线部位形成单一结节。双侧输卵管及卵巢多发育正常。

（3）其他器官畸形：常见泌尿系统发育异常，如一侧肾脏缺如或异位肾等。脊柱畸形少见，包括骶骨腰椎化、隐性或显性脊柱裂、椎体融合等。可有胸廓或肋骨畸形、指或趾异常等，也有先心病、先天性耳聋或听力低下、耳廓畸形等。

（4）女性第二性征：多表现正常的女性第二性征，两性畸形或染色体异常者可出现相应的特殊临床表现。

3. 辅助检查

（1）实验室检查：多为正常的女性染色体核型（46，XX）和性激素水平，也有患者存在（46，XXt）（9，11）平衡易位（1/40，2.5%），故应常规检查患者的染色体核型，以排除雄激素不敏感综合征、男性假两性畸形、真两性畸形等其他类型的性发育异常，如有 Y 染色体及睾丸成分存在，提示可能增加成形术时造穴的难度，同时应及早切除异常性腺以防恶变。

（2）影像学检查：超声检查简便、无创、易行，可作为第一步的检查方法。可了解子宫及双侧卵巢的情况，并除外泌尿系统畸形。少数患者需做 X 线、CT、MRI 等检查，以便明确泌尿系统、骨骼脊柱畸形甚至是盆腔复杂畸形等。

（3）腹腔镜检查：极少数患者可行腹腔镜检查，镜下多数可见双侧附件外观正常，其上方见一始基子宫结节，中间一索状纤维带连接。腹腔镜对于合并盆腔、卵巢子宫内膜异位病灶，始基或痕迹子宫肌瘤患者可做出明确临床诊断。

4. 临床分型 根据 Schmid-Tannwald 和 Hauser（1977 年）、Duncan 等（1979 年）的描述，有学者将 MRKH 综合征分为 3 型。①典型 MRKH 综合征（Ⅰ型）：输卵管、卵巢与泌尿系统发育正常。②不典型 MRKH 综合征（Ⅱ型）：伴有卵巢或泌尿系统发育异常。③MURCS（Müllerian aplasia，renal aplasia，and cervicothoracic somite dysplasia）（Ⅲ型）：泌尿系统畸形伴有骨骼和（或）心脏畸形。

（四）鉴别诊断

1. 雄激素不敏感综合征（完全型） 雄激素不敏感综合征属 X 连锁隐性遗传，染色体核型为（46，XY），外生殖器向女性方向分化，成年后可出现女性第二性征，但乳头小、乳晕苍白、阴毛、腋毛缺如，无子宫阴道，双侧睾丸正常大小，位于腹腔、腹股沟内，偶位于大阴唇内。血睾酮、FSH、尿 17-酮为正常男性水平，LH、E_2 稍高于正常男性水平。

2. 阴道闭锁 主要需与Ⅱ型阴道闭锁者区别，后者阴道完全闭锁，多合并宫颈、宫体发育不良，多因经血逆流至盆腔导致内膜异位症发生就诊。B 超提示宫腔积血声像，染色体核型为（46，XX）。

3. WNT4 综合征 此综合征临床表现为先天性无子宫、阴道，乳腺及阴毛发育正常，雄性化卵巢及雄激素过多症状，染色体核型为（46，XX）。有研究表明，此病与 WNT4 基因突变相关。

（五）治疗

以重建阴道为主。以往常于结婚前 6 个月进行。MRKH 综合征患者普遍存在自卑心理。近年来随着人们性观点的开放，部分患者更愿意先做阴道成形手术，再找异性朋友。若患者有性生活的意愿，应尽早进行手术。治疗方式选择应个体化，要遵循不破坏外阴结构、一次手术成功及为患者隐私保密原则，临床分为非手术治疗和手术治疗。

1. 非手术治疗 目前国际上认为非手术治疗是应积极尝试的一线方案，即以 Frank 法为代表的顶压扩张法，系直接用模具在发育较好的外阴的舟状窝向内顶压成形的方法。模具可有不同尺寸，逐号压迫，直至阴道长度合适；模具可为不同材质，如木质、塑料或玻璃，目前更倾向于硅胶模具。对于外阴发育较好，组织松软，有短浅阴道凹陷形成的患者，需在医生的指导和随诊下进行，方法不当可能会导致泌尿系感染、出血等并发症。顶压法的成功率为 90%～100%，无手术相关并发症，无手术瘢痕，且费用较低，适用于依从性较好的患者。

2. 手术治疗 MRKH 综合征患者入院后不应急于手术，要详细完善相关检查，如盆腔磁共振、静脉肾盂造影等，避免合并盆腔异位肾患者误诊为盆腔包块而行手术探查，对于合并肾脏畸形伴慢性肾功能不全患者，手术前、后应注意保护肾功能。现有关于 MRKH 综合征患者合并盆腔、卵巢、痕迹子宫内膜异位及输卵管炎和痕迹子宫肌瘤的报道，术前应向患者交代病情并考虑是否同时行输卵管、痕迹子宫切除术。

（1）基本原理：手术治疗（即人工阴道成形术）的基本原理是在尿道和膀胱与直肠

之间分离造穴,形成一个人工穴道,应用不同的方法寻找一个合适的替代组织来重建阴道。需强调手术应由对 MRKH 综合征疾病诊治经验丰富的中心来完成,以保证首次手术的成功。人工阴道成形术已开展近两百年,目前已演变出 20 余种术式,种类繁多,各有利弊。对于人工阴道成形术形成的新阴道的评价,不仅仅需要从解剖学恢复的角度,还应包括功能学方面的评价,如自身体象、女性性功能指数问卷评价(female sexual function index,FSFI)等。

(2)分类:根据再造阴道覆盖物不同,手术可分为腹膜法、羊膜法、结肠转代法、回肠转代法、自体带蒂皮瓣移植法、阴唇皮瓣移植法及医用补片阴道成形术等。另有 Williams 阴道成形术和 Vecchitti 阴道成形术等。

①腹腔镜腹膜阴道成形术(罗湖术式):正常子宫位置由双层腹膜包绕形成翼状腹膜皱襞,游离的皱襞腹膜有足够长度到达阴道口;腹膜再生修复及抗感染能力强,无排异反应,为较理想的修复材料;术后阴道不带模具。罗湖术式安全简单、创伤小、疗效好,不破坏外阴形态,为目前较理想的阴道成形术式,已在国内广泛推广。

②乙状结肠阴道成形术:肠腔较宽且可收缩,黏膜具有分泌功能,术后性生活满意度高,不需佩戴阴道模具,其外观与功能接近真阴道,手术成功率高,亦可作为其他术式失败后的补救术式。但手术难度大且复杂,肠吻合失败可形成肠瘘,离断乙状结肠血管会影响左肾血供,因此合并左侧单侧肾患者为该术式禁忌。

③前庭黏膜上提法(Vecchitti 法)阴道成形术:应用阴道前庭黏膜悬吊形成阴道,成形后阴道黏膜由前庭黏膜再生而成,保留神经功能,对性激素有应答反应,外阴及阴道口保持正常女性形态,但缺点为阴道壁易膨出。适于前庭凹陷压深 5 cm 以上及局部组织疏松,且尿道口位于前庭较高位置者。该术式简单,效果良好,创伤小,对于符合其适应证患者推荐使用。

④组织工程医用补片阴道成形术:近年兴起且已被证实简单有效的一种手术。造穴后选无抗原性的生物材料填充在"人工阴道"表面,剪取阴道前庭黏膜小块组织,并将组织剪碎,作为种子细胞撒在制备好的生物补片上,植入并固定于人工穴道形成新阴道。因为材料所造的穴所形成的阴道黏膜较厚,阴道黏膜上皮化时间短,与正常阴道组织接近。术后需佩戴模具的时间也相应缩短。优点是手术简单易行,手术和麻醉时间短,阴道黏膜上皮化时间短,且形成的阴道黏膜较厚、光滑红润,弹性好,瘢痕的形成及挛缩均不明显。生物补片已成品化,没有供区瘢痕,符合患者美观需要,保护患者隐私,为未来阴道成形术发展趋势之一,但目前因价格昂贵尚难普遍推广。

⑤生物工程自体阴道再造阴道成形术:近年来,有文献报道,利用少量自体阴道组织,通过生物工程方法,可培育出大量供阴道重建术所用的阴道组织,在动物实验已获得成功,正在进一步完善临床试验。同时用人阴道黏膜干细胞构建人工阴道的动物模

型已获得成功,如以上临床研究取得成功,对于 MRKH 综合征患者的阴道再造术将有重要意义。

⑥对于有功能的始基子宫或痕迹子宫,目前多认为因其多数无生育功能,且存在发生子宫内膜异位症及子宫肌瘤病变可能,临床上对于有周期性腹痛等症状者行切除术为一线治疗方案。

3. 手术时机及术后随访

(1)手术时机:有功能性子宫者,需要结合超声和 MRI 结果评价是否存在宫颈及宫颈的发育情况,如存在宫颈,应与阴道闭锁 II 型相鉴别(此种情况应考虑宫颈-阴道成形同期完成并保留生育功能);如无宫颈存在,诊断为 MRKH 综合征且判定无生育可能时才选择单纯的阴道成形术和残角子宫切除术。无功能性子宫者,因术后多需佩戴模具,故选择婚前半年手术为宜。

(2)术后随诊:术后 3 个月随诊 1 次,视阴道黏膜上皮形成情况再次随诊检查。完全阴道黏膜上皮化后可以规律性生活。可数年随诊 1 次。随诊主要了解术后伤口愈合情况和阴道口的松紧程度,以及进行新阴道的功能评价。

(3)性生活开始的时间:阴道黏膜上皮形成后 3～6 个月,视不同术式阴道黏膜上皮化的时间定期随诊。

(4)正确佩戴模具:新阴道黏膜上皮形成后,规律性生活(至少每周 2 次)可不长期佩带模具。如果性生活不规律,还需间断佩戴模具。MRKH 综合征患者即使手术形成了阴道,仍不能自然怀孕。理论上,可通过代孕技术或子宫移植完成生育计划。目前由于技术水平和国情立法限制,尚无法在国内实施。

4. 心理治疗 对于 MRKH 综合征的诊治不仅仅是帮助患者实现解剖的重建,应该建立生物-心理-社会综合模式和长期随访。该类患者在得知自己没有子宫和阴道时是震惊的,这一诊断会极大地改变患者对自我、性生活、生育能力以及社会角色的认识。她们需要重获积极的自我定位,所以仅仅针对疾病的治疗还远远不够。在患者接受阴道成形术后,应具体地指导性生活及与性伴侣的相处方式,帮助她们重新面对美好生活,重拾自信;术后健全的随访制度也会为提高患者的生活质量提供保障。

(六) 预防

本病可能与孕期外界不良因素刺激有关。因此,妇女在怀孕后(尤其是 12 周内),应当做好自我保健,预防为主、有病早治、无病早防、注意营养、定期产检。尽量避免下列因素的影响。

1. 避免各种病毒的感染 如风疹病毒、流行性感冒 A 病毒、疱疹病毒、巨细胞病毒、流行性腮腺炎病毒等。孕妇应尽量少去人员密集、流动量大的场所,以防被感染。

2. 不要滥用药物 可能导致胎儿畸形或损害的药物主要有己烯雌酚、秋水仙碱、冬眠灵（氯丙嗪）、眠尔通、利血平、氯霉素、链霉素、磺胺、可的松、氮芥、环磷酰胺、奎宁、阿地平、苯妥英钠、氯烷、笑气、抗代谢类药物及止吐药物等。孕妇患病后应在医生指导下选择药物，尽量避免致畸药物，如因病情需要必须应用上述药物时，则应考虑终止妊娠。

3. 避免接触有害物质　孕妇应戒掉饮酒和吸烟的不良嗜好，其丈夫和亲友也应戒除可对胎儿和自己身体健康造成危害的不良习惯。孕妇还应当避免接触放射线，不去接触农药和有害的化学物质（如汞、铅、砷、锂、镉、苯等），以及大麻、白羽扁豆、烟草杆等植物，远离焚烧垃圾的场所，尽量避开已被污染的环境。

4. 孕妇应尽量保持体内营养的平衡　因为某些微量元素、维生素等营养物质，对胚胎细胞组织分化和功能的正常发挥有重要的作用，故孕妇在补充营养物质时，要根据自己的具体情况进行，切不可盲从。因为过多或过少地摄入营养物质，均可引起胚胎细胞发生畸变而最终引发胎儿畸形。

十、高泌乳素血症

（一）概述

高泌乳素血症（hyperprolactinemia，HPRL）是一种下丘脑-垂体-性腺轴功能失调的疾病，以血中泌乳素水平持续升高（$>25~\mu g/L$）为其主要特点。泌乳素（prolactin，PRL）是垂体前叶分泌的一种多肽蛋白激素，具有促进乳汁分泌的功能。但血中 PRL 水平的高低与泌乳量的多少不一定成正比，临床上有的患者血中 PRL 含量很高，但没有乳汁分泌，有的患者血中 PRL 含量略有升高，则有明显的溢乳现象，这与血中 PRL 分子结构有关。目前，已知血中 PRL 分子结构有 4 种形态：①"小"PRL：相对分子质量为 22000，具有高亲和性与高生物活性。②"大"PRL：相对分子质量为 50000，与 PRL 受体的结合力差，属低亲和性、低生物活性。③"大大"PRL：相对分子质量为 100000，与 PRL 受体结合力差，属低亲和性。④异型 PRL：相对分子质量为 25000，比"小"PRL 的免疫反应差，但是大量存在于血浆中。在未经选择的正常人群中，约有 0.4% 的人患有 HPRL，而在闭经伴有溢乳的患者中，约有 70% 存在 HPRL；15% 的无排卵女性同时患有 HPRL，43% 无排卵伴有溢乳者存在 HPRL；3%～10% 的无排卵多囊卵巢患者有 HPRL。

（二）病因病机

1. 西医病因病机　引起 HPRL 的原因很多，有的是功能失调导致的，有的是严重的病理情况引起的。

（1）下丘脑疾病：如颅咽管瘤、胶质细胞瘤等肿瘤向垂体柄延伸、压迫，下丘脑组织受放射治疗的破坏以及功能性假孕等影响泌乳素释放抑制因子（PRIF）的分泌，导致

HPRL。

（2）垂体疾病：引起 HPRL 最常见的原因。以垂体泌乳细胞肿瘤最常见，肢端肥大症、空蝶鞍综合征以及非功能性肿瘤、淋巴组织样垂体炎等均可使血清 PRL 增高。

（3）甲状腺功能异常：PRL 升高时有些患者出现甲状腺病特别是原发性甲减。

（4）慢性肾功能衰竭：在慢性肾功能衰竭的患者中有 20%～30% 的 HPRL。

（5）其他：结核病、类肉瘤病、组织细胞增生症、异位分泌的支气管癌、肾上腺样瘤以及胸壁创伤、疱疹、手术均可导致 HPRL。

（6）药物：雌激素、西咪替丁、利血平、抗癫痫药、抗抑郁药和阿片类等，也可导致 HPRL。

2.中医病因病机 中医学将本病归属于"闭经""月经过少""不孕""乳泣"等范畴。闭经、溢乳是 HPRL 最常见的临床表现，本病病因需从月经及溢乳方面进行探讨。《女科撮要》曰："夫经水者，阴血也，属冲任二脉所主，上为乳汁，下为血海，气血冲和，经乳则各行其道。"月经与天癸、气血、冲任密切相关。肾藏精，主生殖，为先天之本。"经水出诸肾"，如肾水不足，肝肾同源，由肾及肝，肝木失养，出现肾虚肝旺，肝疏泄太过，肾闭藏失职，致气血紊乱，或情志抑郁，皆可使冲脉气机失于调畅，造成冲气上逆。《胎产心法》云："肝经上冲，乳胀而溢。"脾胃为后天之本，气血生化之源，如肝旺克土，致脾胃虚弱，或过食辛辣，致胃热壅滞，皆可使气血不足，血海空虚而致经闭，或使脾胃运化失职，水湿停聚为湿为痰，日久致瘀，瘀久化热，热结胞络，血不循经，无以下归冲脉，而随肝气而上，化为乳汁，故有闭经、溢乳之症。

（三）诊断要点

1.临床症状

（1）月经紊乱及不孕：85% 以上患者有月经紊乱。生育年龄患者可不排卵或黄体期缩短，表现为月经量少、月经稀发甚至闭经。青春期前或青春期早期女性可出现原发性闭经，生育期后多为继发性闭经。无排卵可导致不孕。

（2）溢乳：表现为非哺乳期出现溢乳，或断奶数月仍有乳汁分泌。轻者须挤压乳房才有乳液溢出，重者自觉内衣有乳渍，分泌的乳汁可以似清水状、初乳样微黄或呈乳白色液体，其性状与正常乳汁相仿。

（3）垂体前叶腺瘤的压迫症状：当肿瘤直径<10 mm 时称微腺瘤，一般无明显头痛、头胀的症状；如肿瘤直径>10 mm（巨大腺瘤）时，表现头痛和头胀。肿瘤压迫视交叉神经，可以出现视野缺损或视力障碍；压迫颅神经引起复视或斜视；压迫下丘脑引起肥胖、嗜睡、食欲异常等。

（4）低雌激素状态：由于垂体 LH 和 FSH 分泌受抑制，出现低雌激素状态，表现为生殖器官萎缩，分泌物减少，性欲减低，性生活困难。

2. 实验室检查

(1)血 PRL 水平:取血时间应在上午 9—11 点,并应在禁食及安静状态下进行。高蛋白饮食、运动、精神应激时 PRL 会升高。PRL>25 ng/mL 或大于 880 mIU/L 时确诊为 HPRL。

(2)性激素:无排卵者需检查下丘脑-垂体-卵巢轴分泌的影响排卵的激素,如 FSH、LH、E_2。

(3)甲状腺功能:甲状腺功能亢进、低下,都会造成月经失调,需检查 T3、T4、FT3、FT4、TSH。

(4)肾功能:由于 PRL 通过肾脏降解,当 PRL 在肾脏降解异常,如慢性肾功能衰竭或肝硬化、肝性脑病时,假神经递质形成,从而使 PRIF 作用减弱。

3. 影像学检查 证实为轻度高 PRL 而没有找到明确病因或血 PRL>100 μg/L 者均应行头颅/蝶鞍的影像学检查(MRI 或 CT),以排除或确定是否存在压迫垂体柄或分泌 PRL 的颅内肿瘤及空蝶鞍综合征等,无明确病因者为特发性 HPRL。

(四) 辨证论治

本病辨证应从月经的色、质,结合全身症状及舌脉以辨虚实。虚者补而通之,实者泻而通之,虚实夹杂者当补中有通,攻中有养。

1. 气血不足证 月经量少,色淡质薄,或月经延后,渐至闭经,溢乳,伴神疲肢倦,头晕眼花,心悸气短,面色萎黄,舌质淡,苔薄,脉沉缓或细弱。

(1)治法:益气养血,活血调经。

(2)方药:人参养荣汤加减。

①组方:人参 10 g、黄芪 15 g、白术 12 g、茯苓 15 g、陈皮 10 g、甘草 6 g、熟地 10 g、当归 12 g、白芍 12 g、五味子 10 g、炙远志 12 g、肉桂 6 g。

②方解:方中人参大补元气,健脾和胃,配黄芪、白术、茯苓、甘草补中益气,以益气血生化之源;当归、熟地、白芍补血和营调经;陈皮理气行滞;炙远志、五味子宁心安神;肉桂温阳和营,振奋阳气。诸药合奏气血双补,气充血旺,血海充盈则经乳各行其道。

2. 肝肾阴虚证 月经量少,色淡质薄,渐至闭经,溢乳,腰酸,眼睛干涩,小便黄,大便干,舌质红,少苔,脉弦细数。

(1)治法:滋肾养肝,活血通经。

(2)方药:二甲地黄汤加减。

①组方:龟甲 12 g、鳖甲 12 g、枸杞子 15 g、干地黄 10 g、山药 12 g、山茱萸 10 g、丹皮 10 g、茯苓 15 g、泽泻 10 g、炒赤芍 12 g、炒白芍 12 g、甘草 6 g。

②方解:方中干地黄、山药、山茱萸、丹皮、茯苓、泽泻为六味地黄丸组方,滋阴补肾;龟甲、鳖甲、枸杞子养肝滋肾;炒赤芍、炒白芍养肝柔肝。全方共奏滋肾养肝、活血

通经之功。

3.肝郁化火证 月经稀发,甚至闭经,溢乳,精神忧郁或烦躁,夜寐不安,舌质红,苔黄腻,脉弦数。

(1)治法:清肝解郁,回乳调经。

(2)方药:化肝煎加减。

①组方:当归 12 g、炒白芍 12 g、川贝 10 g、青陈皮各 10 g、钩藤 15 g(后下)、生麦芽 12 g、川牛膝 15 g、生牡蛎 12 g、郁金 12 g、丹皮 10 g、炒栀子 12 g、泽泻 10 g。

②方解:方中当归、炒白芍养肝柔肝;川贝、青皮、陈皮燥湿化痰;生麦芽回乳;钩藤、郁金、丹皮、炒栀子、泽泻清肝火,开郁结;川牛膝引血下行。全方共奏清肝解郁、回乳调经之功。

4.痰湿内阻证 月经量少,色淡红,质黏腻如痰,或月经延后,甚至闭经,溢乳,伴形体肥胖,胸闷呕恶,神疲倦怠,纳少痰多或带下量多,色白,舌质淡红,苔白腻,脉滑。

(1)治法:健脾燥湿化痰,活血调经。

(2)方药:四君子汤合苍附导痰丸加减。

①组方:人参 10 g、炒白术 12 g、茯苓 15 g、甘草 6 g、法半夏 10 g、陈皮 10 g、炒苍术 12 g、香附 12 g、胆南星 10 g、炒枳壳 10 g、生姜 3 片、神曲 10 g、当归 12 g、桃仁 10 g、鸡血藤 15 g、川牛膝 15 g。

②方解:方中四君子汤健脾益气,脾胃健运,痰湿不生;二陈汤燥湿化痰,和胃健脾;炒苍术燥湿健脾;香附、炒枳壳理气行滞;胆南星燥湿化痰;神曲、生姜健脾和胃,温中化痰;当归、桃仁、鸡血藤活血养血通络;川牛膝引血下行。全方共奏化痰燥湿、活血调经之功。

(五)西医治疗

对于 HPRL 的治疗必须针对发病的原因制订治疗方案。

1.药物治疗

(1)甲磺酸溴隐亭:系多肽类麦角生物碱,选择性激活多巴胺受体,能有效降低 PRL。该药每片 2.5 mg,初服者常有胃部不适、头晕、体位改变性低血压与便秘。为了减少或避免这些不良反应,必须从小剂量开始试服,服药时应强调餐中服,与食物相混后可减少胃肠道刺激。常用方法:第 1 周,每晚 1 次,每次 1.25 mg;第 2 周,每日 2 次,每次 1.25 mg;第 3 周,每日晨服 1.25 mg,每晚服 2.5 mg;第 4 周及以后,每日 2 次,每次 2.5 mg,3 个月为一个疗程。血中 PRL 浓度在服药 1 周后即下降。当溢乳与闭经症状消失后可酌情减量。该药每天最大剂量为 10 mg,最小维持量为 2.5 mg。若不良反应太大难以坚持时,可改用阴道给药,每日 1 片(2.5 mg),10%～20%患者证实为溴隐亭耐药时可选用一种非麦角类长效 PRL 抑制物——诺果宁,每晚一次

(0.075 mg)。有生育要求的患者必须在服药同时测量基础体温,了解是否有双相体温出现,同时配合 B 超了解卵泡生长,指导生育。单纯 HPRL 患者通常按照本人是否要生育而决定治疗方案,如果是不要求生育者,可以长期应用溴隐亭治疗。

(2)喹高利特:作用于多巴胺 D2 受体的多巴胺受体激动剂。多用于甲磺酸溴隐亭不良反应无法耐受时。每日 25 μg,连服 3 日,随后每 3 日增加 25 μg,直至获得最佳效果。

(3)维生素 B_6:20~30 mg,每日 3 次,口服,和甲磺酸溴隐亭同时使用起协同作用。

2.手术治疗 当垂体肿瘤产生明显压迫症状时,需手术切除肿瘤;无压迫症状者可用溴隐亭治疗以观疗效,若肿瘤仍未见缩小或出现压迫症状时,需立即进行手术治疗。手术前短期服用溴隐亭能使垂体肿瘤缩小,术中出血减少,有助于提高疗效。

3.原发病治疗 甲状腺功能减退引起的 HPRL,应用甲状腺素使 TRH 受抑制,血中 PRL 浓度自然下降。

(六) 其他治疗方法

1.针灸治疗

(1)治则:气血不足、肝肾阴虚者充养气血、滋养肝肾,针灸并用。①补法:肝郁化火者清肝解郁,只针不灸。②泻法:痰湿内阻者健脾化痰,针灸并用,平补平泻。

(2)处方:关元、归来、三阴交、肾俞加减:气血不足加气海、脾俞、足三里、血海健脾养胃以化生气血;肝肾阴虚加肝俞、太溪补益肝肾,调经通络;肝郁化火加行间、太冲清肝解郁;痰湿内阻加脾俞、丰隆、阴陵泉健脾化痰。

2.耳针 取肾、肝、脾、心、内分泌、内生殖器、皮质下。每次选 3~5 穴,毫针中度刺激,留针 15~30 min;也可行埋针或压丸法。

3.头针 取顶中线、额旁 3 线(双)、生殖区(双)。毫针刺,留针 30~60 min,反复运针。

4.穴位埋线 取肾俞、关元、足三里、三阴交。采用一次性医用埋线针,将 4-0 号可吸收性外科缝线埋入穴位。

5.穴位注射 取肝俞、脾俞、肾俞、气海、关元、归来、气冲、三阴交,每次选 2~3 穴,用黄芪、当归、红花注射液等中药制剂、维生素 B_{12} 注射液,每穴注入 1~2 mL。

(七) 养生保健

(1)建立良好的生活方式,不嗜烟酒,生活规律,动静适宜。

(2)进食富含高蛋白、有营养的食物,忌食温燥、辛辣等刺激性食品。

(3)服药期间注意观察月经周期、月经量、持续时间、乳房变化、溢乳情况及情绪变化等,并做好记录,定时服药,准时复诊。

十一、多囊卵巢综合征

（一）概述

多囊卵巢综合征（polycystic ovary syndrome，PCOS）是一种发病多因性、临床表现多态性的常见的生殖内分泌代谢性疾病，以慢性无排卵（排卵功能紊乱或丧失）和高雄激素血症（妇女体内男性激素产生过剩）、高胰岛素血症及代谢综合征为特征，主要临床表现为月经周期不规律、不孕、多毛和（或）痤疮、肥胖、双侧卵巢持续增大及雄激素过多、持续无排卵，严重影响患者的生命质量、生育及远期健康，临床表现呈现高度异质性，诊断和治疗仍存在争议，治疗方法的选择也不尽相同。参照 2018 中华医学会妇产科学分会制定的《多囊卵巢综合征中国诊疗指南》，适用于青春期、育龄期和围绝经期 PCOS 患者的诊疗及管理。PCOS 为现代医学病名，属中医学中"不孕症""月经失调""崩漏""闭经"等的范畴。本病与肾虚、脾虚、肝郁、痰湿、血瘀、郁热等因素有关，治疗宜根据发病的年龄制订计划，青春期以调经为主，育龄期以助孕为要，同时注重兼顾标本虚实。

（二）病因病机

1. 西医病因病机 PCOS 的发病原因与发病机制比较复杂，也不甚清楚。目前研究认为，其可能是由于某些遗传因素与非遗传因素相互作用所致。

（1）PCOS 遗传学理论：此理论的主要依据是 PCOS 呈家族群居现象，家族性排卵功能障碍和卵巢多囊样改变提示该病存在遗传基础。高雄激素血症和（或）高胰岛素血症可能是 PCOS 家族成员同样患病的遗传特征，胰岛素促进卵巢雄激素生成作用亦受遗传因素或遗传易感性影响。稀发排卵、高雄激素血症和卵巢多囊样改变的家族成员中女性发生高胰岛素血症和男性过早脱发的患病率增高。PCOS 患者多具有家族性，即 PCOS 患者的一级家属患病率明显高于正常人，但不遵循孟德尔遗传规律，其遗传规律较为复杂。细胞遗传学研究结果显示 PCOS 可能为 X 连锁隐性遗传、常染色体显性遗传或多基因遗传方式。通过全基因组扫描发现大量的与 PCOS 相关的遗传基因，如甾体激素合成及相关功能的候选基因、雄激素合成相关调节基因、胰岛素合成相关基因、碳水化合物代谢及能量平衡的候选基因、促性腺激素功能及调节的候选基因、脂肪组织相关的基因以及慢性炎症相关基因。总之，PCOS 病因学研究无法证实此病是由某个基因位点或某个基因突变所导致，其发病可能与一些基因在特定环境因素的作用下发生作用导致疾病发生有关。

（2）环境因素：环境因素包括外环境（如内分泌干扰物）和内环境（如宫内雄激素暴露水平与不同生理周期的雄激素代谢水平等），均影响女性体内激素水平，与 PCOS 发病具有一定相关性。环境内分泌干扰物与 PCOS 的发生有关。有研究曾指出，双酚 A

等能与雌激素受体结合的环境污染物都是引发 PCOS 的高危因素。它们结合产生的雌激素或抗雌激素将干扰内分泌系统正常运作，导致紊乱。孕期子宫内激素环境影响成年后个体的内分泌状态，孕期暴露于高浓度雄激素环境下，如母亲 PCOS 史、母亲为先天性肾上腺皮质增生症而高雄激素控制不良等，青春期后易发生排卵功能障碍，可能是胎儿远期发生 PCOS 的基础病因之一。PCOS 病变可能起始于胚胎期，一项病例对照研究发现产前雄激素代谢标志——肛门到生殖器的距离（AGD）与性别生殖参数之间的关系，提示女性胎儿宫内高雄激素刺激可能是成年后发生 PCOS 的危险因素。而 Barrett 等的研究表明：PCOS 妇女所生婴儿的 AGD 较长。Barker 等提出假设，婴儿时期暴露在高雄激素水平的环境中，会导致成年后某些基因的突变，进而增加了 PCOS 发生的可能。另有研究发现，低出生体重儿在其早期生长赶超阶段，就会导致早期胰岛素抵抗状态发生，可能进而导致其性早熟及青少年时期的高雄激素症状，最终导致成年女性发生 PCOS。

（3）高雄激素分泌：高雄激素血症是 PCOS 的基本内分泌特征。其高雄激素环境可以抑制卵泡发育、成熟，从而导致卵泡闭锁，使卵巢内雌二醇水平处于持续较低状态。PCOS 患者体内过多的雄激素主要是睾酮和雄烯二酮。在外周脂肪组织中雄烯二酮转化为雌酮，因而患者体内的雌酮水平高于雌二醇水平，雌激素水平的失调促使垂体促黄体生成素过量分泌，雌激素的负反馈作用使卵泡刺激素的分泌量显著降低，升高的促黄体生成素再次刺激卵巢产生雄激素，使雄激素水平逐步升高。卵泡刺激素的明显减少和高水平的雄激素状态，使卵泡发育到一定程度就停止了，从而导致卵泡成熟障碍、排卵障碍，最终导致 PCOS 形成。

（4）糖脂代谢异常：进食高糖、高热量的饮食可以引起肥胖，同时还可以使其体循环游离脂肪酸的浓度增高，使血中胰岛素浓度受到影响，从而引起 PCOS 的发生。肥胖会降低激素结合球蛋白水平，增加雄激素和胰岛素的分泌以及胰岛素抵抗。研究发现，PCOS 患者体内的脂肪组织功能显著紊乱，脂肪组织产生一种叫作脂肪因子的分泌蛋白，在 PCOS 发生和发展中起重要作用。脂肪组织是人体内分泌激素的重要来源，其分泌的瘦素参与 PCOS 的发生与发展。其原因在于瘦素可以使机体对胰岛素的敏感性受到影响，从而可能导致胰岛素抵抗，最终促进 PCOS 的发生。有研究表明：PCOS 患者黄体生成素与瘦素释放的协同性改变，参与了 PCOS 无排卵性月经紊乱的形成。流行病学调查显示，肥胖女性中大约 30% 的人患有 PCOS，而正常体重的女性中患 PCOS 的仅占 5%。这说明肥胖与 PCOS 的发病密切相关，更进一步表明肥胖可能在 PCOS 的发病机制中发挥着重要的作用。

（5）慢性低度炎症：2001 年，有学者发现 PCOS 患者血清中 C 反应蛋白升高，随后的多项研究认为 PCOS 可能是一种慢性低度炎症。有学者对 PCOS 患者进行卵巢组织活检,结果可见大量的巨噬细胞和淋巴细胞浸润,推测炎症细胞可导致胰岛素抵抗和高雄激素血症,从而推断 PCOS 与炎性反应有关。同时有临床治疗也证明:使用胰岛素增敏剂后,血清中的炎症细胞受到抑制并减少,进一步证实 PCOS 与炎症反应有关。但具体是哪些炎症细胞因子及作用机制均不明确,仍需大样本调查与研究。肥胖可引起细胞因子及炎性因子分泌异常,对肥胖型青春期 PCOS 患者进行血液检查发现,血液中瘦素、肿瘤坏死因子、超敏 C 反应蛋白等指标均显著增高,这些因子共同作用使胰岛素抵抗加重,导致卵泡的发育受到影响,最终引起排卵障碍。

(6)青春期发育亢进:青春期是下丘脑-垂体-卵巢轴发育成熟的过渡阶段,此阶段开始启动时,机体中枢性负反馈抑制状态解除,GnRH 开始呈脉冲式释放,由于对外周激素的不正常反馈,产生过量的雄激素,部分青春期少年出现月经稀发、高雄激素血症表现,B 超见卵巢多个卵泡等现象,与 PCOS 症状十分相似。这提示 PCOS 的发生可能与青春期生长发育亢进有关。

(7)精神和心理因素:下丘脑是调控人体内分泌和情感的中枢神经,所以人们心理情绪发生巨大起伏时,会影响内分泌系统的正常运作。一项荟萃分析结果显示,PCOS 患者的心理健康问题和情绪问题(抑郁、紧张及忧虑)等评分均低于健康女性,而这些社会心理因素可能通过影响其生活行为(如暴饮暴食、酗酒等)导致肥胖加重,扰乱内分泌系统功能,从而使 PCOS 临床症状恶化。一方面,长期焦虑、抑郁、悲伤、自尊心受挫和压抑等负面情绪导致肾上腺皮质激素分泌增加,使机体处于急性或慢性应激状态,一旦肾上腺皮质激素分泌急剧或持续增加,可导致机体血糖水平剧增,出现高胰岛素血症或胰岛素抵抗,成为 PCOS 的发病基础;另一方面,长期精神紧张、压抑等,可直接抑制下丘脑-垂体-卵巢轴(HPO 轴),导致 HPO 轴节律及卵巢功能紊乱。

(8)药物因素:某些药物(如丙戊酸等)可导致 PCOS 的发生。服用抗癫痫药物(AEDs)的时间越久,癫痫患者患 PCOS 的可能性越大。癫痫妇女是易罹患 PCOS 的特殊亚群,在这个亚群中 PCOS 发生率约为 26%。有研究发现癫痫放电或 AEDs 通过影响 HPO 轴系统,调节与干扰 CYP 酶(细胞色素氧化酶 P450)系统,从而影响激素的合成代谢,激素代谢紊乱最终导致各类生殖内分泌疾病,引起体内激素水平改变,因而癫痫患者易患生殖内分泌疾病。其中肝酶抑制剂(丙戊酸与托吡酯)对内分泌代谢影响较大,但研究发现肝酶诱导剂(苯妥英钠、苯巴比妥与卡马西平)可通过 CYP 酶系促进激素的代谢及肝脏性激素结合球蛋白(SHBG)的合成,引起游离雄激素减少,导致睾酮及雌激素生物活性减低,继而引起月经紊乱(月经过少或过多),黄体生成激素(LH)与卵泡刺激素(FSH)增多,并使促性腺激素释放激素(GnRH)反应性增高(可能与正反馈调节相关)。

2. 中医病因病机 根据 PCOS 的临床发病特征,中医学者对其病因进行了探讨,认识不尽相同,大体上总结起来,将其常见病因分为先天因素、生活因素、情志因素、体质因素等,主要与肝脾肾三脏的气血阴阳失调及痰湿、血瘀等病理产物密切相关。

(1)先天因素:《素问·上古天真论》曰"女子七岁,肾气盛,齿更发长;二七而天癸至,任脉通,太冲脉盛,月事以时下,故有子;三七,肾气平均,故真牙生而长极;四七,筋骨坚,发长极,身体盛壮;五七,阳明脉衰,面始焦,发始堕;六七,三阳脉衰于上,面皆焦,发始白;七七,任脉虚,太冲脉衰少,天癸竭,地道不通,故形坏而无子也。"《傅青主女科》言:"经水出诸肾。"许多学者认为本病的发生多与先天肾虚有关。先天之精是否充盛对女子月经状况与孕育能力起决定作用。女子肾精不足,卵泡发育迟滞,故无法形成优势卵泡,排卵困难,最终卵泡闭锁,月经迟闭,并有不孕,导致 PCOS 的发生。

(2)生活因素:导致 PCOS 发生的生活因素包括饮食失宜、劳逸失常等。饮食不节、饮食偏嗜、过食肥甘厚味等损伤脾胃,易致气血生化乏源,阻碍气血正常运行。嗜烟酗酒、生活作息紊乱者,其心、脾、肾等脏腑功能失常;药物流产或人工流产手术,直接损伤冲任胞宫,致肾精气血亏耗;环境变化兼食寒饮冷、阳气冰伏等,这些都可导致 PCOS 的发生。

(3)情志因素:清代陈修园《女科要旨·种子》记载:妇人无子,皆由经水不调。经水所以不调者,皆由内有七情之伤,外有六淫之感,或气血偏盛,阴阳相乘所致。《妇人规·子嗣类》云:"情怀不畅,则冲任不充,冲任不充,则胎孕不受。"女子以肝为本,肝体阴而用阳,主藏血而司疏泄,喜条达。PCOS 患者多为育龄期女性,当今社会生活节奏增快,工作压力增大,易致女性因情志抑郁而肝气郁结。《妇科玉尺》中有记载:"气郁肝伤,故月来衰少。"女性易受工作、学习、家庭生活、婚姻情感等多方面影响,长期紧张、焦虑、抑郁等不良心境是形成肝气郁结、阴血耗伤的病因。情志失调,扰乱脏腑气机,伤及五脏经络气机,致气血阴阳失调,出现经闭不行、不孕等 PCOS 病证。PCOS 所致不孕、月经紊乱、多毛、肥胖等症,亦会增加患者本身社会心理压力,形成恶性循环。

(4)体质因素:"人以天地之气生,四时之法成",体质受先后天影响而形成。"经水"以肾中阴精的化生为其物质基础,精满才能化,精充则血充,精亏则血少。先天肾气不足,或胎产房劳,肾精亏损,精血不充,冲任不足,血海充而不盈而导致闭经、月经后期等。尤昭玲教授认为胖、瘦体型均可引起 PCOS,偏瘦体型第二性征不明显,病位多涉及心、肝;肥胖体型多涉及心、脾。《丹溪心法》云:"若是肥盛妇人,禀受甚厚,恣于酒食之人,经水不调,不能成胎,谓之躯脂满溢,闭塞子宫。"素体湿盛是闭塞胞宫,不能摄精成孕的重要因素。情志因素导致肝郁气滞,瘀血内停,脉道受阻,血海不充,出现经闭不行。如肝气横逆,则犯胃乘脾,运化失司,湿聚痰盛,痰湿阻滞冲任,则胞脉闭而经不行。肾精不足的先天因素加之饮食、情志、环境等后天外在因素形成 PCOS 患者的病理体质。

(三)诊断依据

1.病史询问

(1)现病史:患者年龄、就诊的主要原因、月经情况(如有月经异常应仔细询问异常的类型(稀发、闭经、不规则出血),月经情况有无变化,月经异常的始发年龄等)、婚姻状况、有无不孕病史和目前是否有生育要求。一般情况:体重的改变(超重或肥胖患者应详细询问体重改变情况)、饮食和生活习惯。

(2)既往史:既往就诊的情况、相关检查的结果、治疗措施及治疗效果。

(3)家族史:家族中糖尿病、肥胖、高血压、体毛过多的病史,以及女性亲属的月经异常情况、生育状况、妇科肿瘤病史。

2.体格检查

(1)全身体格检查:身高、体重、腰围、臀围、血压、乳房发育、有无挤压溢乳、体毛多少与分布、有无黑棘皮病、痤疮。

(2)妇科检查:阴毛分布及阴蒂大小。高雄激素血症的主要临床表现为多毛,特别是男性型黑粗毛,但需考虑种族差异,汉族人群常见于上唇、下腹部、大腿内侧等,乳晕、脐部周围可见粗毛也可诊断为多毛。相对于青春期痤疮,PCOS 患者痤疮为炎症性皮损,主要累及面颊下部、颈部、前胸和上背部。

3.盆腔超声检查 多囊卵巢(polycystic ovarian morphology,PCOM)是超声检查对卵巢形态的一种描述。PCOM 超声相的定义:一侧或双侧卵巢内直径 2~9 mm 的卵泡数≥12 个,和(或)卵巢体积≥10 mL(卵巢体积按 0.5×长径×横径×前后径计算)。超声检查前应停用性激素类药物至少 1 个月。稀发排卵患者若有卵泡直径>10 mm 或有黄体出现,应在以后的月经周期进行复查。无性生活者,可选择经直肠超声检查或腹部超声检查,其他患者应选择经阴道超声检查。PCOM 并非 PCOS 患者所特有。正常育龄期妇女中 20%~30%可有 PCOM,也可见于口服避孕药后、闭经等情况时。

4.实验室检查

(1)高雄激素血症:血清总睾酮水平正常或轻度升高,通常不超过正常范围上限的 2 倍;可伴有雄烯二酮水平升高,脱氢表雄酮(DHEA)、硫酸脱氢表雄酮水平正常或轻度升高。

(2)抗苗勒管激素:PCOS 患者的血清抗苗勒管激素(anti-Müllerian hormone,AMH)水平较正常明显增高。

(3)其他生殖内分泌激素:非肥胖 PCOS 患者多伴有 LH 与 FSH 的比值≥2。20%~35%的 PCOS 患者可伴有血清泌乳素(PRL)水平轻度增高。

(4)代谢指标的评估:口服葡萄糖耐量试验(OGTT),测定空腹血糖、服糖后 2 h 血糖水平;空腹血脂指标测定;肝功能检查。

(5)其他内分泌激素:酌情选择甲状腺功能、胰岛素释放试验、皮质醇、肾上腺皮质激素释放激素(ACTH)、17-羟孕酮测定。

(四) 诊断标准

1. 育龄期及围绝经期 PCOS 的诊断 根据 2011 年中国 PCOS 的诊断标准,采用以下诊断名称。

(1)疑似 PCOS:月经稀发或闭经或不规则子宫出血是诊断的必需条件。另外再符合下列 2 项中的 1 项:①高雄激素临床表现或高雄激素血症;②超声下表现为PCOM。

(2)确诊 PCOS:具备上述疑似 PCOS 诊断条件后还必须逐一排除其他可能引起高雄激素的疾病和引起排卵异常的疾病才能确定 PCOS 的诊断。

2. 青春期 PCOS 的诊断 对于青春期 PCOS 的诊断必须同时符合以下 3 个指标:①初潮后月经稀发持续至少 2 年或闭经;②高雄激素临床表现或高雄激素血症;③超声下卵巢 PCOM 表现。同时应排除其他疾病。

(五) 鉴别诊断

排除其他类似的疾病是确诊 PCOS 的条件。

1. 高雄激素血症或高雄激素症状的鉴别诊断

(1)库欣综合征:由多种病因引起的以高皮质醇血症为特征的临床综合征。约 80% 的患者会出现月经周期紊乱,并常出现多毛体征。根据测定血皮质醇水平的昼夜节律、24 h 尿游离皮质醇、小剂量地塞米松抑制试验可确诊库欣综合征。

(2)非经典型先天性肾上腺皮质增生(NCCAH):占高雄激素血症女性的 1%～ 10%。临床主要表现为血清雄激素水平和(或)17-羟孕酮、孕酮水平的升高,部分患者可出现超声下的 PCOM 及月经紊乱。根据血基础 17α-羟孕酮水平(≥6.06 nmol/L(即 2 ng/mL))和 ACTH 刺激 60 min 后 17α-羟孕酮反应(≥30.3 nmol/L(即 10 ng/mL))可诊断 NCCAH。鉴于以上相关检查须具备特殊的检查条件,可转至上级医院内分泌科会诊以协助鉴别诊断。

(3)卵巢或肾上腺分泌雄激素的肿瘤:患者快速出现男性化体征,血清睾酮或 DHEA 水平显著升高,如血清睾酮水平高于 5.21～6.94 nmol/L(即 150～200 ng/dL)或高于检测实验室上限的 2.0～2.5 倍,可通过超声、MRI 等影像学检查协助鉴别诊断。

(4)其他:药物性高雄激素血症须有服药史。特发性多毛有阳性家族史,血睾酮水平及卵巢超声检查均正常。

2.排卵障碍的鉴别诊断

(1)功能性下丘脑闭经：通常血清 FSH、LH 水平低或正常，FSH 水平高于 LH 水平，雌二醇相当于或低于早卵泡期水平，无高雄激素血症，在闭经前常有快速体重减轻或精神心理障碍、压力大等诱因。

(2)甲状腺疾病：根据甲状腺功能测定和抗甲状腺抗体测定可诊断。建议疑似 PCOS 的患者常规检测血清促甲状腺素(TSH)水平及抗甲状腺抗体。

(3)HPRL：血清 PRL 水平升高较明显，而 LH、FSH 水平偏低，有雌激素水平下降或缺乏的表现，垂体 MRI 检查可显示垂体占位性病变。

(4)早发性卵巢功能不全(POI)：主要表现为 40 岁之前出现月经异常(闭经或月经稀发)、促性腺激素水平升高(FSH>25 IU/L)、雌激素缺乏。

(六)辨证论治

1.肾虚痰湿证 月经后期，量不多，甚或闭经，不孕，带下量多，或带下量甚少，形体肥胖，多毛，腰膝酸软，小腹或有冷感，子宫偏小，或胸闷烦躁，口腻多痰，舌苔白腻，舌质淡暗，脉细濡而滑。

(1)治法：补肾化痰，活血调经。

(2)方名：补肾化痰汤。

①组方：当归 10 g、赤白芍各 10 g、淮山药 10 g、山茱萸 10 g、熟地 12 g、丹皮 10 g、茯苓 12 g、续断 12 g、菟丝子 12 g、郁金 12 g、贝母 10 g、陈皮 10 g、苍术 10 g。

②加减：胸闷泛恶、口腻痰多者，加半夏 10 g、制南星 10 g、枳壳 10 g；月经量少者，加泽兰 12 g、丹参 12 g、川牛膝 12 g；子宫发育不良者，加紫河车 10 g、肉苁蓉 10 g、茺蔚子 10 g；大便溏泄者，加白术 12 g、砂仁 10 g、炮姜 6 g。

③方义：方中淮山药、山茱萸、熟地、续断、菟丝子补肾为主；当归、赤白芍养血活血；郁金、贝母、陈皮、苍术、丹皮、茯苓健脾化痰。

2.肝郁血瘀证 月经后期，量少，色紫红，有血块，月经不畅或闭经，经行时而腹痛，婚后不孕，精神抑郁、烦躁易怒，胸胁胀痛，乳房胀痛，多毛，舌质紫暗，夹有瘀点，脉沉弦或沉涩。

(1)治法：理气行滞，活血化瘀。

(2)方名：逍遥散合膈下逐瘀汤加减。

①组方：柴胡 9 g、黄芩 6 g、当归 10 g、赤白芍各 12 g、白术 12 g、茯苓 12 g、薄荷 5 g、炙甘草 5 g、川芎 10 g、丹皮 10 g、桃仁 10 g、红花 10 g、枳壳 10 g、延胡索 10 g、五灵脂 10 g、香附 10 g。

②加减：血瘀结成癥瘕者，加炮甲片 3 g、三棱 10 g、莪术 10 g；口腻痰多、形体肥胖者，加桂枝 10 g、半夏 10 g、陈皮 10 g；腰酸腿软、皮肤粗糙、痤疮较多者，加夏枯草 10

g、肉苁蓉 10 g。

③方义:方中柴胡、黄芩、枳壳、延胡索、当归、川芎、赤白芍疏肝理气活血;桃仁、红花化瘀行滞;五灵脂、香附理气化瘀通络;薄荷疏肝;甘草调和诸药。

3.肝经湿热证 月经稀发,量少,甚则闭经,或月经紊乱,崩中漏下,毛发浓密,面部痤疮,经前胸胁乳房胀痛,肢体肿胀,大便秘结,小便黄,带下量多,色黄,舌红、苔黄厚,脉沉弦或弦数。

(1)治法:清热利湿,疏肝调经。

(2)方名:丹栀逍遥散合龙胆泻肝汤加减。

①组方:丹皮 10 g、栀子 6 g、柴胡 6 g、黄芩 5 g、当归 12 g、白芍 12 g、茯苓 12 g、白术 12 g、甘草 6 g、龙胆草 10 g、泽泻 10 g、木通 6 g、车前草 10 g、碧玉散 10 g。

②加减:大便秘结加大黄 10 g;胸胁满痛加郁金 10 g、王不留行 10 g。若肝气郁结,肝火内郁,月经不行,而无明显湿邪者,可用清肝达郁汤加减,药用栀子 10 g、白芍 12 g、当归 12 g、柴胡 9 g、丹皮 10 g、青陈皮各 10 g、薄荷 5 g、菊花 12 g,全方疏肝郁、清肝火而通调月经。

③方义:方中丹皮、龙胆草清泻肝经湿热,为君;黄芩、栀子清肝泻火,泽泻、木通、车前草、碧玉散使湿热从小便而解,为臣;当归、白芍补血养肝,缓和诸药苦寒之弊,为佐;白术、茯苓健脾化湿,柴胡疏肝引经,甘草调和诸药,为使。

4.脾虚痰湿证 月经后期,量少,甚则停闭,带下量多,婚久不孕,形体肥胖,多毛,头晕胸闷,痰多,四肢倦怠,疲乏无力,大便溏薄,舌体胖大,色淡,苔厚腻,脉沉滑。

(1)治法:化痰除湿,通络调经。

(2)方名:苍附导痰丸加减。

①组方:苍术 12 g、香附 12 g、胆南星 12 g、枳壳 12 g、半夏 10 g、陈皮 10 g、茯苓 10 g、炙甘草 5 g。

②加减:月经不行者,加浙贝母 10 g、海藻 10 g、石菖蒲 10 g,软坚散结、化痰开窍;痰湿已化而血滞不行者,加川芎 10 g、当归 12 g、白僵蚕 10 g,活血通络;脾虚痰湿不化者,加白术 12 g、党参 10 g,健脾化痰;胸膈闷满者,加郁金 10 g、瓜蒌皮 10 g,宽胸散结。

③方义:方中半夏、胆南星、陈皮化痰;苍术、茯苓利水燥湿;香附、枳壳理气行滞;炙甘草调和诸药。全方共奏化痰除湿、理气通络、健脾通经之功。

(七)西医治疗

PCOS病因不明,无有效的治愈方案,以对症治疗为主,且需长期的健康管理。由于PCOS患者不同的年龄有不同的治疗需求,临床表现也有高度的异质性,因此,临床处理应根据患者主诉、治疗需求、代谢改变,采取个体化对症治疗措施,以达到缓解临床症状、解决生育问题、维护健康和提高生命质量的目的。

1. 生活方式干预 生活方式干预是 PCOS 患者首选的基础治疗,尤其是对合并超重或肥胖的 PCOS 患者。生活方式干预应在药物治疗之前和(或)伴随药物治疗进行。生活方式干预包括饮食控制、运动和行为干预。生活方式干预可有效改善超重或肥胖 PCOS 患者健康相关的生命质量。

(1)饮食控制:饮食控制包括坚持低热量饮食、调整主要的营养成分、替代饮食等。监测热量的摄入和选择健康食物是饮食控制的主要组成部分。长期限制热量摄入,选用低糖、高纤维饮食,以不饱和脂肪酸代替饱和脂肪酸。改变不良的饮食习惯,减少精神应激,戒烟,少酒,少咖啡。医生、社会、家庭应给予患者鼓励和支持,使其能够长期坚持而不使体重反弹。

(2)运动:运动可有效减轻体重和预防体重增加。适量规律的耗能体格锻炼(30 min/d,每周至少 5 次)及减少久坐的行为,是减重最有效的方法。应给予个体化方案,根据个人意愿和考虑到个人体力的限度而制订。

(3)行为干预:生活方式干预应包含实施低热量饮食计划和增加运动。行为干预包括对肥胖认知和行为两方面的调整,是在临床医生、心理医生、护士、营养学家等团队的指导和监督下,使患者逐步改变易引起疾病的生活习惯(不运动、过量摄入酒精和吸烟等)和心理状态(如压力、沮丧和抑郁等)。行为干预能使传统的饮食控制或运动的措施更有效。

2. 调整月经周期 适用于青春期、育龄期无生育要求、因排卵障碍引起月经紊乱的患者。对于月经稀发但有规律排卵的患者,如无生育或避孕要求,周期长度短于 2 个月,可观察随诊,无须用药。

(1)周期性使用孕激素:可以作为青春期、围绝经期 PCOS 患者的首选,也可用于育龄期有妊娠计划的 PCOS 患者。推荐使用天然孕激素或地屈孕酮,其优点是不抑制卵巢轴的功能或抑制较轻,更适合于青春期患者,对代谢影响小。缺点是无降低雄激素、治疗多毛及避孕的作用。用药时间一般为每周期 10~14 天。具体药物有地屈孕酮(10~20 mg/d)、微粒化黄体酮(100~200 mg/d)、醋酸甲羟孕酮 (10 mg/d)、黄体酮(肌内注射 20 mg/d,每月 3~5 天)。推荐首选口服制剂。

(2)短效复方口服避孕药:短效复方口服避孕药(combined oral contraceptive,COC)不仅可调整月经周期,预防子宫内膜增生,还可使高雄激素症状减轻,可作为育龄期无生育要求的 PCOS 患者的首选;青春期患者酌情可用;围绝经期可用于无血栓高危因素的患者,但应慎用,不作为首选。3~6 个周期后可停药观察,症状复发后可再用药(如无生育要求,育龄期推荐持续使用)。用药时需注意 COC 的禁忌证。

（3）雌孕激素序贯治疗：极少数 PCOS 患者胰岛素抵抗严重，雌激素水平较低，子宫内膜薄，单一孕激素治疗后子宫内膜无撤药出血反应，需要采取雌孕激素序贯治疗。也用于雌激素水平偏低、有生育要求或有围绝经期症状的 PCOS 患者。可口服雌二醇 1~2 mg/d（每月 21~28 天），周期的后 10~14 天加用孕激素，孕激素的选择和用法同上述的"周期性使用孕激素"。对伴有低雌激素症状的青春期、围绝经期 PCOS 患者可作为首选，既可控制月经紊乱，又可缓解低雌激素症状，具体方案参照绝经激素治疗（MHT）的相关指南。

3. 高雄激素的治疗　缓解高雄激素症状是治疗的主要目的。

（1）短效 COC：建议 COC 作为青春期和育龄期 PCOS 患者高雄激素血症及多毛、痤疮的首选治疗。对于有高雄激素临床表现的初潮前女孩，若青春期发育已进入晚期（如乳房发育≥Tanner Ⅳ级），如有需求，也可选用 COC 治疗。治疗痤疮，一般用药 3~6 个月可见效；如为治疗性毛过多，服药至少需要 6 个月才显效，这是由于性毛的生长有固有的周期；停药后可能复发。有中重度痤疮或性毛过多，要求治疗的患者也可到皮肤科就诊，配合相关的药物局部治疗或物理治疗。

（2）螺内酯（spironolactone）：适用于 COC 治疗效果不佳、有 COC 禁忌或不能耐受 COC 的高雄激素患者。每日剂量 50~200 mg，推荐剂量为 100 mg/d，至少使用 6 个月才见效。但在大剂量使用时，需注意高钾血症，建议定期复查血钾。育龄期患者在服药期间建议采取避孕措施。

4. 代谢调整　适用于有代谢异常的 PCOS 患者。

（1）调整生活方式、减少体脂的治疗：肥胖 PCOS 患者的基础治疗方案。基础治疗控制不好的肥胖患者可以选择奥利司他口服治疗以减少脂肪吸收。

（2）二甲双胍：胰岛素增敏剂，能抑制肠道葡萄糖的吸收、肝糖原异生和输出，增加组织对葡萄糖的摄取利用，提高胰岛素敏感性，有降低高血糖的作用，但不降低正常血糖。适应证：PCOS 伴胰岛素抵抗的患者；PCOS 不孕、克罗米芬（clomiphene citrate，CC）抵抗患者在促性腺激素促排卵前的预治疗。禁忌证：心肝肾功能不全、酗酒等。

（3）吡格列酮：噻唑烷二酮类胰岛素增敏剂，不仅能提高胰岛素敏感性，还具有改善血脂代谢、抗炎、保护血管内皮细胞功能等作用，联合二甲双胍具有协同治疗效果。吡格列酮常作为双胍类药物疗效不佳时的联合用药选择，常用于无生育要求的患者。

（4）阿卡波糖：新型口服降糖药。在肠道内竞争性抑制葡萄糖苷水解酶，抑制多糖及蔗糖分解成葡萄糖，使糖的吸收相应减缓，具有使餐后血糖降低的作用。一般单用，或与其他口服降糖药或胰岛素合用。配合餐饮，治疗胰岛素依赖型或非依赖型糖尿病。

5.促进生育

（1）孕前咨询：对 PCOS 不孕患者实施促进生育治疗之前应先对夫妇双方进行检查，确认和尽量纠正可能引起生育失败的危险因素，如肥胖、未控制的糖耐量异常、糖尿病、高血压等。具体措施包括减轻体重、戒烟酒、控制血糖血压等，并指出减重是肥胖 PCOS 不孕患者促进生育的基础治疗。在代谢和健康问题改善后仍未排卵者，可给予药物促排卵。

（2）诱导排卵：适用于有生育要求但持续性无排卵或稀发排卵的 PCOS 患者。用药前应排除其他导致不孕的因素和不宜妊娠的疾病。

①CC：PCOS 诱导排卵的传统一线用药。从自然月经或撤退性出血的第 2～5 天开始，50 mg/d，共 5 天；如无排卵，则每周期增加 50 mg，直至 150 mg/d。如卵泡期长或黄体期短，提示剂量可能过低，可适当增加剂量；如卵巢刺激过大可减量至 25 mg/d。单独 CC 用药建议不超过 6 个周期。

②来曲唑（letrozole）：可作为 PCOS 诱导排卵的一线用药；并可用于 CC 抵抗或失败患者的治疗。从自然月经或撤退性出血的第 2～5 天开始，2.5 mg/d，共 5 天；如无排卵，则每周期增加 2.5 mg，直至 5.0～7.5 mg/d。

③促性腺激素：常用的促性腺激素包括人绝经期促性腺激素（HMG）、高纯度 FSH（HP-FSH）和基因重组 FSH（rFSH）。可作为 CC 或来曲唑的配合用药，也可作为二线治疗方案。适用于 CC 抵抗和（或）失败的无排卵不孕患者。用药条件：具备盆腔超声及雌激素监测的技术条件，具有治疗卵巢过度刺激综合征（OHSS）和减胎技术的医院。用法：联合来曲唑或 CC 使用，增加卵巢对促性腺激素的敏感性，降低促性腺激素用量；低剂量逐渐递增或常规剂量逐渐递减的促性腺激素方案。

（3）腹腔镜卵巢打孔术（laparoscopic ovarian drilling，LOD）：不常规推荐，主要适用于 CC 抵抗、来曲唑治疗无效、顽固性 LH 分泌过多、因其他疾病需腹腔镜检查盆腔、随诊条件差而不能进行促性腺激素治疗监测者。建议选择体重指数（BMI）≤34 kg/m^2、基础 LH>10 IU/L、游离睾酮水平高的患者作为 LOD 的治疗对象。LOD 可能出现的问题包括治疗无效、盆腔粘连、卵巢功能不全等。

（4）体外受精-胚胎移植：体外受精-胚胎移植（IVF-ET）是 PCOS 不孕患者的三线治疗方案。PCOS 患者经上述治疗均无效时或者合并其他不孕因素（如高龄、输卵管因素或男性因素等）时需采用 IVF 治疗。

①控制性卵巢刺激（controlled ovarian hyperstimulation，COH）方案：PCOS 是 OHSS 的高风险人群，传统的长方案不作为首选。

a.促性腺激素释放激素（GnRH）拮抗剂（GnRH-antagonist）方案：在卵泡期先添加外源性促性腺激素，促进卵泡的生长发育，当优势卵泡直径>12 mm 或者血清雌二醇＞1830 pmol/L（灵活方案），或促性腺激素使用后的第 5 或 6 天（固定方案）开始添加 GnRH 拮抗剂直至"触发（trigger）"日。为避免 PCOS 患者发生早发型和晚发型 OHSS，GnRH 拮抗剂方案联合促性腺激素释放激素激动剂（GnRH-a）触发，同时进行全胚冷冻或卵母细胞冷冻是有效的策略。

b. 温和刺激方案：CC＋小剂量促性腺激素或来曲唑＋小剂量促性腺激素，也可添加 GnRH 拮抗剂抑制内源性 LH 的上升，降低周期取消率。这类方案也是 PCOS 可用的 1 种促排卵方案，适用于 OHSS 高危人群。

c. GnRH-a 长方案：在前一周期的黄体中期开始采用 GnRH-a 进行垂体降调节同时在卵泡期添加外源性促性腺激素。多卵泡的发育和 HCG 触发会显著提高 PCOS 患者 OHSS 的发生率，建议适当降低促性腺激素用量，或小剂量 HCG 触发（3000～5000 IU）以减少 OHSS 的发生。

②全胚冷冻策略：全胚冷冻可以有效避免新鲜胚胎移植妊娠后内源性 HCG 加重或诱发的晚发型 OHSS。因此，为了提高 PCOS 不孕患者的妊娠成功率和降低 OHSS 的发生率，全胚冷冻后行冻胚移植是一种安全有效的策略。但值得注意的是，冻胚移植可能增加子痫前期的潜在风险。

（5）体外成熟培养：未成熟卵母细胞体外成熟（in vitro maturation，IVM）技术在 PCOS 患者辅助生殖治疗中的应用仍有争议。IVM 在 PCOS 患者辅助生殖治疗中的主要适应证：①对促排卵药物不敏感，如对 CC 抵抗、对低剂量促性腺激素长时间不反应，而导致卵泡发育或生长时间过长；②既往在常规低剂量的促性腺激素作用下，发生过中重度 OHSS 的患者。

（6）胰岛素增敏剂在辅助生殖治疗中的应用：推荐在 PCOS 患者辅助生殖治疗过程中使用二甲双胍。二甲双胍目前用于治疗 PCOS 的方案：①单独应用：适用于非肥胖的 PCOS 患者（BMI＜30 kg/m^2）。②与 CC 联合应用：适用于肥胖的 PCOS 患者；与促性腺激素（HMG 或 rFSH）联合应用。③与 CC 或促性腺激素联合应用：适用于 CC 抵抗患者。

6. 远期并发症的预防与随访管理　对于 PCOS 患者的治疗不能仅局限于解决当前的生育或月经问题，还需要重视远期并发症的预防，应对患者建立起一套长期的健康管理策略，对一些与并发症密切相关的生理指标进行随访，例如糖尿病、代谢综合征、心血管疾病，做到疾病治疗与并发症预防相结合。在年轻、长期不排卵的 PCOS 患者中，子宫内膜增生或子宫内膜癌的发生率明显增加，应引起重视。进入围绝经期后，因无排卵导致的孕激素缺乏会增加子宫内膜病变的发生风险，而雌激素水平的下降则会在已有的基础上加重代谢异常。使用 MHT 时应格外注意 PCOS 患者。

7. 心理疏导　由于激素紊乱、体形改变、不孕恐惧心理等多方面因素的联合作用，

PCOS患者的生命质量降低,心理负担增加。心理疏导是借助言语的沟通技巧进行心理泄压和引导,从而改善个体的自我认知水平、提高其行为能力、改善自我发展的方法。在PCOS患者的临床诊疗过程中,相关的医务人员应在尊重隐私和良好沟通的基础上,评估其心理状态并积极引导,调整、消除患者的心理障碍,并在必要时结合实际情况,通过咨询指导或互助小组等形式给予患者合理的心理支持及干预,尤其是对于暴饮暴食、自卑、有形体担忧的肥胖PCOS患者。

（八）典型病案

肖某,女,21岁,未婚。主诉:月经不规则2年余,停经3月余。

病史:2014年11月初诊。患者13岁初潮,周期7/35天,色红量中,无血块,无痛经。近2年患者生活环境变化,体重较前增长20余斤,月经周期5天/3～6个月,量偏少,色红,有小血块,无痛经。平素带下量偏多,质清稀如水,基础体温单相,时有腰膝酸软,有冷感,偶有胸闷烦躁,口腻多痰。舌体胖大,苔白黏腻,脉沉细濡。末次月经为2014年7月中下旬。未婚,无性生活史。

B超提示:子宫3.8 cm×2.5 cm×3.2 cm,内膜0.6 cm;双侧卵巢呈多囊样改变。月经第三天性激素检测:LH 64 mIU/mL,FSH 7.44 mIU/mL,E_2 55 ng/L,PRL 10.98 ng/mL。胰岛素释放试验提示空腹胰岛素4.3 μIU/mL,餐后半小时27.6 μIU/mL,1 h 41.4 μIU/mL,2 h 41.8 μIU/mL。OGTT结果正常。

于我科就诊后,先给予黄体酮行经。月经期回诊,给予当归12 g、丹参12 g、泽兰10 g、赤白芍各10 g、山药10 g、丹皮9 g、茯苓12 g、续断12 g、茺蔚子12 g、陈皮10 g、苍术10 g、益母草15 g、川牛膝10 g。煎水服5剂。月经干净后初期,给予当归10 g、赤白芍各10 g、山药10 g、山茱萸10 g、熟地12 g、丹皮10 g、茯苓12 g、续断12 g、菟丝子12 g、郁金12 g、贝母10 g、陈皮10 g、苍术10 g、紫河车6 g、白术10 g。

10剂后回诊,诉服药期间大便溏,遂去当归、丹皮、贝母,加砂仁10 g、补骨脂12 g,继服10剂,配合二甲双胍及针灸治疗。月经第35天BBT出现高温相,给予丹参10 g、赤白芍各10 g、山药12 g、苍白术各12 g、茯苓12 g、薏苡仁15 g、续断12 g、菟丝子12 g、杜仲10 g、五灵脂10 g、香附10 g、陈皮10 g、泽兰12 g、益母草15 g,10剂后月经来潮。依法调理3个月,月经皆在40～45天来潮,巩固2个月后停药,嘱患者平时注意生活习惯,控制体重。随访半年,月经周期为35～42天,患者非常满意。

（九）外治疗法

1. 针灸治疗

(1)治则:肾虚者补肾益精,针灸并用。①补法:肾虚血瘀、脾虚痰瘀者补肾活血祛瘀、健脾化痰行瘀,针灸并用,平补平泻;痰湿阻滞者化痰除湿,针灸并用。②泻法:肝郁化热者疏肝清热,只针不灸。

（2）主穴：关元、中极、三阴交、丰隆、肾俞。

（3）加减：肾虚者加太溪、命门补肾益精；肾虚血瘀者加太溪、次髎、太冲补肾活血祛瘀；脾虚痰瘀者加脾俞、丰隆、阴陵泉健脾化痰行瘀；痰湿阻滞者加丰隆、阴陵泉化痰除湿；肝郁化热者加太冲、期门、行间疏肝清热。

（4）操作：诸穴以常规操作为主。期门、脾俞不宜直刺、深刺。

2. 耳针 取肾、肝、脾、内分泌、内生殖器、皮质下、肾上腺、交感。每次选 3～5 穴，毫针中度刺激，留针 15～30 min；也可用王不留行籽贴压于穴位上，每 3～7 日换 1 次。

3. 头针 取顶中线、额旁 3 线（双）、生殖区（双）。毫针刺，留针 30～60 min，反复运针。

4. 皮肤针 叩刺足太阳膀胱经在背部的第一、二侧线，腰骶部督脉，下腹部任脉，足少阴胆经，以及足太阴脾经，由上向下反复叩刺 3 遍（出血期间不叩打腹股沟和下腹部），中度刺激。每日 1～2 次。

5. 穴位埋线 取中极、阴陵泉、足三里、丰隆、三阴交、肾俞。采用一次性医用埋线针，将 4-0 号可吸收性外科缝线埋入穴位。

6. 穴位注射 取阴陵泉、足三里、丰隆、三阴交。每次选 2～3 穴，用黄芪、当归注射液，每穴注射 0.5～1 mL。每日 1 次。

7. 拔罐 取肝俞、脾俞、中极、阴陵泉、丰隆。每次选 3～5 穴，留罐 10～15 min，或于背部膀胱经走罐。

（十）养生保健

（1）养成良好的生活起居习惯，不熬夜，不过度劳累，加强运动等。
（2）低糖、低脂饮食，忌食辛辣、油腻等食品。

十二、高雄激素血症

（一）概述

高雄激素血症（hyperandrogenism，HA）是临床上常见的妇科内分泌紊乱疾病，指月经周期的卵泡期，血清雄激素浓度超过正常值（睾酮正常范围为 0.15～0.55 ng/mL，雄烯二酮正常范围为 0.7～3.1 ng/mL，脱氢表雄酮正常范围为 2.7～7.8 ng/mL，脱氢表雄酮硫酸盐正常范围为 0.8～3.4 ng/mL），即为高雄激素血症。有时只观测总体睾酮浓度，譬如血清睾酮大于 0.7 ng/mL，正常范围为 0.15～0.55 ng/mL；或者大于 0.8 ng/mL，正常范围为 0.09～0.78 ng/L 时，即称为高睾酮血症。HA 病因较复杂，多囊卵巢综合征（polycystic ovary syndrome，PCOS）是最常见的病因，其他还包括先天性肾上腺皮质增生症（congenital adrenocortical hyperplasia，CAH）、分泌雄激素的肿瘤、性分化异常等。据报道，来源于 PCOS 者约占 34%，是女性高雄激素血症最主要的原因,其次,肾上腺皮质功能亢进占 29％,另外约 9％见于卵泡增生和肾上腺皮质增生,剩余 28％原因尚不明确。自 20 世纪 80 年代起,Burghen 等发现在 PCOS、某些卵泡膜细胞增殖症患者中存在 HA 和胰岛素抵抗现象,认为雄激素过多能改变胰岛素与受体的亲和性,而胰岛素与促性腺激素协同或直接刺激卵泡膜细胞、卵巢间质细胞分泌雄激素,由此产生了 HA。近年国内外大量研究已证实无排卵的多囊卵巢患者多伴有胰岛素拮抗及高胰岛素血症,而伴有高胰岛素血症的多囊卵巢患者几乎都有 HA。HA 患者临床上可出现一系列生殖系统发育及功能障碍的表现,主要表现为多毛、痤疮、雄激素性脱发、油性型皮肤、黑棘皮病、肥胖、男性型秃顶、声音变粗、月经过少甚至闭经而影响生殖功能,以及代谢综合征等。其治疗主要是对因治疗。中医典籍中并无高雄激素血症病名记载,根据临床观察以肾虚夹痰、气滞痰盛、肝郁湿热证表现多见。经查阅近代中医文献,其证候表现属于"月经不调""月经后期""月经过少""闭经""崩漏""癥瘕""不孕""粉刺""酒刺""肺风粉刺""脱发""郁证""奇病"等范畴。

(二) 病因病机

1.西医病因病机 人体血液循环中的雄激素主要有脱氢表雄酮硫酸盐 (dehydroepiandrosterone sulfate,DHEAS)、脱氢表雄酮(dehydroepiandrosterone,DHEA)、雄烯二酮 (androstenedione,AD)、睾酮(testosterone,T)及双氢睾酮 (dihydrotestosterone,DHT)等。血液雄激素水平过高的原因可能与以下因素相关:卵巢或肾上腺皮质分泌过量;外周转化异常;甾体激素生物合成过程中酶系统紊乱,如芳香化酶缺乏,雄烯二酮就不能转化为雌酮,睾酮也不能转化为雌二醇,导致雄烯二酮尤其是睾酮堆积过量。60％的睾酮在血中与 β 球蛋白相结合,称睾酮-雌二醇结合球蛋白(testosterone-estradiol binding globulin,TEBG);约 38％(主要是雄烯二酮)与白蛋白结合,游离睾酮只占 2％。如睾酮结合雌二醇增多,游离睾酮减少,则血液中游离睾酮增多。由胰岛素抵抗所致的高胰岛素血症能刺激卵巢分泌大量的雄激素。

(1)卵巢因素。

①多囊卵巢综合征(PCOS):PCOS 是女性 HA 最主要的原因,育龄妇女的发生率为 5％～10％。几乎所有的 PCOS 患者雄激素均增多,或性激素结合球蛋白(SHBG)减少,游离雄激素增多,导致雄激素的生物活性增强。PCOS 雄激素过多的主要机制: a.高黄体生成素(LH)直接作用于卵巢的卵泡膜细胞,使其产生雄激素增多。b.胰岛素抵抗(IR)及高胰岛素血症(HI):IR 及继发的 HI 是 PCOS 较普遍的特征。HI 可直接或通过升高类胰岛素生长因子 1(IGF-1)水平使垂体分泌 LH 增加;HI 及 IGF-1 在卵巢局部增强 LH 的生物效应,促进雄激素合成。c.肾上腺产生雄激素增多;HI 及高 LH 在一定程度上协同刺激肾上腺分泌雄激素。d.SHBG 减少:HA 及 HI 抑制肝脏

合成 SHBG,致游离睾酮增加,雄激素活性增强。e. 有研究显示,PCOS 是一种遗传相关疾病,与雄激素合成途径中的关键酶基因、雄激素受体(AR)基因等具有相关性。

②卵泡膜细胞增生症:本病较少见,临床表现类似 PCOS。但卵巢无多囊性改变,卵巢间质增生显著,内有许多弥散性的黄素化卵泡膜细胞小岛。此为本病的组织学特征及分泌过多雄激素的来源。随年龄增长,卵巢分泌雄激素的量逐渐增加,男性化表现逐渐明显。

③分泌雄激素的卵巢肿瘤:此类肿瘤较为罕见。发病前患者月经及生育能力正常,发病后出现明显的男性化表现、闭经和不孕等。常见分泌雄激素的卵巢肿瘤有睾丸母细胞瘤、卵巢门细胞瘤、颗粒细胞瘤及卵泡膜细胞瘤等。这些肿瘤,尤其是卵巢门细胞瘤体积常较小,不易被触及。激素测定常有助于诊断,其特点为体内雄激素(主要为睾酮)水平明显升高,且大多数肿瘤分泌雄激素不受促性腺激素和促肾上腺皮质激素(ACTH)的调节。

(2)肾上腺因素。

①先天性肾上腺皮质增生(CAH):CAH 属常染色体隐性遗传病。主要是因为肾上腺皮质中某些激素合成酶先天缺陷而引起,最常见的为先天性 21-羟化酶及 11-β 羟化酶缺乏。在 21-羟化酶作用环节前已经合成的黄体酮和 17α-羟孕酮(17α-OHP)已蓄积,且不断衍化为雄激素而形成 HA。

②皮质醇增多症:或称库欣综合征(Cushing syndrome),因肾上腺皮质功能亢进,合成皮质醇和雄激素过多。主要原因:a. 垂体分泌 ACTH 过多:占 60%~70%,为下丘脑-垂体功能紊乱或垂体肿瘤所致。b. 肾上腺肿瘤:约占 20%。肾上腺皮质的良性和恶性肿瘤均可导致雄激素分泌增多。其特点为睾酮(T)及硫酸脱氢表雄酮(DHEA-S)均升高,且不受 ACTH 的调控及外源性糖皮质激素的抑制,多毛及其他男性化表现发展迅速。c. 异位 ACTH 综合征:较少见,是由于肾上腺以外的肿瘤产生有生物活性的 ACTH 所致,如肺燕麦细胞癌(约占 50%)、胸腺瘤、胰腺瘤、甲状腺髓样癌等。

(3)其他因素。

①特发性多毛症:因外周组织中 5α-还原酶活性增强,使 T 转化为活性更强的双氢睾酮(DHT)增多,而出现多毛。

②使用雄激素或具有雄激素作用的药物。

③高泌乳素血症:可刺激肾上腺雄激素的分泌。

④绝经后:因 FSH、LH 水平升高,刺激卵巢间质产生雄激素。

⑤妊娠期:大量的 HCG 可刺激卵巢门细胞产生雄激素。

⑥应激因素:应激时,下丘脑的促肾上腺皮质激素释放激素(CRH)增多,刺激

ACTH 分泌增加,导致雄激素增多。

2. 中医病因病机 中医虽对本病无相关论述,综合本病临床特点,辨证以肝、脾、肾三脏虚损为主,可兼有肝郁、痰浊、瘀血夹杂。中医辨证分为肾虚、痰湿阻滞、气滞血瘀、肝郁化火 4 型。

(1)肾虚:肾虚是 HA 最主要的原因。肾主生殖,肾藏天癸;冲任起于胞宫,隶属于肝肾。肾藏精,精生髓,脑为髓之海。肾气盛,天癸至,任通冲盛,月水至。女子的生长发育,月经的至竭及生殖功能均由肾气所主,且与天癸密切相关。现代中西医研究已揭示中医"肾气-天癸-冲任-胞宫"生殖调节轴与西医认为生殖功能由"下丘脑-垂体-卵巢-子宫"轴调节相对应。若先天禀赋不足,或后天摄生不慎,或房事过度,匮乏肾气,或五脏之伤,穷必及肾,而致肾气亏耗,命火不足,或元精虚乏,肾水枯涸,则冲任失其通畅,胞宫失其温养而导致经乱无嗣,侯璟玫等从中医理论"肾主生殖""女子七岁肾气盛,二七天癸至"出发,结合实践中不少患者均有青春期月经失调现象,认为本病与肾气有关,与七情相关,并在分析患者的临床症状后发现多属肾虚,部分有痰湿夹杂,并且认为 PCOS 的 HA、高胰岛素血症患者在临床上表现出阴虚内热、冲任有瘀的征象。

(2)痰湿阻滞:HA 的另外一个重要原因。祖国医学认为,肥胖人多痰湿,复因脾阳失运,湿聚痰盛,阻滞冲任,胞脉壅塞而致月经不行。《景岳全书》曰:"故痰之化,无不在脾,故痰之本,无不在肾。"《女科经纶》指出,妇人经闭属痰阻胞门。由于劳倦、精神紧张、饮食多餐、饱餐膏粱厚味,湿聚成痰;或肾虚不能蒸腾津液,津液聚而成痰,痰湿内盛,阻滞冲任,血海不能满溢;或津化为脂,壅塞胞宫,则月水失调,孕机没灭;或痰湿结滞不化,则日久痰凝成块,痰湿内停,脂膜壅盛,循经上逆,凝滞肌肤而有痤疮,阻塞咽喉则声调粗大低沉,从而形成 HA 的一系列症状。

(3)气滞血瘀:由于七情内伤,情绪不调,日久肝气郁结,气机阻滞或寒凝经络,经脉不畅,冲任闭塞,经血不通凝滞。或者由于经期产后,瘀血未尽,久而成瘀,瘀血内阻,新血不生,瘀血稽久,阻滞胞宫,胞脉阻滞导致闭经,不孕。

(4)肝郁化火:冲脉附于肝,肝藏血,冲为血海,肝之疏泄有常则冲任和调,月事有信;如情志不舒,或暴怒伤肝,疏泄失常,肝气郁滞,郁而化火,导致阴阳失调,气血不和,冲任失调,出现闭经、不孕、痤疮、黑色素沉着。

(三)诊断要点

本病的诊断要点在于查明雄激素的来源及病因。

1. 临床表现 比较常见的是月经不调、稀发、闭经等月经改变,不排卵、不孕;有的患者有男性化改变,如多毛、喉结增大、音调低沉;有的患者有肥胖、痤疮、乳房发育不良、子宫发育较差、卵巢增大,少数病例阴蒂肥大,皮肤黑沉。根据临床表现,尤其是月经稀发、闭经者,加某些男性化表现,应考虑患有本症之可能。

(1)多毛:特指女性体表和面部的恒毛过多,常伴有痤疮及脂溢。通常是雄激素影响性毛增加,使性毛生长速度加快、变粗、色泽加深,毛囊皮脂腺对 AD、T、DHT 均敏感。性毛往往分布在躯体的中线,不同部位的毛囊对雄激素反应不一,耻骨联合处较低、腋毛、典型男性毛发分布部位如唇、耳、胸、耻三角区等处阈值较高,女性在正常雄激素水平下无反应。评价多毛症的程度通常是沿用 Ferrinan 和 Gallwey(1961)评分法,此法属于半定量法,将人体划分为上唇、下颌、胸部、上腹、下腹、上背、腰、上臂、前臂、大腿和小腿 11 个分区,根据视诊毛分布的多少分别记 0~4 分,总分≥8 分可以诊断多毛症。有人认为,前臂和小腿的毛对雄激素不敏感,不计入评分,其余 9 个区的总分≥7 分为多毛症。但多毛的程度与血雄激素水平并不平行;在不同种族的人群中,正常值的下限有所不同。一般认为女性出现多毛而无男性化征象时睾酮水平在5.205 nmol/L 以下。

(2)痤疮:痤疮是雄激素过多的面部表现,主要表现为丘疹、囊性结节、脓疱。根据 Rosenfield 的临床评分标准,以皮损的性质和数目作为评价标准。轻度为丘疹样痤疮,其数目≤20 个,无囊性结节样痤疮;中度为丘疹样痤疮>20 个,且有囊性结节样痤疮;重度为出现大量囊性结节样痤疮,其数目≥20 个,或出现脓疱。

(3)月经不调:HA 患者常常经历月经稀发至闭经的过程。雄激素过高可使卵泡发育停滞;雄激素转化为雌酮,并导致 LH 增加,FSH 与 LH 比例失调,进一步影响卵泡的生长;LH 促进卵巢合成雄激素增加,如此形成更加不良的循环。

(4)不孕:卵巢和(或)肾上腺分泌过多的雄激素,形成高睾酮血症,经血液循环,在外周脂肪组织经芳香化酶作用转化为雌酮,过多的雌酮持续作用于下丘脑及垂体,对 LH 的分泌呈正反馈而对 FSH 的分泌为负反馈,形成无周期性波动的高 LH 水平、低 FSH 水平,LH 与 FSH 的比值增高大于或等于 2。低 FSH 使卵泡发育到一定程度,但不能成熟;LH 持续性分泌增多,但无周期性波动,即无 LH 高峰,因而不排卵,导致不孕。

(5)肥胖和脂代谢异常:HA 常与肥胖并存,脂肪组织中的芳香化酶将外周循环中的雄激素转化为雌二醇,雌激素使脂肪组织增多和脂肪细胞分裂,此外,雄激素能抗脂肪分解,导致脂肪积聚,高雄激素时常导致腹部和内脏脂肪增加。睾酮可以促进脂肪分解,脂肪分解后血浆中游离脂肪酸增加。高浓度的游离脂肪酸抑制高密度脂蛋白中胆固醇的酯化,减少胆固醇从外周到肝脏的运化;游离脂肪酸促进低密度脂蛋白的合成,最终导致胆固醇和甘油三酯水平升高。

(6)男性化的表现:当女性体内雄激素水平达一定水平(T≥3 ng/mL),则出现男性化体态。肌肉发育、男性脂肪分布、骨骼粗壮、外生殖器异常和男性化表现。男性化表现主要有声音低沉、喉结突出、颞部秃顶、性欲增强、女性第二性征减退(乳腺萎缩)、失去女性脂肪正常分布体态(臀、乳房)、男性型阴毛分布、外阴模糊,外阴模糊表现为阴蒂增大(阴蒂根部横径>1 cm),伴有大阴唇部分或完全融合。

(7)黑棘皮病:黑棘皮病为重度高雄激素和重度高胰岛素时表现的皮肤改变,称为高雄激素-胰岛素抵抗-黑棘皮综合征。表现为项、颈、腋下、乳房下、腹股沟皱褶处、两侧大腿内侧近外阴处,皮肤呈黑褐色、稍突出的苔样变,扪之柔软,组织学显示角化过度,表皮乳头瘤变和着色过深。

(8)胰岛素抵抗:HA 与高胰岛素血症存在一定的关系,但因果关系未明,常常形成高胰岛素-高雄激素血症-胰岛素抵抗。

(9)代谢综合征:女性体内雄激素过多可能增高心血管疾病及糖尿病的发生率及病死率,发病年龄提前。

2. 病史 根据发病情况协助诊断。较早伴发月经异常者,病因可能在卵巢;有库欣综合征表现而出现月经失调较晚者,病因可能在肾上腺;短时间内出现明显多毛及男性化表现者,应考虑产生雄激素的肾上腺或卵巢肿瘤;CAH 患者自幼即出现外生殖器发育异常,并可有糖盐代谢异常的表现;多毛而排卵功能正常者,多为特发性多毛症。

3. 辅助检查

(1)B 超、CT 或 MRI:排除卵巢、肾上腺或垂体肿瘤。B 超可测定卵巢大小与子宫大小的比值,卵巢大于宫体 1/4 以上者,可考虑为多囊卵巢;CT、MRI 排除肾上腺皮质肿瘤及卵巢肿瘤。

(2)激素测定:

①月经周期第 3 天以放射免疫或酶标法测卵泡刺激素(FSH)、黄体生成素(LH)、泌乳素(PRL)、雌二醇(E_2)和睾酮(T)等。LH 升高,LH 与 FSH 的比值大于 2.5,血浆总睾酮(T)增高大于 0.8 ng/mL,考虑 PCOS 等;血浆总睾酮 1.5~2.0 ng/mL 考虑间质卵泡膜细胞增生症;血浆总睾酮大于 2.0 ng/mL,而 LH 正常应高度怀疑卵巢或肾上腺男性化肿瘤,以及 CAH 或卵泡膜细胞增生症。

②T 明显升高伴 DHEA-S 升高可能系肾上腺肿瘤。血清 DHAS,成年人正常高限为 350 μg/mL,大于 350 μg/mL 时怀疑肾上腺功能亢进或者病变;绝经后大于 400 μg/mL,或者成年人大于 700 μg/mL,怀疑肾上腺肿瘤。

③T 升高伴 17α-OHP 基础值上升或经 ACTH 刺激后显著升高,则可诊断 CAH。为鉴别病变来源于卵巢或肾上腺皮质,可用促肾上腺皮质激素(ACTH)兴奋试验:肌注 ACTH 20 mg,注射前、后分别测定 24 h 尿 17-酮及 17-羟皮质类固醇排泄量。如注射后的排泄量明显增高,则证明肾上腺皮质功能异常;如注射前后排泄量无明显变化,

则提示病变在卵巢。

④如血清其他雄激素均正常，仅 DHT 升高，为特发性多毛症。

⑤T 和皮质醇均升高，提示肾上腺皮质功能亢进，需行抑制试验加以鉴别。

⑥地塞米松(DXM)抑制试验：小剂量 DXM 抑制后，雄激素水平下降50％以上表明过多雄激素来源于肾上腺，否则可能源于卵巢。如皮质醇不被抑制或抑制不足，可能是库欣综合征；连续 7 天 DXM 抑制后，DHEA-S 不被抑制，应考虑肾上腺肿瘤，如完全被抑制，而 17α-OHP 恢复正常，则提示为 CAH。

⑦口服避孕药(OC)或 GnRH-α 抑制试验：若雄激素不受抑制，说明其来源于肾上腺或卵巢肿瘤。

(3)克罗米芬治疗试验：连续服用克罗米芬 3 个周期，如有排卵多为多囊卵巢，如 3 个周期均无排卵，则可考虑为卵泡膜增生。

(4)腹后壁充气造影：可检查肾上腺的大小和形态，用以区别肾上腺皮质增生或功能亢进。

(四)鉴别诊断

本病需与分泌雄激素的卵巢肿瘤和肾上腺肿瘤相鉴别。

(1)分泌雄激素性索间质瘤：包括颗粒细胞瘤、滤泡膜细胞瘤、硬化性间质瘤、支持-间质细胞瘤、支持细胞睾丸间质细胞瘤、两性母细胞瘤、性索瘤伴环状小管。

(2)类固醇细胞瘤：包括间质黄素瘤、睾丸间质细胞瘤、肾上腺皮质瘤。

(3)妊娠期男性化瘤、门细胞增生过长。

(五)辨证论治

1. 肾虚精亏 月经后期，量少，色淡，质稀，逐渐导致闭经，不孕。伴头晕耳鸣，腰膝酸软，形寒肢冷，嗜睡乏力，白带少而稀，小便清长，大便不实，性欲淡漠，或形体肥胖，多毛，带下量多，胸闷发恶，皮肤黑沉，舌质淡胖，苔薄白，有齿痕，脉沉细。

(1)治则：补肾填精，调冲化湿。

(2)方药：归肾汤加减。

①组方：菟丝子 18 g、党参 12 g、山药 15 g、熟地 15 g、炒杜仲 15 g、枸杞子 15 g、当归 12 g、牡丹皮 15 g、紫河车 9 g(研末吞服)、山茱萸 12 g、茯苓 15 g、肉桂 3 g、肉苁蓉 12 g、泽泻 10 g。

②方解：方中熟地、山茱萸、菟丝子、紫河车、枸杞子、肉苁蓉补肾摄精；山药、茯苓、党参健脾渗湿；泽泻泄肾中水邪；牡丹皮清肝胆相火；肉桂温补命门真火。诸药合用，共成温肾化湿之效。

③加减：若合并肝气郁结，症见情志抑郁，胸胁闷痛，加柴胡、香附、白芍；胃纳不佳者加砂仁、陈皮；夜寐不安加酸枣仁、五味子；偏于肾阳不足者，可加附片、肉桂；嗜睡

者加石菖蒲、远志;神疲乏力者加黄芪;痰湿壅盛者加浙贝母、皂角刺、山慈菇、穿山甲。

2. 气滞血瘀 月经后期,量少不畅,经行腹痛,拒按或闭经,不孕,情绪烦躁或低落,胸闷喜叹息,舌质紫暗,舌边有瘀点,脉细涩或弦涩。

(1)治则:行气导滞,活血化瘀。

(2)方药:少腹逐瘀汤加减。

①组方:当归 15 g、炒赤芍 15 g、桃仁 12 g、川芎 10 g、干姜 10 g、肉桂 6 g、小茴香 12 g、炒蒲黄 12 g、打醋玄胡 15 g、制香附 12 g、制没药 6 g。

方解:方中肉桂、小茴香、干姜温经散寒;打醋玄胡、炒蒲黄、制没药化瘀止痛;当归、川芎、桃仁、炒赤芍养血活血行瘀;制香附行气。全方温经散寒,行气活血,祛瘀止痛。

②加减:心烦易怒者加青皮、木香、柴胡、白芍;腹内有痞块者加三棱、莪术。

3. 痰湿阻滞 月经后期,量少,白带多,甚或闭经,不孕。伴头晕头重,胸闷呕恶,四肢倦怠,形体肥胖,多毛或痤疮,大便不实,苔白腻,脉滑或濡。

(1)治则:燥湿化痰,理气行滞。

(2)方药:苍附导痰汤(《叶氏女科》)加减。

①组方:法半夏 12 g、炒苍术 12 g、胆南星 10 g、川芎 12 g、茯苓 15 g、陈皮 10 g、甘草 6 g、生姜 6 g、当归 12 g、炒枳壳 12 g、神曲 12 g、制香附 12 g。

②方解:方中法半夏、胆南星、茯苓、炒苍术化痰燥湿健脾;陈皮、制香附、炒枳壳行气解郁化痰;神曲消食和胃;生姜、甘草调和诸药,共奏化痰除湿、理气调经之效。

③加减:若痰多湿盛,形体肥胖,多毛明显,加黄芪、云苓、白术健脾,山慈菇、穿山甲、皂角刺、石菖蒲化痰活络;小腹有结块者,加昆布、海藻、夏枯草;腰膝酸软者,加菟丝子、仙茅、巴戟天;嗜睡者,加石菖蒲、远志;神疲乏力者,加党参、黄芪;月经量少、错后或闭经者,加泽兰、牛膝。

4. 肝郁化火 闭经或月经稀发、量少,可先后不定期,或崩漏,婚久不孕,情绪不畅,胸胁胀痛,心烦易怒,夜寐不安,身体壮实,毛发浓密,面部痤疮,喉结突出,经前乳房胸胁胀痛,或有溢乳,口干口苦,大便秘结,舌质红,苔薄黄,脉弦或弦数。

(1)治则:疏肝解郁,清热泻火。

(2)方药:丹栀逍遥散加减。

①组方:当归 12 g、炒白芍 12 g、醋柴胡 12 g、炒白术 12 g、茯苓 15 g、炒栀子 10 g、黄芩 9 g、益母草 12 g、夜交藤 15 g、茯神 12 g。

②方解:方中以炒栀子、黄芩泻厥阴肝经之热,醋柴胡平少阳胆经之热,三药共泻肝经湿热,为主药;炒白术、茯苓健脾除湿,当归、炒白芍以养肝血,泻肝之中设有补肝之品。全方共奏清肝泻火除湿之功。

③加减:溢乳加炒麦芽、蝉蜕;多毛,加玉竹、黄精;胸闷,加枳实、瓜蒌;大便干结,加桃仁、生大黄(后下);乳房胸胁胀痛,加郁金、王不留行、路路通。

(六) 西医治疗

HA 的治疗旨在减少雄激素的产生和作用,改善患者症状。

1. 病因治疗　诊断明确后进行病因治疗,如系 CAH 患者,使用肾上腺糖皮质激素;卵巢、肾上腺或垂体肿瘤患者,行手术或放射治疗。

2. 饮食调节治疗　肥胖可加重 HA 及 HI,故应控制饮食、进行体育锻炼,在医生指导下使用减肥药物,减轻体重,从而降低体内胰岛素水平,打断 HA 及 HI 的恶性循环,并可增加 SHBG 水平,从而使总 T 和 FT 水平下降。

3. 药物治疗

(1)减少卵巢雄激素生成的药物。

①口服避孕药:抑制卵巢产生雄激素是治疗卵巢性 HA 的最主要方法。对于有避孕要求且雌激素或孕激素无禁忌证的妇女,口服避孕药是首选治疗方法。以雌激素为主的雌孕激素复合制剂,可抑制垂体分泌 LH 及 FSH,使卵巢雄激素生成减少,SHBG 水平增高,FT 水平下降。此外,孕激素还能抑制皮肤 5α-还原酶活性,抑制 DHT 与雄激素受体的结合,增加睾酮和 DHT 的清除。注意应选用无雄激素作用的雌、孕激素复合片,如去氧孕烯炔雌醇(妈富隆)、炔雌醇环丙孕酮(达英-35)与屈螺酮炔雌醇(优思明、优思悦),月经第 5 天开始,连服用妈富隆或达英-35 21 天,或者用优思明从月经第 1 天开始服药 28 天,治疗 3 个月为一个疗程。

②长效 GnRH 激动剂:严重卵巢性 HA 且对传统治疗无反应者,可利用长效 GnRH-a 的降调节作用,抑制垂体-卵巢功能,LH、T 生成减少,改善 HA 所致的一系列症状。GnRH-a 完全起抑制作用需要 3～6 个月,所以一般用药 3～6 个月为一个疗程。但是因性腺轴被抑制,可能出现更年期改变,如潮热、情绪变化、阴道干涩、骨质丢失等。目前,为了避免骨质丢失,GnRH-a 使用不宜超过 6 个月,或用雌激素"反加疗法"联合治疗来纠正钙丢失,同时提高 SHGB 水平。因此,这一疗法通常与雌激素/孕激素替代治疗或口服避孕药联合应用。如醋酸戈舍瑞林缓释植入剂(诺雷得)皮下注射,或者注射用醋酸亮丙瑞林微球(抑那通)肌内注射,每周注射一次,或者丙氨瑞林,每天肌内注射 25 ng,月经前 1～5 天开始注射,一般 6 个月为一个疗程。这样可以减少性激素的合成,可有更年期的变化。停药后可恢复,开始用药后可因为雌激素降低有不规则出血。

(2)减少肾上腺雄激素生成的药物。

糖皮质激素(皮质类固醇激素)可抑制 ACTH,使依赖 ACTH 的肾上腺雄激素减少,适用于肾上腺来源的 HA。如泼尼松 5 mg,每日 2 次;或者地塞米松 0.5～0.75

mg,每日 2 次,均连续服用 3~6 个月。皮质类固醇激素最大的作用是抑制肾上腺皮质功能,使 DHEA、DHEAS、AD 及 T 的分泌水平下降,适用于来源于肾上腺的高睾酮血症。单用本品排卵率≥50%;如与克罗米芬联合应用,排卵率可达 80%~100%。小剂量地塞米松(每晚 0.5 mg 或 0.25 mg,或隔晚服用 0.5 mg)可降低中枢神经系统-肾上腺轴的睡眠高峰。此小剂量既能选择性地抑制肾上腺分泌雄激素,又不影响可的松的分泌。也可用氢化可的松治疗,15 mg/d。治疗期间应防止垂体-肾上腺功能不足或类库欣副反应。另外,口服避孕药及糖皮质激素联合应用能降低血清各种雄激素水平,适用于肾上腺及卵巢共同来源的或难以确定来源的 HA 患者。

(3)抗雄激素药物:抗雄激素药物是指能阻断雄激素对靶细胞作用的药物,按其化学结构可分为非甾体和甾体两类,均能竞争性抑制睾酮及 DHT 与雄激素受体的结合,从而阻断雄激素生物效应的发挥。可以选择的药物包括醋酸环丙孕酮、螺内酯和氟他胺。临床应用最广泛的为醋酸环丙孕酮。

①醋酸环丙孕酮:本品为合成的 17-羟孕酮衍生物,是一种强效孕激素,抗雄激素作用较突出。其能与睾酮竞争雄激素受体,所产生的环丙孕酮-雄激素受体复合物也能进入细胞核中,但不产生雄激素效应,从而可阻断雄激素作用。其可降低 5α-还原酶活性从而抑制睾酮和 DHT 的作用。因其本身为孕激素,故可抑制促性腺激素的分泌,从而减少卵巢产生睾酮和雄烯二酮;其还能增强肝酶活性,从而增加睾酮的清除率。但大剂量使用时可伴有低雌激素、不规则阴道出血和水肿、体重增加、乳房发胀、肾上腺功能不全和性欲减退等现象,故目前常使用中低剂量并与雌激素联用。a. 低剂量方案:从月经来潮第 5 天起使用环丙孕酮(2 mg/d)和炔雌醇(0.035~0.050 mg/d),共 21 天,可有效改善痤疮和脱发,但对多毛症效果较差。达英为环丙孕酮 2 mg 和炔雌醇 0.050 mg 的复合制剂,达英-35 的炔雌醇剂量为 0.035 mg。有研究显示,用达英-35 治疗 4 个月后,患者血清睾酮、硫酸脱氢表雄酮(DHEAS)、LH、FSH 下降到正常水平。b. 中剂量方案:如同低剂量方案,但环丙孕酮开始 10 天的用药剂量为 10 mg/d。

②螺内酯(spironolactone,安体舒通):类固醇衍生物,不仅有拮抗醛固酮的作用,也有抗雄激素作用。螺内酯能在末梢组织与 DHT 竞争性结合,在靶细胞上竞争受体,干扰正常双氢睾酮的形成;同时还可抑制一些酶的活性,如抑制 17α-羟化酶活性,干扰睾酮的生物合成,使 T 及 DHA 生成减少,还能加速 T 转化为雌二醇(E_2)。螺内酯通常从 25 mg/d 的低剂量开始使用,3 个星期后逐渐增加到 100~200 mg/d。本品对肾上腺抑制不明显,故可长期使用,口服 2~6 个月可见粗毛变细软和面毛减少现象,闭经患者有月经来潮,之后可继续使用 25~50 mg/d 的维持治疗方案。也有在月经周期的第 5~21 天口服 40 mg/d,可使血清 LH 和睾酮水平下降,从而出现排卵现

象。抗多毛作用出现缓慢,6 个月后可明显显效。2％～5％螺内酯霜可以治疗痤疮。本品不良反应轻微,常为消化不良、多尿、疲劳和头痛。偶有高血压患者服用保钾利尿剂引起血钾升高。用药期间应监测肝功能和电解质,并防止低血压出现。

③氟他胺:一种有效的非类固醇选择性抗雄激素药物,能够直接阻断雄激素受体而不影响血清雌激素、孕激素和糖皮质激素水平,也无抗性腺激素作用。研究证实,其疗效优于螺内酯,其不良反应更少。虽然肝毒性不良反应少见,但治疗过程中仍应密切检测肝功能。本品口服,每次 250 mg,一日 2 次,治疗多毛症效果比螺内酯更优,且对内分泌无不良影响。

(4)减少雄激素前体物质在外周转化成有活性的雄激素:非那雄胺(finasteride)。可抑制 5α-还原酶活性,具有特异的竞争性抑制 5α-还原酶作用,不影响血 LH、睾酮、雄烯二酮、雌二醇(E_2)和 SHBG 水平,但可使血 DHT 和 3α-葡萄糖醛酸雄烯二酮水平明显降低。口服剂量为 5 mg/d。本品是治疗多毛症的有效药物,与达英-35 联合使用,降雄激素作用更快更强。

(5)胰岛素增敏剂:继发性 HA 的 PCOS 妇女常伴有胰岛素抵抗和代偿性高胰岛素血症。胰岛素通过刺激卵巢合成雄激素,降低 SHBG 水平,使血睾酮和游离睾酮水平都升高。胰岛素增敏剂能改善胰岛素抵抗状态,降低胰岛素水平,从而使雄激素水平下降,SHBG 水平升高。最常用的是二甲双胍,常用剂量为每次 0.5 g,每日 3 次,或二氟嗪 300 mg/d 直接降低胰岛素水平。使用二甲双胍治疗 PCOS 伴 IR 的患者 3～6 个月,胰岛素及雄激素水平普遍有所下降,40％～50％患者恢复规律月经及排卵,部分患者治疗后妊娠。

(6)酮康唑:酮康唑可抑制细胞色素 P450 依赖酶,减少肾上腺肿瘤产生的雄激素,降低库欣综合征胰岛素耐受性和 PCOS 特发性多毛患者的雄激素水平。用法:400～1200 mg/d,副作用有皮肤干燥、腹痛、恶心、阴道流血及肝毒性,须从小剂量开始。然而,由于肾上腺皮质抑制和肾上腺危象的危险,本品极少长期用于 HA 的治疗。

(7)孕激素类:安宫黄体酮和甲地孕酮效果较佳,有弱的抗雄激素作用和轻度抑制促性腺激素分泌的作用。安宫黄体酮,20～40 mg/d,口服,连用 3 个月,需要注意液体潴留、体重增加、肝功能损害、血栓和情绪抑郁等。

(8)雌-孕激素联合周期治疗:雌激素可选用结合雌激素普雷马林或戊酸雌二醇补佳乐,孕激素可选用安宫黄体酮或地屈孕酮。

(9)克罗米芬:经期第 5 天开始,50～100 mg,每天 1 次,连续服用 5 天,促使卵泡发育成熟、排卵,并形成黄体。经期第 8 天起 B 超监测卵泡生长,优势卵泡最大直径达 18 mm 时,一次肌注人绒毛膜促性腺激素(human chorionic gonadotrophin, HCG)5000 IU,可更有效地协助促发排卵,并防止部分患者的黄体功能不全,还可以阻断类固醇激素的异常代谢。

(10)尿促性素:也称人绝经期促性腺激素(HMG)。经期第 5 天开始,每日肌注 1～2 支(150～300 IU),至优势卵泡最大直径达 18 mm 时,停用 HMG,肌注 HCG 5000 IU,激发排卵。特纯促卵泡成熟激素(Metrodin)仅含 FSH,更为适用,经期第 5 天开始,每日一次肌注 75 IU,至经期第 8 天开始,B 超监测卵泡生长,优势卵泡最大直径达 18 mm 时,停注 Metrodin,肌注 HCG 5000 IU,促发排卵。HMG 还可提高芳香化酶的活性,促使雄烯二酮转化为雌酮,睾酮转化为雌二醇。

4. 手术治疗 当药物治疗无效,又无再生育要求时,卵巢来源的雄激素过多患者,可做双侧卵巢切除手术。希望生育的多囊卵巢综合征患者,可在腹腔镜下电灼、激光去除多囊,以降低雄激素含量并促使排卵。也有人主张行卵巢楔形切除。一旦证实患有分泌雄激素的卵巢肿瘤、肾上腺腺瘤或腺癌,应予手术切除。

(七) 验方

1. 补肾慈皂汤(李祥云自拟方)

(1)组成:当归 12 g、熟地 10 g、山药 12 g、杜仲 15 g、山茱萸 10 g、菟丝子 12 g、紫石英 15 g(先煎)、淫羊藿 12 g、巴戟天 10 g、山慈菇 10 g、皂角刺 15 g、夏枯草 10 g、象贝母 10 g。

(2)功效:补肾化痰。

(3)适用:月经不调,闭经,带下多少不一,不孕,形体肥胖,多毛,精神萎靡,神疲乏力,形寒肢冷,下腹隐痛,腰膝酸软,苔薄腻,脉细。

2. 瓜石散

(1)组成:石斛 10 g、黄连 3 g、天花粉 12 g、瞿麦 10 g、麦冬 10 g、龟甲 12 g、生地 12 g、牛膝 15 g、车前子 12 g(包煎)、益母草 12 g、知母 10 g。

(2)功效:养阴清热。

(3)适用:月经不调,月经稀发,或淋漓不尽,或闭经,多毛,不孕,口干欲饮,大便干结,舌红苔薄,脉细数。

(八) 外治疗法

1. 针灸治疗

(1)治则:肾虚夹痰、痰湿阻滞者补肾健脾、化痰除湿,针灸并用,平补平泻;肝经湿热者清肝除湿,只针不灸,泻法。

(2)主穴。

①肾虚型:a. 主穴:三阴交、肝俞、涌泉、肾俞。b. 配穴:腰阳关、攒竹。

②痰湿阻滞型:a. 主穴:中脘、丰隆、头维、太阳。b. 配穴:百会、阴陵泉。

③肝郁化火型:a. 主穴:风池、合谷、大敦、行间。b. 配穴:解溪,率谷,百会。

④气滞血瘀型:a.主穴:血海、曲池、外关、合谷、阳陵泉、足三里、关元。b.配穴:气海、太白、三阴交、太冲。

(3)操作:诸穴以常规操作为主,针刺留针 30 min。肝俞、脾俞向下或朝脊柱方向斜刺,不宜直刺、深刺。

2. 耳针　取肾、肝、脾、内分泌、内生殖器、皮质下、肾上腺、交感。每次选 3～5 穴,毫针中度刺激,留针 15～30 min;也可用王不留行籽贴压于穴位上,每 3～7 日换 1 次。具体操作:使用碘酒在相应的耳穴处消毒后,用毫针针刺皮下与软骨之间,行捻转泻法1 min,留针 30 min,其间每隔 10 min 行针 1 次。每日 1 次,直至疼痛缓解。

3. 耳豆贴压　取神门、皮质下、内分泌、交感、颞、枕、胰胆。用王不留行籽贴压相应耳穴,每穴按压 30 s,每日按压 4 次。两耳交替,每 3 天更换 1 次。

4. 头针　取顶中线、额旁 3 线(双)、生殖区(双)。毫针刺,留针 30～60 min,反复运针。

5. 皮肤针　叩刺足太阳膀胱经在背部的第一、二侧线,腰骶部督脉,下腹部任脉,足少阴肾经,以及足太阴脾经,由上向下反复叩刺 3 遍(出血期间不叩打腹股沟和下腹部),中度刺激。每日 1～2 次。

6. 穴位埋线　取中极、阴陵泉、足三里、丰隆、三阴交。采用一次性医用埋线针,将4-0 号可吸收性外科缝线埋入穴位。

7. 穴位注射　取阴陵泉、足三里、丰隆、三阴交。每次选 2～3 穴,用黄芪、当归注射液,每穴注射 0.5～1 mL。每日 1 次。

8. 拔罐　取膈俞、肝俞、脾俞、中极、阴陵泉、丰隆。每次选 3～5 穴,留罐 10～15 min,或于背部膀胱经走罐。

9. 刺络　选取双侧耳尖或者八风,在腧穴处揉捏使之充血,局部常规消毒,然后以拇、食和中指持三棱针(小号三棱针)迅速刺入并出针,再以轻柔的手法挤出 4～6 滴黄豆粒大小的血液,最后以消毒棉签按压针孔 3～5 min。

10. 刮痧　采用水牛角刮痧板,选取头部五条刮痧线(百会至后头、颈肩部、风池、风府;百会至前发际;列缺至合谷;大椎至督脉、膀胱经;阳陵泉至太冲)进行刮拭,以局部出现粟粒状出血点为度。

(九) 养生保健

(1)保持情志畅达,忌寒凉生冷刺激。

(2)经期不宜参加过重的体力劳动和剧烈运动。

第二章　出血类月经病

一、青春期功能失调性子宫出血

(一)概述

青春期功能失调性子宫出血(以下简称青春期功血),属于异常子宫出血(abnormal uterine bleeding,AUB)的范畴,是妇科临床常见证候,指不符合正常月经周期"四要素"(即月经的频率、规律性、经期长度和出血量)的正常参数范围,并源自子宫腔的出血。

(二)病因病机

1.西医病因病机　青春期功血是由于青春期卵巢功能幼稚,下丘脑-垂体-卵巢轴功能失调,脑垂体分泌的促卵泡生成素及促黄体生成素比例失调,引发排卵障碍,从而出现的异常子宫出血,该病多属于无排卵型功血。

2.中医病因病机　本病属于中医崩漏范畴,即经血非时而下,或量多如注,或量少淋漓不净。由于阴阳失衡,心-肾-胞宫生殖轴功能紊乱所致,病源在于肾虚,肾阴偏虚,不能滋养心肝,心肝气火偏旺,子宫冲任受损;阴虚及阳,肾阳偏虚,不能暖土运脾,子宫冲任亦因阳虚而藏纳失职,心肝脾肾及子宫冲任失调,从而引起热、瘀、虚三者兼见之出血。

(三)诊断要点

1.病史　详细询问出血史,至少记录最近3次子宫出血的情况。询问既往病史,包括是否有器质性病变、是否有手术史、出血是否存在诱因,询问既往检查结果、治疗和用药的详细过程,以及其效果。

2.查体　无性生活者必要时行肛门直肠检查了解盆腔的状况。

3.全身查体　观察患者有无肥胖、多毛、消瘦、皮肤瘀斑等状况。

4.辅助检查

(1)血常规检查:评估出血严重程度并除外 AUB-C(指全身凝血相关性疾病)。

(2)B 超检查:排除盆腔器质性病变。

(3)黄体中期检测血清孕酮水平,或监测 BBT。

(4)早卵泡期(即月经第 2～5 天)检测血清 FSH、LH、PRL、T、雌二醇及甲状腺素(TSH),分析出血的原因。但对于急性出血患者,不必等待检查结果,应及时给予必要的治疗。

(5)诊刮或宫腔镜检查:对年龄＞15 岁,长期不规则子宫出血、有子宫内膜癌高危因素、B 超提示内膜过度增厚并且回声不均匀、药物治疗效果不满意的患者,应行诊刮并行病理检查,以排除子宫内膜病变,有条件者推荐宫腔镜直视下活检。

(四) 辨证论治

本病属本虚标实,治疗方面,前人提出的"塞流、澄源、复旧"三法很重要。在尽快止血之后,针对各种病因施以不同的治法,虚者补而固之,热者凉而敛之,寒者温而涩之。又,崩漏之后,营血大耗,需养血以复其旧,补肾调周以达到固本培元的目的。

1. 肝肾阴虚　经乱无期,出血量少淋漓累月不止,或停闭数月后突然暴崩下血,经色鲜红,质稍稠,头晕耳鸣,腰膝酸软,五心烦热,夜寐不宁,舌红、少苔或有裂纹,脉弦细数。

(1)治法:养阴补肾,固冲止血。

(2)方名:滋肾固冲汤。

①组方:生熟地各 10 g、女贞子 12 g、墨旱莲 12 g、山药 12 g、山茱萸 10 g、菟丝子 12 g、莲子 10 g、远志 12 g、香附 12 g、丹皮 10 g、茯苓 12 g、泽泻 10 g、阿胶(烊化)6 g、三七粉(吞服)3 g、甘草 6 g。

②方义:方中女贞子、墨旱莲滋阴降火;生熟地、女贞子、墨旱莲、山茱萸、山药六药可滋补肝肾,用后可起滋肾固冲、澄源止血之效;三七粉化瘀止血,阿胶养血止血,可澄源止血并进;莲子交通心肾,与远志、墨旱莲共收水火相济之功,同时加入阴阳双补之菟丝子,含阳中求阴之意。

2. 脾肾阳虚　崩漏日久量多,色淡红,或有血块,或淋漓不尽,伴头晕心慌,面色无华,神疲乏力,纳欠腹胀,大便易溏,或面浮足肿,腰骶酸冷,下肢不温,舌质淡、苔白腻,脉细。

(1)治法:健脾温阳,养血止血。

(2)方名:加味归脾汤加减。

①组方:黄芪 30 g、白术 12 g、木香 10 g、酸枣仁 15 g、当归 10 g、远志 12 g、茯神 15 g、龙眼肉 15 g、炒扁豆 12 g、砂仁 10 g(后下)。夹血瘀者,合加味失笑散;有肝郁症状者,加荆芥炭 10 g、白芍 10 g、柴胡 6 g、钩藤 12 g(后下);夜寐甚差者,加合欢皮 12 g、紫贝齿(先煎)10 g。

②方义:方中黄芪益气,白术、炒扁豆、砂仁补气健脾;当归生血止血;龙眼肉、酸枣仁、远志、茯神养心安神;木香理气醒脾,使补而不滞。全方益气以生血,气旺则能摄

血,故治脾胃虚弱之崩漏。

3.气血两虚 经血过期不净,量多,色淡红,质稀,平素倦怠乏力,气短懒言,小腹空坠,面色无华,舌淡,苔薄,脉细缓。

(1)治法:补气摄血,固冲调经。

(2)方名:举元煎加减。

①组方:党参12 g、黄芪15 g、白术12 g、升麻10 g、炙甘草10 g、艾叶10 g、阿胶6 g(烊化)、乌贼骨12 g。若月经量过多,加炮姜炭9 g、五味子10 g、生牡蛎10 g;伴经行腹痛有块者,加三七3 g(吞服)、茜草10 g、益母草15 g以化瘀止血;有头晕心悸、失眠多梦者,加熟地10 g、酸枣仁12 g;伴腰膝酸软、头晕耳鸣者,加续断12 g、杜仲12 g、熟地10 g。

②方义:方中党参、黄芪、白术、炙甘草补中益气;升麻助黄芪升阳举陷;阿胶养血止血;艾叶暖宫止血;乌贼骨固冲止血。全方共奏补气升提、固冲止血之效。

4.胞络瘀滞 经血非时而下,量时多时少,时出时止,或淋漓不断,经色暗有血块,小腹疼痛或胀痛,舌质紫暗,边尖有瘀点,脉弦细或涩。

(1)治法:活血化瘀,固冲止血。

(2)方名:逐瘀止血汤加减。

①组方:生地10 g、大黄3 g、赤白芍各12 g、当归10 g、丹皮9 g、枳壳10 g、龟板10 g、桃仁6 g。量多血块多者,加益母草15 g,茜草15 g,加强化瘀止血之功。

②方义:方中从桃红四物汤合桃仁承气汤加减化裁而来。生地清热凉血;当归、桃仁、赤芍祛瘀止痛;丹皮行血泻火;大黄凉血逐瘀下滞,配伍枳壳行气,加强荡涤瘀滞之功;龟甲养阴化瘀。

(五) 西医治疗

1.出血期止血 推荐使用孕激素内膜脱落法、短效COC治疗。不推荐使用高效合成孕激素内膜萎缩法,不首先推荐诊刮或宫腔镜检查。在药物治疗效果不佳、怀疑或不能除外子宫器质性病变时可使用诊刮。

(1)孕激素:也称"内膜脱落法""药物性刮宫"。适用于一般情况较好,血红蛋白>90 g/L者,可肌注黄体酮20 mg/d,连用3天;或口服地屈孕酮片10~20 mg/d、微粒化黄体酮200~300 mg/d或安宫黄体酮6~10 mg/d,连用7~10天,停药后1~3天出现撤退性出血。

(2)短效COC:止血效果好,止血速度快,使用方便,但禁用于有避孕药禁忌证的患者,常用的短效COC包括炔雌醇环丙孕酮片、去氧孕烯炔雌醇片、屈螺酮炔雌醇片、屈螺酮炔雌醇片Ⅱ、复方左炔诺孕酮片等。1片/次,每天1次,连用21天;急性大量出血患者,1片/次,每天3次,维持原剂量至3天不出血开始减量,每3~7天减少1

片,仍无出血可减量至每天 1 片,待血红蛋白正常或希望月经来潮时,停药等待撤退性出血。

2. 调整周期 推荐天然孕激素或地屈孕酮定期撤退法及使用短效 COC 或雌孕激素序贯疗法,可连续使用 3～6 个月。

(1)孕激素定期撤退法:推荐使用对 HPO 轴无抑制或抑制较轻的天然孕激素或地屈孕酮。月经第 11～15 天起,口服地屈孕酮 10～20 mg/d 或微粒化黄体酮 100～300 mg/d,共 10～14 天。酌情应用 3～6 个周期。

(2)短效 COC:适用于月经量多、痤疮、多毛、痛经、经前期综合征的患者。月经第 5 天开始服用,每天 1 片。

(3)雌孕激素序贯疗法:对于少数青春期功血患者,孕激素用药后无撤退性出血,考虑内源性雌激素不足,给予雌孕激素序贯疗法。常用戊酸雌二醇环丙孕酮片或雌二醇/雌二醇地屈孕酮片。

3. 其他治疗

(1)一般止血治疗:使用氨甲环酸等,每次 1 g,1～3 次/天,每月 5～7 天。

(2)丙酸睾酮:对抗雌激素,可减少盆腔充血和增加子宫张力,减慢子宫出血速度,协助止血。每个周期肌注 75～300 mg,酌情平分为多天多次使用。

(3)中重度贫血患者可同时给予口服铁剂,严重者需输血治疗。

(4)对于出血时间长、贫血严重、合并有感染征象的患者,应及时加用抗生素治疗。

(六) 典型病案

张某,14 岁。主诉:月经量多淋漓不尽 1 月余。

病史:初潮 13 岁,初潮后行经三次,7～10 天干净,月经量正常,无痛经。患者 1 个月前无明显诱因出现阴道出血,量大于平素月经量,家属认为是月经来潮未予处理。10 天后出血量减少,但淋漓不尽持续约 20 天,其间自行于药店购买止血中成药口服一周,无明显疗效。5 天前阴道出血量突然增多,量大于既往月经量,平均每小时湿透一片卫生巾,色淡红,无血块,伴小腹坠痛,面色无华,气短懒言,腰酸腿软,腰骶发凉。舌质淡,苔白,舌体胖大,脉细弱。否认性生活史。

体检:眼睑、指甲苍白,贫血貌。B 超提示子宫卵巢未见明显异常,陶氏腔积液 3.5 cm×2.7 cm,内膜厚约 0.7 cm。血常规提示 Hb 58 g/L。

给予琥珀酸亚铁口服纠正贫血,去氧孕烯炔雌醇片一盒,每次 1 片,每天 1 次,口服止血,同时给予党参 12 g、黄芪 15 g、白术 12 g、升麻 10 g、炙甘草 10 g、艾叶 10 g、阿胶 6 g(烊化)、仙鹤草 15 g、小蓟 12 g、地榆炭 15 g、乌贼骨 12 g、炮姜炭 9 g、五味子 10 g、金樱子 12 g、续断 10 g。煎水口服,7 剂后止血。

回诊时嘱其继续口服去氧孕烯炔雌醇片一盒,去上方中升麻、艾叶、炮姜炭,加熟地 10 g、山药 12 g、山茱萸 12 g、枸杞子 10 g、木香 10 g、当归 12 g,煎水口服,10 剂后回诊诉大便稍溏,去当归,加砂仁 10 g。去氧孕烯炔雌醇片服完停药后月经来潮,月经量稍多,色淡红,小血块,小腹仍有坠痛,气短腰酸症状较前好转,舌质淡红,苔白,脉细。复查血常规 Hb 92 g/L。停用去氧孕烯炔雌醇片,给予党参 12 g、黄芪 15 g、白术 12 g、炙甘草 10 g、艾叶 10 g、阿胶 6 g(烊化)、乌贼骨 12 g、五味子 10 g、生牡蛎 10 g、益母草 15 g、续断 10 g、茜草 10 g、怀牛膝 10 g、仙鹤草 12 g。煎水于月经第 5 天口服。月经于第 9 天干净,随后以调周法配合针灸辨证调理。治疗 3 个月后月经周期 30 天,7 天干净,无腹痛。

(七) 外治疗法

1.针灸治疗

(1)治则:气虚者补肾健脾、益气调经,针灸并用,补法;血热者清热调经,血瘀者活血化瘀调经,均只针不灸,泻法。

(2)主穴:关元、三阴交、血海。

(3)加减:脾气虚者加脾俞、足三里健脾益气;肾气虚者加肾俞调补肾气;阳盛血热者加曲池、行间、内庭清泻血分之热;阴虚血热者加太溪、地机滋阴清热;肝郁血热者加合谷、太冲、期门疏肝清热;血瘀者加膈俞活血化瘀。

(4)操作:诸穴以常规操作为主。期门、膈俞不宜直刺、深刺。气虚者可在腹部或背部穴加灸。血热、血瘀者可配合刺络拔罐。

2.耳针 取内生殖器、内分泌、皮质下、肾、肝、脾。毫针中度刺激,留针 15~30 min,也可用王不留行籽贴压于穴位上,每 3~7 日换 1 次。

3.头针 取生殖区(双)、顶中线,毫针刺,留针 30~60 min,反复运针,每日或隔日针刺 1 次。

4.穴位埋线 取关元、归来、血海、足三里、三阴交。采用一次性医用埋线针,将 4-0 号可吸收性外科缝线埋入穴位。

(八) 养生保健

(1)加强营养,多食富含蛋白质和维生素的食物,忌食辛辣、冰冻食品和鸡肉、牛肉、羊肉等燥热、刺激性食物。

(2)避免过度劳累,不做剧烈运动,保证充足睡眠。平时注意腰腹部保暖,经期避免淋雨、涉水等。

(3)预防感染:出血期间勤换内裤和卫生巾,不坐浴,防止逆行感染;同时做好会阴护理,保持局部清洁,如发现感染征象,及时遵医嘱行抗生素治疗。

(4)按时服用激素类药物,不能漏服、停服,以免使用不当引起出血。

二、育龄期及更年期功能失调性子宫出血

(一) 概述

育龄期功能失调性子宫出血(以下简称育龄期功血)及更年期功能失调性子宫出血(以下简称更年期功血)都属于异常子宫出血(abnormal uterine bleeding,AUB),是妇科临床常见的症状。根据 FIGO(国际妇产科联合会)的建议,将 AUB 的常见病因分为两大类 9 个亚型,按英语首字母缩写为"PALM-COEIN",即子宫内膜息肉所致的 AUB-P、子宫腺肌病所致的 AUB-A、子宫肌瘤所致的 AUB-L、子宫内膜恶变和不典型增生所致的 AUB-M、全身凝血相关性疾病所致的 AUB-C、排卵障碍所致的 AUB-O、子宫内膜局部异常所致的 AUB-E、医源性的 AUB-I 以及未分类的 AUB-N。其中 AUB-O 最为常见,约占 AUB 的 50%。

(二) 病因病机

1. 西医病因病机

(1)育龄期功血常因排卵障碍导致,包括无排卵、稀发排卵和黄体功能不足。无排卵主要由下丘脑-垂体-卵巢轴功能异常引起,如因多囊卵巢综合征、肥胖、高泌乳素血症、甲状腺和肾上腺疾病引起;无排卵时,卵巢无黄体形成和孕激素分泌,引起子宫内膜增殖过度和不规则剥脱而导致 AUB。

(2)更年期功血包括无排卵型出血和黄体功能异常所致的出血,是指多发生于 45～55 岁女性,由于卵巢功能衰退,下丘脑-垂体-卵巢轴功能失调,对促性腺激素的反应水平下降,卵巢只有卵泡发育而无排卵,或排卵后黄体功能异常(包括黄体功能不足和黄体萎缩不全),子宫内膜不规则脱落而非器质性因素导致的子宫出血。

2. 中医病因病机 该病属中医崩漏范畴,即经血非时而下,或量多如注,或量少淋漓不尽。由于阴阳失衡,心-肾-胞宫生殖轴功能紊乱,属整体导致局部的病变。本病肾虚为本,与虚、热、瘀密切相关;肾阴偏虚,不能涵养心肝,心肝气火偏旺,子宫冲任亦因阴虚及阳,阳不足而致瘀结;肾阳偏虚,不能暖土运脾,子宫冲任亦因阳虚而藏纳失职,心肝脾肾及子宫冲任失调,从而引起出血。在出血期,常气虚、血瘀、血热并见,此时宜益气祛瘀、凉血止血并行;血止后,因肾气渐衰,冲任亏虚,阴阳失衡,治疗应健脾益肾、养血调经。

(三) 诊断要点

1. 病史

(1)对 AUB 患者,最重要的是详细询问出血史,至少记录最近 3 次子宫出血情况,不同年龄段要考虑不同的病因。

（2）应注意询问性生活情况及避孕措施，以除外妊娠或产褥相关的出血史。

（3）询问既往检查结果，包括是否有器质性病变，是否有手术史、剖宫产史、子宫动脉栓塞史等。

（4）询问既往病史，出血是否存在诱因，询问既往治疗和用药的详细过程，以及其效果。

2. 查体

（1）有性生活的女性，均建议使用阴道窥具检查及进行盆腔检查，以确定出血来源，排除宫颈、阴道病变；无性生活者，必要时行肛门直肠检查盆腔。

（2）全身查体：观察患者有无肥胖、多毛、消瘦、泌乳、皮肤瘀斑等情况。

3. 辅助检查

（1）血常规检查：评估出血严重程度并除外 AUB-C。

（2）B 超检查：排除 PLAM、AUB-I、AUB-N 等。

（3）黄体中期查血清孕酮水平，或监测 BBT；早卵泡期（即月经第 2～5 天）检测血清 FSH、LH、PRL、T、雌二醇及甲状腺素（TSH），分析出血的原因。对于急性出血的患者，不必等待检测结果，应及时进行必要的治疗。

（4）诊刮或宫腔镜检查：对于长期不规则子宫出血、有子宫内膜癌高危因素、B 超提示内膜过度增厚并且回声不均匀、药物治疗效果不满意的患者，应行诊刮和病理检查，以排除子宫内膜的病变，有条件者推荐进行宫腔镜直视下活检。

（四）辨证论治

1. 瘀热互结偏热型

（1）证候：经血量多，或淋漓不尽，色紫红，有较大血块，出血呈阵发性，小腹作胀，头晕腰酸，大便干结，小便黄少，舌质偏红，边紫，苔薄黄腻，脉弦细带数。

（2）治法：清热凉血，固经止血。

（3）方名：固经汤合加味失笑散加减。

①组方：炙龟板（先煎）12 g、黄柏 10 g、椿根皮 12 g、白芍 10 g、黄芩 10 g、五灵脂 12 g、蒲黄炭（包煎）10 g、大小蓟各 15 g、血余炭 12 g、大黄炭 6 g、女贞子 15 g、墨旱莲 15 g。淋漓不断、色紫黑，有血块者，加三七粉（吞服）5 g；心烦寐差，加酸枣仁 15 g、柏子仁 10 g、夜交藤 15 g；血去气弱，面色苍白，神疲乏力，加黄芪 15 g，太子参 15 g、枸杞子 10 g。

②方义：方中炙龟板滋肾固冲，为君药；黄柏坚阴泻火，佐炙龟板以纠正阴虚火旺不平衡的状态；白芍、椿根皮助炙龟甲滋阴养血，固经止血；黄芩助黄柏以清热；五灵脂、蒲黄炭化瘀止血；大小蓟、大黄炭、血余炭清热凉血止血；女贞子、墨旱莲既能滋补肝肾之阴，又能止血。诸药合用，共奏清热凉血、固经止血之效。

2. 瘀热互结偏瘀型

(1)证候:经血非时而下,或量多如冲,或量少淋漓,时下时止,色紫黑,有小血块或大血块,小腹不舒,或有胀感,胸闷烦躁,口渴不欲饮,舌质紫暗或有瘀点,脉细涩或细弦。

(2)治法:化瘀止血。

(3)方名:四草汤合加味失笑散。

①组方:鹿含草 15 g、马鞭草 15 g、茜草 15 g、益母草 15 g、五灵脂 12 g、蒲黄炭(包煎)10 g、当归 10 g、炒赤白芍各 12 g、续断 12 g、山楂 15 g、大黄炭 6 g。血瘀夹热者,加大小蓟各 12 g、仙鹤草 15 g、丹皮 10 g、钩藤(后下)15 g;血瘀夹寒者,加艾叶 5 g、官桂 5 g;兼气虚者,加黄芪 15 g、党参 15 g;出血多者,加三七粉(吞服)10 g。

②方义:方中鹿含草清热止血;马鞭草清热利湿,化瘀止血;茜草化瘀止血;益母草化瘀止血,收缩子宫;五灵脂、蒲黄化瘀止血,化中有止;当归养血止血;炒赤白芍、山楂养阴化瘀调经;续断温补肾气止血;大黄炭化瘀止血。诸药合用,共奏化瘀止血功效。

3. 气虚夹瘀型

(1)证候:经血非时而下,或量多如注,或淋漓不断,久而不已,色淡红或殷红,无血块,头晕腰酸,神疲乏力,肢冷心烦,夜寐不熟,小便频数,舌质淡红,脉细弱或细数。

(2)治法:补肾固冲,养血调经。

(3)方名:二至地黄汤合加味失笑散。

①组方:女贞子 15 g、墨旱莲 15 g、山药 12 g、熟地 10 g、黄柏 10 g、续断 12 g、阿胶 10 g、菟丝子 10 g、白术 12 g、艾叶炭 6 g、蒲黄(包煎)10 g、五灵脂 10 g。心悸失眠者,加酸枣仁 15 g、青龙齿(先煎)10 g;大便溏薄者,去熟地、黄柏,加砂仁 10 g(后下)、炮姜 6 g。

②方义:方中女贞子、墨旱莲既能滋补肝肾之阴,又能止血;熟地、山药滋补肝肾;黄柏坚阴泻火;菟丝子、续断补肝肾止血;白术健脾益气;阿胶、艾叶炭养血止血;加味失笑散化瘀止血。诸药合用,共奏补肾固冲、养血调经之效。

4. 阳虚瘀浊型

(1)证候:崩漏日久,量多或淋漓不止,色淡红,质稀或有血块,头晕腰酸,形寒肢冷,面色㿠白,纳差神疲,心慌心悸,舌质淡,苔白腻,根部略厚,脉细弱。

(2)治法:补肾助阳,化瘀固冲。

(3)方名:固本止崩汤合震灵丹加减。

①组方:党参 30 g、黄芪 15 g、白术 10 g、熟地 10 g、当归 10 g、续断 10 g、棕榈炭 15 g、黑姜 5 g、炙甘草 6 g。大便偏溏者,去熟地,加砂仁 10 g(后下)、神曲 10 g,莲子 10 g;心烦失眠者,加龙骨 15 g、牡蛎 15 g、酸枣仁 15 g;夹有血块、淋漓不尽者,加失笑

散各 10 g、益母草 15 g;出血过多者,吞服红参粉 3 g、三七粉 3 g。

②方义:方中党参、黄芪大补元气,升阳固本;白术健脾,资血之源又统血归经;熟地滋阴养血,于补阴之中行止崩之法;"气不足便是寒",故佐黑姜引血归经之余,又有补火温阳而收敛之妙;黄芪配当归含有当归补血汤之意,熟地配当归一阴一阳,补血和血;续断温肾止血;棕榈炭固涩止血;炙甘草补气和中。诸药合用,共达补肾助阳、化瘀固冲之功。

5. 湿热浸淫型

(1)证候:崩漏出血量多,色红,质黏有血块,或带下色黄,质黏有秽味,面色萎黄,神疲,脘腹痞胀,纳食差,大便时溏,舌质淡,苔白腻,脉细濡。

(2)治法:利湿化浊。

(3)方名:红藤败酱散。

①组方:红藤 10 g、败酱草 12 g、丹皮 10 g、薏苡仁 15 g、延胡索 10 g、香附 10 g、大小蓟各 15 g、蒲黄(包煎)10 g、仙鹤草 12 g、马齿苋 15 g。伴腰酸坠胀者,加续断 15 g、桑寄生 15 g、补骨脂 10 g;大便溏薄者,加木香 10 g、炒扁豆 12 g、砂仁 10 g;带下量多色黄者,加椿根皮 15 g、苍术 10 g、怀牛膝 10 g。

②方义:方中红藤、败酱草清热利湿,加薏苡仁利湿之力更强;丹皮、大小蓟、仙鹤草清热凉血止血;延胡索、香附行气燥湿;马齿苋清热利湿止血;蒲黄化瘀止血。诸药合用,共奏凉血利湿、化瘀止血之功。

(五) 西医治疗

1. 治疗原则 急性出血期应尽快止血并纠正贫血;血止后调整周期,预防子宫内膜增殖及 AUB 的复发。有生育要求的患者,可考虑诱导排卵治疗,生育后积极随访并完成相关科普。

2. 止血的方法 孕激素内膜脱落法、大剂量短效复方口服避孕药(COC)、高效合成孕激素内膜萎缩法、诊刮等。

(1)出血期止血。

①孕激素:也称"内膜脱落法""药物性刮宫",适用于一般情况较好,血红蛋白>90 g/L 者,可肌注黄体酮,20 mg/d,连用 3 天;或口服地屈孕酮片 10~20 mg/d、微粒化黄体酮 200~300 mg/d、安宫黄体酮 6~10 mg/d,连用 7~10 天,停药后 1~3 天出现撤退性出血。

②短效 COC:止血效果好,止血速度快,使用方便,但禁用于有避孕药禁忌证的患者,常用的短效 COC 包括炔雌醇环丙孕酮片、去氧孕烯炔雌醇片、屈螺酮炔雌醇片、屈螺酮炔雌醇片Ⅱ、复方左炔诺孕酮片等,1 片/次,每天一次,连用 21 天;急性大量出血患者,1 片/次,每天 3 次,维持原剂量至 3 天不出血开始减量,每 3~7 天减少 1 片,仍

无出血可减量至每天 1 片,待血红蛋白正常或希望月经来潮时,停药等待撤退性出血。

③高效合成孕激素:也称为"内膜萎缩法"。适用于血红蛋白含量较低的患者,常用药物炔诺酮片 5~10 mg/d、甲羟孕酮片 10~30 mg/d,连续用药 10~21 天,血止或纠正贫血后停药。

④手术治疗:对于有诊刮指征或有药物治疗禁忌证的患者,建议将诊刮、子宫内膜病理检查作为首次止血的治疗选择,同时可排除子宫内膜的病变。对于难治的、无生育要求的患者,可考虑子宫内膜射频消融术或子宫全切除术。

(2)血止后调整周期。

①孕激素定期撤退法:推荐使用对 HPO 轴无抑制或抑制较轻的天然孕激素或地屈孕酮。月经第 11~15 天起,口服地屈孕酮 10~20 mg/d 或微粒化黄体酮 100~300 mg/d,共 10~14 天。酌情应用 3~6 个周期。

②短效 COC:适用于月经量多、痤疮、多毛、痛经、经前期综合征、有避孕要求的患者。月经第 5 天开始服用,每天 1 片。

③左炔诺孕酮宫内缓释系统(LNG-IUS):宫腔内局部定期缓释低剂量孕激素,既可长期保护内膜,又有避孕作用,避免长期服药,对全身的副作用小。

④促排卵:有生育要求的患者可给予促排卵治疗,口服氯米芬、来曲唑、中药等。

⑤雌孕激素序贯疗法:对于少数育龄期患者,孕激素用药后无撤退性出血,考虑内源性雌激素不足,给予雌孕激素序贯疗法。常用药物有戊酸雌二醇环丙孕酮片或雌二醇/雌二醇地屈孕酮片等。

(3)黄体功能不足导致的 AUB-O。

①卵泡期出血:在少量出血期间,使用小剂量雌二醇,1~2 mg/d,连续 3~5 天,帮助修复子宫内膜,血止后停药;或使用氯米芬、来曲唑促排,促进卵泡发育。

②黄体期出血:可在黄体期补充口服孕激素,或卵泡发育期使用氯米芬、来曲唑促排,通过促进卵泡发育而改善黄体功能。

(4)其他治疗。

①一般止血治疗:使用氨甲环酸等,每次 1 g,1~3 次/天,每月 5~7 天。

②丙酸睾酮:对抗雌激素,可减少盆腔充血和增加子宫张力,减慢子宫出血速度,协助止血。每个周期肌内注射 75~300 mg,酌情平分为多天多次使用。

③中重度贫血的患者在上述治疗的同时,给予口服铁剂,严重者输血治疗。

④对于出血时间长、贫血严重、有感染征象的患者,应及时使用抗生素治疗。

(六) 典型病案

刘某,女,49 岁。主诉:阴道不规则出血 2 月余,量多 3 天。

病史:既往月经规则,7/23~28 天,量偏多,色红质稠。2 个月前无明显诱因出现阴道不规则出血,量少,用护垫即可,淋漓不尽,色暗红,口服中成药及消炎药无明显疗效。近 3 天经血量明显增多,大于既往月经量,色红,有较多大血块,伴腰骶酸楚,面色㿠白,无腹痛。患者平素胸闷烦躁,夜寐甚差,小腹作胀,大便偏干,舌红,舌边有瘀点,苔黄白腻,脉弦细。

于我科就诊,行妇科检查:子宫偏大,质地偏硬,余无异常。B 超提示:内膜厚约 1.5 cm,其内回声不均。陶氏腔积液。余无异常。遂行诊刮止血,刮出子宫内膜送病检,结果显示:送检子宫内膜呈简单型增生过长。

给予炔诺酮片,每次 2.5 mg,每天 2 次,连用 21 天,同时加用中药,给予鹿含草 30 g、马鞭草 15 g、益母草 15 g、茜草炭 15 g、丹皮 10 g、赤芍 12 g、大小蓟各 15 g、五灵脂 12 g、蒲黄炭(包煎)10 g、续断 12 g、香附 10 g、木香 9 g,煎水口服,7 剂后血止。遂改用滋阴清热化瘀法调经,给予龟甲(先煎)10 g、黄柏 6 g、椿根皮 10 g、女贞子 10 g、墨旱莲 12 g、续断 10 g、五灵脂 10 g、蒲黄(包煎)6 g、大小蓟各 10 g、党参 10 g、陈皮 9 g、赤白芍各 10 g,煎水口服。9 剂后诉无阴道出血,但仍有夜寐甚差,头晕心烦,舌质偏红,苔薄腻,脉沉弦细,遂给予钩藤 15 g(后下)、山药 12 g、山茱萸 10 g、丹皮 10 g、茯苓 12 g、续断 12 g、菟丝子 10 g、太子参 15 g、白术 10 g、郁金 10 g、合欢皮 10 g、酸枣仁 15 g、莲子心 5 g,7 剂后症状明显改善。后按调周法随症调理 3 个月,调理期间月经规则,无异常出血,后随访 3 个月未复发。

(七) 外治疗法

1. 针灸治疗

(1)治则:肾阳亏虚、气血不足者温肾助阳、补气摄血,针灸并用,为补法;血热内扰、气滞血瘀者清热凉血,行气化瘀,只针不灸,为泻法。

(2)主穴:关元、三阴交、血海、膈俞。

(3)加减:肾阳亏虚者加灸气海、命门温补下元;气血不足者加灸隐白、脾俞、足三里补气摄血,养血调经;血热内扰者加大敦、行间、期门清泻血中之热;气滞血瘀者加合谷、太冲理气化瘀,使血有所归。

(4)操作:关元、气海,针尖向下斜刺,使针感传至耻骨联合上下;膈俞、脾俞向下或朝脊柱方向斜刺,不宜直刺、深刺;气滞血瘀可配合刺络法;肾阳亏虚、气血不足可在腹部和背部穴施灸。

2. 耳针 取内生殖器、内分泌、皮质下、肾、肝、脾、神门。每次选 3～5 穴,毫针中度刺激,留针 15～30 min;也可用王不留行籽贴压于穴位上,每 3～7 日换 1 次。

3. 头针 取额旁 3 线(双)、生殖区(双),毫针刺,留针 30～60 min,反复运针。

4. 皮肤针 叩刺腰骶部督脉、足太阳膀胱经、下腹部任脉、足少阴肾经、足阳明胃经、足太阴脾经及下肢足三阴经,由上向下反复叩刺 3 遍(出血期间不叩打腹股沟和下腹部),中度刺激。每日 1～2 次。

5.挑刺 在腰骶部督脉或足太阳膀胱经上寻找红色丘疹样反应点,每次 2～4 个点,用三棱针挑破 0.2～0.3 cm 长、0.1 cm 深,将白色纤维挑断。每月 1 次,连续挑刺 3 次。

6.穴位注射 取气海、血海、三阴交、膈俞、足三里。每次选 2～3 穴,用维生素 B_{12} 或黄芪、当归注射液,每穴注射 2 mL。每日 1 次。

7.穴位贴敷 取中极、关元、卵巢、神阙、三阴交。经前或经期用 1 cm² 的自制"止血调经贴"贴敷。每日换一次。

（八）养生保健

同青春期功血。

第三章 疼痛类月经病

一、原发性痛经

（一）概述

痛经（dysmenorrhea）是指女性正值经期或经行前后，出现周期性小腹疼痛坠胀，可放射至腰骶部、大腿内侧及肛门周围，甚至伴有面色苍白，全身或下腹部畏寒，大便频数，剧痛时可因痛而致昏厥，亦称"经行腹痛"，症状严重者可影响工作和生活。痛经是目前妇科最常见的疾病，可分为原发性痛经和继发性痛经。原发性痛经无盆腔器质性病变，也称功能性痛经，常见于年轻未产女性，占痛经患者的90%以上；继发性痛经指盆腔器质性病变导致的痛经，如盆腔炎性疾病后遗症、子宫内膜异位症、子宫腺肌病、子宫内膜息肉、黏膜下子宫肌瘤、宫腔粘连、宫颈狭窄、子宫畸形、宫内异物等引起的月经期疼痛，多发生于育龄期妇女。

痛经的病因有生活所伤、情志不和或六淫为害等，并与素体及经期、经期前后等特殊的生理变化有关，总而言之，不外乎寒、热、虚、实、气、血、瘀七个方面。其发病机制主要是机体在这个期间受到致病因素的影响，导致冲任、胞宫气血阻滞，"不通则痛"；或冲任胞宫失于濡养，"不荣则痛"。

辨痛经首先当识别属性。一般痛在经前、经期多属实；痛在经后多属虚；痛甚而拒按多属实；隐隐作痛，喜揉喜按多属虚；得热痛减多为寒，得热痛甚多为热；痛甚于胀，血块排出痛减或刺痛者多为血瘀；胀甚于痛者多为气滞；若痛胀相持者，属气血同病；绞痛、冷痛者属寒；灼痛者属热。痛在两侧少腹病多在肝，痛连腰际病多在肾。

痛经的治疗原则：根据"通则不痛"的原理，当以调理冲任气血止痛为主，又要根据不同的证候，予以行气活血、温中散寒、清热泻实、益气补虚，同时结合素体情况，进行调肝、益肾、扶脾，使气血顺和、冲任通畅、经血通调，则疼痛自止。治法亦分为两部分：月经期调血止痛以治其标；平时辨证求因而治其本。本篇主要介绍原发性痛经。

（二）病因病机

1. 西医病因病机 痛经的痛感具有多源性，与子宫收缩异常，子宫缺血、缺氧，性激素周期性变化和子宫峡部神经丛的刺激等因素有关。

（1）子宫收缩异常、缺血缺氧：痛经的发生主要与子宫内膜前列腺素含量增高有关。子宫内膜在增生期及分泌期都可合成前列腺素（PG），而分泌期较增生期合成更多，尤其是在月经前 2～3 天，孕激素水平明显下降时，前列腺素的分泌迅速增加。研究表明，痛经患者子宫内膜和月经血中 $PGF_{2\alpha}$ 和 PGE_2 含量较正常妇女升高。$PGF_{2\alpha}$ 含量高可引起子宫平滑肌过强收缩，血管挛缩，造成子宫缺血、缺氧而出现痛经。增多的 PG 进入血液循环，还可引起心血管和消化道等症状。

（2）感觉神经纤维受刺激：除子宫肌纤维过度收缩可直接压迫子宫肌层的感觉神经纤维外，未破碎的子宫内膜，尤其是膜样痛经时的管型子宫内膜以及大量的月经血或小血块均可直接刺激子宫峡部及宫颈内口处的敏感的神经丛，而导致疼痛。

（3）性激素周期性变化：痛经一般发生在有排卵的月经期，当无排卵或排卵被抑制后，痛经消失。这提示痛经与月经周期中性激素变化相关，Milsom 等认为性激素不平衡是痛经的原因，认为黄体期雌激素过高，促使加压素和 $PGF_{2\alpha}$ 合成和释放增加，使子宫肌肉活性增加，导致痛经。

（4）神经与神经递质：子宫肌肉中具有肾上腺素能神经和胆碱能神经。研究者发现去甲肾上腺素与痛经有关，豚鼠妊娠后子宫上的神经会退化，人类妊娠期肾上腺素能神经也退化，导致去甲肾上腺素水平低下。分娩后去甲肾上腺素水平未恢复到妊娠前水平，这就解释了原发性痛经分娩后消失的原因。

（5）痛阈降低：有报道称，将原发性痛经患者与无痛经者、绝经后女性和男性的痛阈相比较，以原发性痛经患者痛阈最低，对痛最敏感。在闭经后仍对疼痛敏感，这说明了痛阈在痛经发病中的作用。

2. 中医病因病机　痛经病位在子宫、冲任，以"不通则痛"或"不荣则痛"为主要病机。其之所以伴随月经周期而发，与月经期前后特殊生理状态有关。未行经时，由于冲任气血平和，致病因素尚不足以引起冲任、子宫气血瘀滞或不足，故平时不发生疼痛。经期前后，血海由满盈而泄溢，气血盛实而骤虚，子宫、冲任气血变化较平时急剧，易受致病因素干扰，加之体质因素的影响，导致子宫、冲任气血运行不畅或失于煦濡，不通或不荣而痛。经净后子宫、冲任气血渐复则疼痛自止。但若病因未除，素体状况未获改善，则下次月经来潮，疼痛又复发。其常见病因病机有气滞血瘀、寒凝血瘀、湿热瘀阻与气血虚弱、肾气亏损。

（1）气滞血瘀：素性抑郁或恚怒伤肝，气郁不舒，血行失畅，瘀阻子宫、冲任。经前、经期气血下注冲任，或复为情志所伤，壅滞更甚，"不通则痛"，发为痛经。

（2）寒凝血瘀：经期产后，感受寒邪，或过食寒凉生冷之物，寒客冲任，与血相搏，以致子宫、冲任气血失畅。经前、经期气血下注冲任，子宫气血更加壅滞，"不通则痛"。

（3）湿热瘀阻：素体湿热内蕴，或经期、产后摄生不慎，感受湿热之邪，与血相搏，流注冲任,蕴结胞中,气血失畅。经前、经期气血下注,子宫、冲任气血壅滞更甚,"不通则痛",致使经期腹痛。

(4)气血虚弱:脾胃素虚,化源匮乏或大病久病或大失血后气血不足,冲任气血虚少,行经后血海气血愈虚,不能濡养冲任、子宫;兼之气虚无力流通血气,因而发为痛经。

(5)肾气亏损:禀赋素弱,或多产房劳伤肾,精血不足,经后血海空虚,冲任、子宫失于濡养,"不荣则痛",发为痛经。

(三)诊断要点

1. 中医诊断要点 中医首当辨识疼痛发生的时间、部位、性质及疼痛的程度。一般而言,痛发生于经前或经行之初,多属实;月经将净或净后始作痛者,多属虚。辨痛之部位以察病位在肝在肾、在气在血,如痛在少腹一侧或双侧,多属气滞,病在肝;小腹是子宫所居之地,其痛在小腹正中常与子宫瘀滞有关;若痛及腰脊多属病在肾。详查疼痛的性质、程度是本病辨证的重要内容,隐痛、坠痛、喜揉喜按属虚;掣痛、绞痛、灼痛、刺痛拒按属实。灼痛得热反剧属热;绞痛、冷痛得热减轻属寒。痛甚于胀,持续作痛属血瘀;胀甚于痛,时痛时止属气滞等。

2. 西医诊断要点

(1)发病时间:多见于青春期,常在初潮后1～2年发病。

(2)疼痛特点:疼痛多于月经初潮后开始,最早出现在经前12小时,以行经第1日疼痛最剧烈,持续2～3日缓解,疼痛常呈痉挛性,通常位于下腹部耻骨上,可放射至腰骶部和大腿内侧。

(3)伴随症状:可伴有恶心、呕吐、腹泻、头晕、乏力等症状,严重时面色发白、出冷汗。

(4)妇科检查:无异常发现。

(四)辨证论治

痛经以实证居多,而虚症较少,亦有证情复杂,实中有虚,虚中有实,虚实兼夹者,需知常达变。

1. 气滞血瘀 经前或经期小腹胀痛或刺痛,拒按,或伴胸胁乳房作胀,胸闷不舒,经血量少,经行不畅,经色紫暗有块,块下痛暂减,舌紫暗或有瘀点,脉弦或脉滑。

(1)治法:理气行滞,化瘀止痛。

(2)方药:血府逐瘀汤加减。

①组方:当归15 g、生地12 g、川芎12 g、赤芍12 g、桃仁12 g、红花9 g、醋柴胡12 g、醋香附12 g、川牛膝12 g、川楝子9 g、生蒲黄12 g(包煎)、五灵脂10 g、乌药12 g。

②方义:血府逐瘀汤出自清代王清任《医林改错》,原方治疗胸中血瘀证,功用理气

行滞、活血化瘀。方中四物汤补血养血;加桃仁、红花以增强活血化瘀、通利血脉之功,二者均为妇产科血瘀病证的常用药,常相须为用以治疗瘀血经闭、痛经;醋柴胡、醋香附、川楝子疏肝行气,和血调经;川牛膝通利血脉、引血下行;生蒲黄、五灵脂化瘀止痛。

2.寒凝血瘀　经前或经期小腹冷痛拒按,得热痛减;月经或见推后,经血量少,经色暗而有瘀块;面色青白,肢冷畏寒;舌暗苔白,脉沉紧。

(1)治法:温经散寒,化瘀止痛。

(2)方药:少腹逐瘀汤加减。

①组方:小茴香 10 g、炮姜 10 g、打醋玄胡 15 g、炙没药 6 g、当归 15 g、川芎 12 g、肉桂 6 g(后下)、赤芍 10 g、炒蒲黄 12 g、五灵脂 12 g、怀牛膝 12 g。

②方义:少腹逐瘀汤亦出自清代王清任《医林改错》,为四物汤加减化裁而来,方中肉桂为纯阳之品,性火热,有散寒温经之功;小茴香性温,散寒补火;炮姜辛烈之性已减,守而不走,专治里寒,善于温经;当归辛温,活血养血;川芎辛温升散,活血通经;赤芍入血分而散瘀;打醋玄胡辛散苦降温通,既能入血分,又能走气分,活血行气;五灵脂甘缓不峻,性温能通,主入肝经血分,能通经、利血脉;炒蒲黄甘缓不峻,性平,无寒热偏性,入肝经血分,功能止血散瘀;炙没药辛散苦降,内能宣通脏腑,外能透达经络,功善活血散瘀;怀牛膝引药下行,使药直达病所,寒邪得散,经血得行,疼痛可除。

3.湿热瘀阻　经前或经期小腹疼痛拒按,有灼热感,或痛连腰骶,或平时小腹疼痛,经来疼痛加剧,或伴低热起伏,经色暗红,质稠有块,平素带下量多色黄,小便黄赤,舌红苔黄而腻,脉滑数或弦涩。

(1)治法:清热除湿,化瘀止痛。

(2)方药:清热调血汤加减。

①组方:生地 12 g、当归 15 g、川芎 12 g、红花 9 g、桃仁 12 g、牡丹皮 10 g、红藤 30 g、黄连 6 g、莪术 12 g、香附 12 g、延胡索 15 g、车前子 12 g(另包)、薏苡仁 30 g、白芍 12 g。

②方义:清热调血汤出自《古今医鉴》,方中用四物汤调经止痛;牡丹皮、生地、白芍清热凉血化瘀、缓急止痛;黄连、红藤清热燥湿、凉血;红花、桃仁、莪术活血化瘀止痛;香附、延胡索行气活血,调血止痛。全方共奏清热除湿、化瘀止痛之功。

4.阳虚内寒　经期或经后小腹冷痛,喜温喜按,得热则舒,经色清稀量少,腰酸腿软,四肢不温,尿频,小便清长,面色淡白,舌淡胖,苔白润,脉沉迟无力。

(1)治法:温中扶阳,暖宫止痛。

(2)方药:温经汤加减。

①组方:吴茱萸 12 g、当归 15 g、白芍 20 g、川芎 12 g、人参 5 g、炮姜 10 g、麦冬 12 g、法半夏 12 g、牡丹皮 10 g、阿胶 10 g(烊化)、甘草 10 g、桂枝 10 g、制附子 5 g(先煎)、

艾叶 9 g、小茴香 15 g。

②方义:温经汤出自《金匮要略》,吴茱萸、桂枝温经散寒,兼通血脉以止痛,疏肝下气,燥湿;制附子大辛大热之品,能够补火助阳,散寒止痛;当归、川芎养血活血调经;白芍、甘草补益气血,缓急止痛;牡丹皮化瘀行血;阿胶、麦冬养血滋阴;人参大补元气;法半夏温胃和中;加小茴香、炮姜、艾叶以增强温肾暖宫、散寒止痛之效。

5. 肝肾亏损 经期或经后小腹绵绵作痛,喜按,经行量少,色暗淡,质稀薄,腰膝酸软,足跟痛,头晕耳鸣,健忘失眠,两目干涩,潮热盗汗,手足心热,口干不欲饮,面红颧赤,舌干红无苔,脉弦细数。

(1)治法:滋补肝肾,缓急止痛。

(2)方药:调肝汤加减。

①组方:当归 15 g、白芍 12 g、山茱萸 10 g、巴戟天 12 g、阿胶 10 g(烊化)、山药 12 g、杜仲 15 g、怀牛膝 12 g、甘草 5 g。

②方义:调肝汤出自《傅青主女科》,方中白芍味酸入肝经,有补肝血、敛肝阴、调经、缓急止痛之功;阿胶滋阴益血;当归入肝经,有补血调经之效;巴戟天、杜仲、怀牛膝归肝肾二经,补肾壮腰、强筋止痛;山药健脾补中;山茱萸补益肝肾,滋养精血;甘草益气,调和诸药。肾气实、筋骨坚,阴血充沛,子宫、冲任得以濡煦则疼痛自止。全方共奏滋补肝肾、缓急止痛之功。

6. 气血虚弱 经期或经后小腹隐隐作痛,喜按,小腹及阴部空坠不适,经血量少,色淡质薄,面色无华,神疲乏力,头晕心悸,纳少便溏,舌淡,脉细无力。

(1)治法:益气养血,调经止痛。

(2)方药:圣愈汤加减。

①组方:当归 15 g、白芍 20 g、川芎 15 g、熟地 20 g、人参 10 g、黄芪 30 g、香附 12 g、延胡索 15 g、怀牛膝 10 g。

②方义:圣愈汤出自《医宗金鉴·妇科心法要诀》,方中用四物汤补气调血;人参、黄芪健脾益气;香附、延胡索理血调经,行气止痛,意在气为血之帅,气行则血行;怀牛膝通利血脉、引血下行。气血充沛,子宫、冲任复其濡养,自无疼痛之患。

(五)西医治疗

1. 一般治疗 应重视心理治疗,告知患者月经时的轻度不适是生理反应,消除紧张和顾虑可缓解疼痛。足够的休息和睡眠、规律而适度的锻炼、戒烟酒均对缓解疼痛有一定的帮助。疼痛不能忍受时可辅以药物治疗。

2. 药物治疗

(1)前列腺素合成酶抑制剂:通过抑制前列腺素合成酶的活性,减少前列腺素的产生,防止过强子宫收缩和痉挛,从而减轻或消除痛经。月经来潮即开始时使用效果较好,连服 2～3 天。常用药物有布洛芬、酮洛芬、甲氯芬那酸、双氯芬酸、甲芬那酸、萘普生。

（2）口服避孕药：通过抑制排卵减少月经血前列腺素含量。适用于有避孕要求的痛经妇女。

（3）孕激素：能促进雌二醇的排泄，使体内雌激素水平平衡，补充黄体，减轻子宫痉挛性收缩所造成的痛经。用法：黄体酮 10～20 mg，每日 2 次，月经周期第 21 天开始，连续用 5 天。

（六）典型病案

陈某,26 岁,未婚,2012 年 3 月 19 日初诊。

12 岁月经初潮,月经周期 37～56 天,7 天净,量中等,色暗红,有血块,末次月经 2 月 23 日。近 5 年贪食生冷而致行经之时小腹疼痛剧烈,以致不能工作和学习,面色苍白,冷汗淋漓,四肢厥冷,剧时呕吐,得温痛减,大便偏稀,腰酸胀而膝软,经前乳房胸胁胀痛,舌淡暗,苔薄白,脉沉迟。B 超检查子宫、双附件未见明显异常。CA125:18.09 IU/mL。

辨证:初起时,不慎寒凉,以致寒凝子宫、冲任,血行不畅而为之。日久病势日进,阴寒内盛,寒邪收引,"不通则痛",故疼痛日甚。血为寒凝,瘀阻胞脉,冲任失畅,可见月经推后,色暗伴有瘀块。寒得热化,瘀滞不通,故得温痛减。寒邪内盛,阳气不达,卫外不固,则面色苍白、四肢厥冷。痛甚,冲气上逆则恶心呕吐。

治法:温经散寒,暖宫止痛。

方药:小茴香 10 g、延胡索 15 g、炙没药 6 g、当归 15 g、川芎 12 g、肉桂 10 g（后下）、炒白芍 12 g、炒蒲黄 12 g、五灵脂 12 g、怀牛膝 15 g、柴胡 12 g、三棱 12 g、路路通 12 g、泽兰 12 g、甘草 6 g。5 剂,水煎服,日 1 剂。嘱腹痛时按压合谷缓解疼痛,告诫勿再进寒凉。

二诊:服上药后,经来腹痛已减,小腹颇感温暖,手足逆冷稍有缓解,血块已少,腹痛仅半日,痛势亦缓。现经期第 2 天,继以原方加减。

方药:小茴香 15 g、桃仁 10 g、红花 6 g、当归 15 g、川芎 15 g、地黄 10 g、白芍 20 g、香附 15 g、枳壳 6 g、牛膝 10 g、三棱 10 g、泽兰 10 g、路路通 10 g。水煎服,日 1 剂,连服 5 剂。尔后隔日 1 剂,直至下次月经来潮。

三诊:服二诊方后,本月经水届期而临,腹已不痛,手足温,腰酸等症亦减。其后仍按上方加减调理,以巩固疗效。

按:痛经为一种自觉症状,以临经腹痛为主症。病因有虚有实,有寒有热,症状也颇复杂,有兼乳胀,有兼呕吐,但其间临床上以寒凝血瘀型较为多见,上案即是一例。此类患者大多症势急重,月经延期,经色暗伴小血块,经前或经行时小腹剧痛,热敷痛处则感舒适。严重时还会出现大汗淋漓,四肢厥冷。部分患者可见到有大小不等的瘀血块及膜状物,随同经血脱落而出,一旦块物脱落,腹痛遂减。经期饮冷、淋雨、受寒,都是引起本病之因素,过劳、身体虚弱,复于经期中受寒而气血阻滞,不通则痛,形成痛经。辨证方面,痛经以实证居多,又以血瘀最为常见。由于经前血海充盈,冲任之气较盛,若受情志或寒热之邪所伤,气滞、寒凝或热灼,均可导致血瘀,瘀阻胞中,经血不得畅下,或寒凝胞宫,血脉凝涩不通,则有痛经之疾,且其痛较甚。治疗痛经,不仅需要重视辨证分型,掌握治疗时机也很重要。实证之痛经的治疗,重在经前用药,选用行气活血、走而不守之品,使引起经行不畅而腹痛之瘀滞得以化散,经水恢复通畅,腹痛也就可自然消失。若痛经缓解,仍需继续调理 3 个月左右,以资巩固,否则容易复发。

(七) 外治疗法

1. 针灸

(1) 主穴:关元、三阴交、地机、十七椎。

(2) 加减:肾气亏虚者加肾俞,灸命门,补肾益精;气血不足者加血海、脾俞、足三里益气养血;寒凝血瘀者加灸水道温经止痛;湿热瘀阻者加曲池、丰隆、阴陵泉清热除湿;气滞血瘀者加合谷、太冲、次髎调气活血。

(3) 操作:针刺关元,宜用连续捻转手法,使针感向下传导;寒凝血瘀者针后在小腹部穴位施加灸法。发作期每日治疗 1~2 次,间歇期可隔日 1 次,发作前 1 周开始治疗。余穴以常规针刺为主。

2. 耳针 取盆腔、内分泌、内生殖器、皮质下、肾、肝、神门。每次选 3~5 穴,毫针中度刺激,留针 15~30 min;也可用王不留行籽贴压于穴位上,每 3~7 日换 1 次。

3. 头针 取足运感区(双)、生殖区(双)。毫针刺,留针 30~60 min,反复运针。

4. 皮肤针 叩刺腰骶部夹脊和下腹部相关腧穴。中度刺激,以皮肤潮红为度。

5. 穴位注射 取肝俞、肾俞、脾俞、气海、关元、归来、足三里、三阴交。每次选 2~3 穴,用黄芪、当归、红花注射液等中药制剂或维生素 B_{12} 注射液,每穴注入药液 0.5~1 mL。

6. 穴位埋线 取中极、地机、足三里、三阴交、次髎。采用一次性医用埋线针,将 4-0 号可吸收性外科缝线埋入穴位。

7. 穴位贴敷 取中极、关元、三阴交、肾俞、阿是穴。经前或经期用 1 cm^2 的自制"止痛贴"贴敷。每日换 1 次。

(八) 养生保健

月经期避免受寒、淋雨,忌冷饮、房事、情绪冲动,注意劳逸结合,适当增加休息时间。

二、子宫内膜异位症

（一）概述

子宫内膜异位症（endometriosis，简称内异症）是指具有活性的子宫内膜组织（包括腺体和间质）出现在子宫体被覆黏膜以外的部位。异位内膜可侵犯全身的任何部位，但绝大多数位于盆腔内，最常见于卵巢、宫骶韧带，其次为子宫、直肠子宫陷凹、腹膜脏层、阴道直肠隔等部位。

子宫内膜异位症属于继发性痛经的范畴，发病率在 30%～80%，常见于育龄期妇女，具有发病率较高、发作周期长、进行性加重、复发率高等特点，如何减轻子宫内膜异位症痛经的疼痛程度、缩短痛经的疼痛持续时间及降低复发率是目前颇受关注的热门问题。

（二）病因病机

1. 西医病因病机　目前主要有种植学说、体腔上皮化生学说和诱导学说 3 种理论，其中以种植学说较为常见。认为月经量较大的妇女，在经期时子宫内膜腺上皮和间质细胞随经血倒流，经输卵管进入腹腔，种植于卵巢和盆腔腹膜，并在该处继续生长和蔓延，形成子宫内膜异位症。

2. 中医病因病机　本病主要表现为痛经，经期或行经前后小腹或少腹剧痛，随病程进行性加重。根据疼痛发生的时间、性质、部位，月经情况，结块的大小、部位以及舌象和脉象可辨别寒、热、虚、实。本病的主要证型有偏血瘀证和偏肾阳虚证两种，此外还可兼夹气滞、气虚、痰湿、湿热四种兼证。

（三）诊断要点

1. 临床表现　患者多有进行性痛经和（或）不孕史。

2. 妇科检查　可扪及盆腔内有触痛性硬结或子宫旁有不活动的囊性包块。

3. 影像学检查　B 超、CT 和 MRI 等检查主要适合有子宫内膜异位囊肿及子宫腺肌病和子宫腺肌瘤的患者。MRI 对诊断深部浸润型子宫内膜异位症较 B 超和 CT 检查准确。

4. 血清 CA125 检测　Ⅰ、Ⅱ期子宫内膜异位症患者血 CA125 多正常，Ⅲ、Ⅳ期有卵巢巧克力囊肿、病灶浸润较深、盆腔粘连广泛者，血 CA125 多为阳性。

5. 腹腔镜检查　国内外公认的诊断子宫内膜异位症最准确的方法，镜下看到典型的子宫内膜异位症病灶，即可确诊，可疑时取活体组织检查，镜下看到的病灶约 70% 与病理诊断相符。

（四）辨证论治

1. 瘀血阻滞证

（1）主要证候：经行不畅，色紫暗，大小血块较多，小腹胀、拒按，痛甚则恶心呕吐、四肢厥冷，舌质暗，有瘀点，苔薄，脉弦。

（2）治法：活血化瘀、消癥止痛。

（3）方名：琥珀散加减。

①组方：琥珀粉 3 g（吞服）、当归 10 g、赤白芍各 10 g、生蒲黄 6 g、延胡索 10 g、肉桂 3 g、三棱 9 g、莪术 9 g、制乳没各 6 g、陈皮 6 g、续断 10 g、木香 9 g。疼痛剧烈者，加蜈蚣粉 1.5 g、全蝎粉 1.5 g（吞服）；血量多者，加三七粉 1.5 g、五灵脂 10 g；小腹冷痛，经前白带偏多者，加艾叶 9 g、吴茱萸 6 g；少腹刺痛，经前黄带较多者，加败酱草 15 g、薏苡仁 15 g。

②方义：琥珀粉、当归、赤芍活血化瘀，为主；肉桂、续断温通化瘀，配合延胡索、三棱、莪术、制乳没、陈皮理气行滞止痛，为辅。

2. 寒凝血瘀证

（1）主要证候：经前或经期小腹冷痛、绞痛、坠胀痛，拒按，得热痛减；月经量少，色暗红，经血淋漓难净，或伴形寒肢冷，出冷汗，大便不实。舌淡胖而紫暗，苔白，脉沉弦或紧。

（2）治法：温经散寒，化瘀止痛。

（3）方药：少腹逐瘀汤。

①组方：小茴香 10 g、干姜 9 g、打醋玄胡 15 g、制没药 6 g、当归 15 g、川芎 12 g、肉桂 6 g、炒赤芍 12 g、炒蒲黄 10 g、五灵脂 12 g。

②方解：方用小茴香、肉桂、干姜味辛而性温热，入肝肾而归脾，理气活血，温通血脉；当归、炒赤芍入肝，行瘀活血；炒蒲黄、五灵脂、川芎、打醋玄胡、制没药入肝，活血理气，使气行则血活，气血活畅故能止痛。诸药共成温逐少腹瘀血之剂。

3. 肾虚血瘀证

（1）主要证候：经行腹痛，腰脊酸软；月经先后不定期，月经量或多或少，或不孕；神疲体倦，头晕耳鸣，面色晦暗，失眠多梦，性欲减退；盆腔包块。舌质淡暗，苔白，脉沉细。

（2）治法：补肾益气，化瘀止痛。

（3）方药：仙蓉合剂。

①组方：仙灵脾 10 g、肉苁蓉 10 g、菟丝子 12 g、制首乌 10 g、川牛膝 12 g、丹参 15 g、炒赤芍 12 g、生黄芪 15 g、党参 12 g、莪术 12 g、川楝子 10 g、打醋玄胡 12 g。

②方解：方中仙灵脾、肉苁蓉补肾助阳；制首乌、菟丝子滋肾补肾；党参、生黄芪健脾益气，以助活血之功；莪术、丹参、炒赤芍活血止痛；打醋玄胡、川楝子行滞止痛；川牛

膝引药下达病所。全方补肾助阳益气,活血化瘀止痛。

4. 气虚血瘀证

(1)主要证候:经行腹痛;量或多或少,色暗淡、质稀或夹血块,肛门坠胀;面色无华,神疲乏力,纳差便溏;或盆腔结节;或不孕。舌质淡胖、边尖有瘀点,苔白或白腻,脉细或细涩。

(2)治法:益气温阳,化瘀止痛。

(3)方药:举元煎合桃红四物汤。

①组方:人参 10 g、黄芪 12 g、炙甘草 6 g、升麻 9 g、白术 12 g、桃仁 10 g、红花 9 g、熟地 12 g、当归 12 g、白芍 12 g、川芎 12 g。

②方解:举元煎益气温阳,行气扶正;桃红四物汤活血养血。两方合用,气血双补,通则不痛。

5. 湿热瘀结证

(1)主要证候:少腹隐痛,经期加重,疼痛拒按,痛连腰骶,伴经血夹块或黏腻,有异味,带下量多;胸闷纳呆,小便黄,大便秘结或大便溏。舌体胖大,色红,苔黄腻,脉弦数或滑。

(2)治法:清热利湿,化瘀止痛。

(3)方药:银翘红酱解毒汤。

①组方:金银花 12 g、连翘 12 g、红藤 15 g、败酱草 15 g、丹皮 10 g、炒栀子 12 g、炒赤芍 12 g、桃仁 10 g、薏苡仁 30 g、打醋玄胡 12 g、炙乳香 6 g、炙没药 6 g、川楝子 12 g。

②方解:方中金银花、连翘、红藤、败酱草、薏苡仁清热利湿;丹皮、炒栀子、炒赤芍、桃仁凉血祛瘀;打醋玄胡、炙乳香、炙没药、川楝子行气止痛。全方共奏清热解毒、凉血止痛之功。

(五) 西医治疗

1. 前列腺素合成酶抑制剂　如布洛芬、吲哚美辛、甲氯芬那酸等,通过抑制环氧化物酶(COX)而减少 PG 的生物合成,从而缓解子宫痉挛性收缩,达到治疗痛经的目的。

2. 复方口服避孕药或单纯孕激素　复方口服避孕药是治疗子宫内膜异位症的一线药,适合长期使用,控制轻、中度痛经疗效明显。单纯孕激素治疗可以减轻因内源性孕激素不足导致的痛经。

3. GnRHa　其作用与垂体促性腺激素释放激素相同,持续给予 GnRHa 后,垂体的 GnRH 受体将被耗尽而呈降调作用,使促性腺激素分泌减少,卵巢功能抑制而闭经。

4. 米非司酮　米非司酮为孕激素受体拮抗剂,用药后可造成闭经,使异位的子宫内膜萎缩,缓解疼痛。

5. 雄激素衍生物 如孕三烯酮、达那唑,具有轻度雄激素活性。通过抑制垂体促性腺激素的合成与分泌,抑制卵泡发育,使血浆雌激素水平降低。

6. 左炔诺孕酮宫内节育系统(曼月乐) 在宫腔内可稳定且缓慢地释放小剂量左旋18-甲基炔诺酮,抑制子宫内膜增生,使经期缩短,经血量减少,适用于子宫内膜异位症致痛经合并月经量多、有避孕需求的妇女。

7. 手术治疗 可选择子宫腺肌瘤剔除术、卵巢巧克力囊肿剥除术、盆腔粘连松解术、盆腔异位病灶切除术、子宫切除术等。

8. 射频消融术 射频消融治疗仪产生高频振荡电流,作用于子宫腺肌病患者病变组织,使病变组织最终被正常组织吸收或者排出。

(六)典型病案

患者,赵某,38岁。主诉:痛经3年余。

病史:患者既往月经规则,7~8天/28天,量中等,血块较多,色暗红。近3年工作环境变化,压力较大,情绪紧张急躁,出现经前1~2天及经期第1~3天小腹胀痛,进行性加重,伴腰骶部坠胀痛,经前乳房胀痛。于当地医院就诊,B超提示左侧卵巢巧克力囊肿。2年前于我院行腹腔镜下左侧卵巢子宫内膜异位样囊肿剥除术+盆腔粘连松解术,术中可见盆腔粘连严重,直肠子宫陷凹及宫旁盆壁上多个散在子宫内膜异位灶。术后给予GnRHa注射3个月。近一年痛经再次明显。

妇科检查:子宫大小正常,质中,不活动,宫颈无摇举痛,左侧附件似可触及约2 cm×3 cm大小包块,轻压痛。B超提示:左侧巧克力囊肿(2 cm×2 cm),右侧巧克力囊肿(2 cm×1 cm)。实验室检查:CA125 76 mIU/mL,CEA、AFP、CA-199在正常范围。

患者不愿再次行手术治疗,遂于我科就诊。患者平素脾气急躁,胸闷,失眠,舌质红绛,苔薄白,舌边有瘀点,脉弦细涩。经辨证后给予琥珀粉3 g(吞服)、当归10 g、五灵脂10 g、赤白芍各10 g、延胡索10 g、肉桂3 g、三棱9 g、莪术9 g、制乳没各6 g、青陈皮各9 g、续断10 g、菟丝子12 g、柴胡9 g、钩藤12 g、白术10 g、小茴香10 g。经期加蜈蚣粉1.5 g、全蝎粉1.5 g(吞服)、三七粉1.5 g。配合针灸治疗及理疗三个月后疼痛明显缓解,复查B超提示双侧卵巢巧克力囊肿消失。继续巩固治疗两个月,患者疼痛评分减少约95%,随诊三个月未复发。

(七)外治疗法

1. 针灸

(1)治则:肾气亏虚、气血不足者补益肾气、益气养血,调补冲任,均针灸并用,为补法;寒凝血瘀者温经散寒,针灸并用,为泻法;湿热瘀阻、气滞血瘀者清热除湿、化瘀止痛,均只针不灸,为泻法。

（2）主穴：关元、三阴交、地机、十七椎。

（3）加减：肾气亏虚者加肾俞，灸命门，补肾益精；气血不足者加血海、脾俞、足三里，益气养血；寒凝血瘀者加灸水道温经止痛；湿热瘀阻者加曲池、丰隆、阴陵泉清热除湿；气滞血瘀者加合谷、太冲、次髎调气活血。

（4）操作：针刺关元，宜用连续捻转手法，使针感向下传导；寒凝血瘀者针后在小腹部穴位施加灸法。发作期每日治疗 1～2 次，间歇期可隔日 1 次，发作前 1 周开始治疗。余穴以常规针刺为主。

2. 耳针　取盆腔、内分泌、内生殖器、皮质下、肾、肝、神门。每次选 3～5 穴，毫针中度刺激，留针 15～30 min；也可用王不留行籽贴压于穴位上，每 3～7 日换 1 次。

3. 头针　取足运感区（双）、生殖区（双）。毫针刺，留针 30～60 min，反复运针。

4. 皮肤针　叩刺腰骶部夹脊和下腹部相关腧穴。中度刺激，以皮肤潮红为度。

5. 穴位注射　取肝俞、肾俞、脾俞、气海、关元、归来、足三里、三阴交。每次选 2～3 穴，用黄芪、当归、红花注射液等中药制剂或维生素 B_{12} 注射液，每穴注入药液 0.5～1 mL。

6. 穴位埋线　取中极、地机、足三里、三阴交、次髎。采用一次性医用埋线针，将 4-0 号可吸收性外科缝线埋入穴位。

7. 穴位贴敷　取中极、关元、三阴交、肾俞、阿是穴。经前或经期用 1 cm^2 的自制"止痛贴"贴敷。每日换 1 次。

（八）养生保健

培养健康的生活、饮食方式。经期避免精神过度紧张；避免寒冷刺激，注意保暖；避免剧烈运动或重体力劳动；经期禁止同房和盆浴；无生育要求的女性需要做好避孕措施，减少不必要的盆腔手术操作。

三、慢性盆腔炎

（一）概述

盆腔炎是指女性上生殖道及其周围结缔组织、盆腔腹膜发生的炎症，主要包括子宫内膜炎、输卵管炎、输卵管卵巢囊肿、盆腔腹膜炎。炎症可局限于一个部位，也可同时波及多个部位，最常见的是输卵管炎、输卵管卵巢炎、子宫内膜炎，育龄期妇女是本病的高发人群。盆腔炎可分为急性盆腔炎和慢性盆腔炎两类。若在急性期未能得到彻底治愈，或患者体质较差使病程迁延，则转为慢性盆腔炎。慢性盆腔炎可导致慢性盆腔痛、盆腔肿块、异位妊娠、不孕等，严重影响女性的身心健康及生活质量。近年来，此病的发病率有逐年上升的趋势。

急性盆腔炎的治疗一般采用抗生素控制感染，起效快，能尽快改善症状，因此本文只介绍慢性盆腔炎的诊治。

（二）病因病机

1. 西医病因病机 产后或流产后感染，妇科手术后感染，月经期不注意卫生，邻近器官的炎症蔓延。

2. 中医病因病机 中医古籍中并无盆腔炎之名，根据其临床特点，可散见于"热入血室""带下病""经病疼痛""妇人腹痛""癥瘕""不孕"等病证中。本病多为邪热余毒残留，与冲任之气血相搏结，凝聚不去，日久难愈，耗伤气血所致。病势虚实错杂，缠绵难愈。临床上以湿热瘀结、气滞血瘀、寒湿凝滞、气虚血瘀为多见，可概括为湿、热、瘀、虚。

（三）诊断要点

1. 临床表现

(1)慢性盆腔痛：慢性炎症形成的瘢痕粘连以及盆腔充血，常引起下腹部坠胀、疼痛及腰骶部酸痛，常在劳累、性交及月经前后加重。

(2)不孕及异位妊娠：输卵管粘连堵塞可导致不孕或异位妊娠。

(3)月经异常：盆腔瘀血可致月经量增多；卵巢功能损害时可致月经失调；子宫内膜炎常有月经不规则。

(4)全身症状：易疲劳、精神不振、失眠、周身不适等。

2. 实验室检查

(1)血常规＋C反应蛋白：白细胞升高、C反应蛋白升高。

(2)白带常规：白细胞＋＋～＋＋＋＋。

(3)UU＋CT＋NG：阳性。

3. 影像学检查 B超或MRI显示充满液体的增粗输卵管，伴或不伴有盆腔积液，输卵管卵巢肿块。

4. 子宫内膜活检 证实子宫内膜炎。

5. 腹腔镜检查 发现输卵管炎。

（四）辨证论治

1. 湿热瘀结证

(1)证候：少腹隐痛，或疼痛拒按，痛连腰骶，经行或劳累时加重，平素带下较多，色黄，质黏稠；胸闷纳呆，口干不欲饮，小便黄赤；舌质红，舌体胖大，苔黄腻，脉弦数或滑数。

(2)治法：清热利湿，化瘀止痛。

(3)方名：银甲丸加减。

①组方：金银花 12 g、连翘 12 g、红藤 15 g、败酱草 15 g、蒲公英 10 g、紫花地丁 10 g、炙鳖甲 9 g、桔梗 6 g、当归 12 g、炒赤白芍各 12 g、川芎 10 g。湿邪甚者加茯苓 12 g、薏苡仁 15 g、厚朴 10 g；便溏去当归、紫花地丁，加白术 12 g、砂仁 10 g、芡实 10 g；腰痛甚者加续断 12 g、怀牛膝 10 g。

②方义：方中金银花、连翘、蒲公英、紫花地丁、红藤、败酱草清热解毒，当归、川芎、炒赤芍养血活血，炒白芍敛阴和营止痛；炙鳖甲软坚散结；桔梗辛散排脓。全方共奏清热除湿、化瘀行滞之效。

2. 寒湿凝滞证

(1)证候：小腹冷痛，或坠胀疼痛，经行腹痛加重，得热痛减；平素带下量多清稀，神疲乏力，腰骶冷痛，小便频数；舌质暗红，苔白腻，脉沉迟。

(2)治法：祛寒除湿，活血化瘀止痛。

(3)方名：少腹逐瘀汤加减。

①组方：小茴香 10 g、干姜 6 g、延胡索 12 g、炙乳没各 6 g、当归 12 g、川芎 10 g、肉桂 3 g、炒赤白芍各 12 g、炒蒲黄 10 g、五灵脂 10 g。腹中结块加鸡内金 12、桃仁 10 g、莪术 10 g；小便短数加益智仁 10 g、乌药 10 g；带下量多加茯苓 12 g、苍术 10 g；腰骶痛甚加桑寄生 12 g、续断 12 g、怀牛膝 10 g。

②方义：方中肉桂、干姜、小茴香温经散寒；当归、川芎、炒赤白芍养阴活血；炒蒲黄、五灵脂、炙乳没、延胡索化瘀止痛。

3. 气滞血瘀证

(1)证候：少腹胀痛或刺痛，经行疼痛加剧，月经量多且有血块，瘀块排除则痛减，经前情志抑郁，乳房胀痛；舌质紫暗，有瘀斑、瘀点，苔薄，脉弦涩。

(2)治法：活血化瘀，理气止痛。

(3)方名：膈下逐瘀汤加减。

①组方：当归 12 g、川芎 10 g、炒赤白芍各 12 g、桃仁 10 g、红花 10 g、枳壳 10 g、延胡索 12 g、五灵脂 12 g、乌药 10 g、香附 10 g、丹皮 9 g、甘草 10 g。外感湿热，证见低热起伏者，加红藤 15 g、败酱草 15 g、柴胡 10 g、土茯苓 10 g；疲乏无力食少者，加白术 12 g、焦三楂 15 g、鸡内金 12 g；有结块者，加皂角刺 10 g、三棱 10 g、莪术 10 g；乳房胀痛者加川楝子 10 g、郁金 10 g；带下量多者加薏苡仁 15 g、白芷 12 g。

②方义：方中香附、乌药、枳壳理气止痛；当归、川芎、桃仁、红花、炒赤芍活血化瘀；延胡索、五灵脂化瘀止痛；丹皮凉血活血；甘草、炒白芍缓急养阴止痛。

4. 气虚血瘀证

(1)证候：下腹疼痛结块，缠绵日久，痛连腰骶，经行加重；月经量多，或有血块，带下量多；平素精神不振，疲乏无力，食少纳呆；舌质暗红，有瘀斑、瘀点，苔白，脉弦涩无力。

(2)治法:益气健脾,化瘀散结。

(3)方名:理冲汤加减。

①组方:黄芪30 g、党参12 g、白术12 g、山药12 g、天花粉15 g、知母10 g、三棱10 g、莪术10 g、鸡内金15 g。腹痛不减加白芍12 g、延胡索12 g;腹泻便溏去知母,重用白术;无腹部结块减轻三棱、莪术用量;虚热未清加生地10 g。

②方义:方中黄芪、党参、白术、山药益气健脾,扶正培元;三棱、莪术破瘀散结;天花粉、知母清热生津、解毒排脓;鸡内金健胃消瘀。

(五)典型病案

患者,文某,女,46岁。主诉:小腹坠痛3个月。

病史:2015年7月15日初诊。患者3个月前无明显诱因出现小腹坠胀疼痛,痛连腰骶,经行前后及经期疼痛加重。平素五心烦热,烦躁易怒,带下量多,色黄质黏,小便黄大便干。舌质红,苔黄腻,脉弦滑数。

妇科检查:外阴正常,阴道畅,见大量黄色脓性分泌物,宫颈轻度糜烂,轻摇举痛,子宫后位,正常大小,不活动,无压痛,左侧附件压痛,无反跳痛,右侧附件未见异常。辅助检查:盆腔B超提示陶氏腔少量积液,子宫附件未见明显异常。

于我科就诊,给予金银花12 g、连翘12 g、红藤15 g、败酱草15 g、蒲公英10 g、紫花地丁10 g、桔梗6 g、当归12 g、赤白芍各12 g、川芎10 g、延胡索12 g、五灵脂12 g、乌药10 g、香附10 g、皂角刺10 g。煎汤药口服,同时配合针灸理疗,7剂后腹痛明显好转。因服药期间大便偏溏,去当归、赤芍、川芎,加白术12 g、砂仁10 g,再服14剂,腹痛症状消失且复行妇检未见宫颈摇举痛及附件区压痛,遂给予黄芪30 g、党参12 g、白术12 g、山药12 g、天花粉15 g、薏苡仁20 g、茯苓12 g、鸡内金15 g、焦三楂12 g、五灵脂12 g、丹参15 g、续断12 g、怀牛膝10 g、香附12 g、乌药10 g。煎汤药口服7剂,后加减巩固治疗3个月。1个月后症状完全消失,后随访3个月,未复发。

(六)西医治疗

1.子宫内膜炎 对产后、流产后怀疑有胎盘胎膜残留者,应用抗生素治疗后行刮宫术。

2.输卵管炎或输卵管卵巢炎 常用物理疗法配合中医中药治疗。物理疗法有超短波、微波、离子导入等。

3.支原体感染 常用美满霉素胶囊治疗,夫妻之间易互相传染,需夫妻同查同治。

4.手术治疗 行单侧附件切除术或子宫全切加双侧附件切除术。

(七)外治疗法

1.针灸治疗 肾虚取肾俞、大赫,脾虚取气海、足三里,湿热取阴陵泉、下髎,白带多取带脉、阴陵泉。

2. 中药保留灌肠 用红藤 30 g、败酱草 30 g、皂角刺 30 g、蒲公英 30 g、徐长卿 30 g、丹参 15 g。将上方煎汤药后保留灌肠。

3. 中药离子导入治疗 用桃仁 50 g、皂角刺 75 g、败酱草 75 g。浓煎制成 200 mL 药液行离子导入治疗。

（八）养生保健

（1）积极做好四期(经期、孕期、产褥期、绝经期)个人卫生及性生活卫生,禁止在产褥期、流产后及月经期行性生活。

（2）经期提倡淋浴,不宜盆浴及游泳;避免不必要的盆腔检查及阴道灌洗。

（3）积极治疗外阴炎、阴道炎,防止上行感染。

（4）要及时彻底地治疗急性盆腔炎,防止演变成慢性盆腔炎。

（5）饮食宜清淡有营养,忌食辛辣食物及牛肉、羊肉、鸡、冰食;忌熬夜,多做运动,锻炼身体,增强体质;调节情志,忌暴怒。

四、盆腔淤血综合征

（一）概述

盆腔淤血综合征(pelvic congestion syndrome)是因盆腔静脉慢性淤血所致的以下腹部坠胀疼痛、腰骶部酸痛、性交痛、性感不快、尿频、痛经、月经不调、白带过多、极度疲劳以及经前乳房胀痛等为主要表现的一类综合征。临床常以慢性下腹痛为主要症状,具有反复发作的特点。常见于育龄期妇女,以 25～40 岁为多见,往往与输卵管结扎、分娩、难产、流产、刮宫等因素有关。近年来由于腹腔镜技术的广泛应用及盆腔静脉造影的开展,发病率有逐年增高的趋势,严重影响妇女的工作、学习和生活。

（二）病因病机

1. 西医病因病机

（1）输卵管结扎术的机械干扰:由于手术损伤输卵管系膜静脉,影响盆腔血流动力学指标,使子宫静脉、卵巢静脉和输卵管系膜静脉回流受阻。

（2）分娩、难产、流产、刮宫手术消毒不严,月经期及产褥期调护不当,产生慢性炎症,导致盆腔静脉淤血、水肿。

（3）分娩时损伤阔韧带及基底部筋膜,子宫静脉从裂伤处膨出、曲张,主韧带薄弱,子宫后倾,使子宫卵巢静脉回流障碍。

（4）性激素改变:可使女性生殖器官、乳房、皮肤等组织充血及水钠潴留。

（5）精神情绪改变:如悲伤、恐惧等精神创伤,影响全身及盆腔植物神经功能。

(6)其他:还有长期从事站立或久坐工作的妇女,因盆腔静脉压持续升高导致盆腔静脉淤血。

2. 中医病因病机 中医学将本病归属于"妇人腹痛""经行腹痛""腰痛""带下病"等范畴。认为气虚、血虚、肾虚、肝郁、寒凝、感受邪热、湿毒内侵均可致瘀而发病,而瘀血阻滞、脉络不通是形成本病的主要机制,临床上以湿瘀互结型和气虚血瘀型为多见。

(三)诊断要点

1. 临床表现

(1)慢性下腹痛,尤以下腹两侧及耻骨联合上方弥漫性疼痛为主。

(2)性交痛。

(3)外阴、阴道及肛门坠胀疼痛,或伴有尿频、尿痛。

(4)月经量增多,或经期延长,或排卵期少量出血。

(5)心情烦躁或情绪低落,头晕头痛,全身酸痛。

2. 妇科检查 外阴、阴道或有静脉怒张,阴道壁可呈紫蓝色,宫颈色紫,或有摇举痛,宫体正常大小或肥大,后位或后屈,宫旁有压痛,但按之柔软如海绵状,未及明显炎症或子宫内膜异位症病灶。下腹部轻微深压痛,或无明显固定的压痛点。

3. B超检查 子宫卵巢大小正常,根据血管走向,盆腔内见到多条管状暗区,内径 5 mm 以上有助诊断。

4. 腹腔镜检查 盆腔静脉增粗、迂回、怒张、卷曲或成团状,或有阔韧带裂伤,无明显盆腔炎症及子宫内膜异位症病灶。

5. 盆腔静脉造影 可通过动态观察子宫与卵巢静脉的形态和静脉血液流出盆腔的时间延长来进行确诊。

(四)辨证论治

1. 湿瘀互结型

(1)主证:下腹部坠胀,腰骶部疼痛,经期和性交后疼痛加重,白带量多,质黏稠,纳差,舌质暗淡,苔白腻,脉缓。

(2)病因病机:感受湿邪是导致本病发生的主要原因。女性感受湿邪,久居湿地,致湿邪内侵;或恣食生冷,多次小产,产后涉水,房事不洁等,均可导致湿邪内生,气机不畅,导致疼痛。中医学认为湿为阴邪,其性黏滞,患部重着,湿势趋下,易袭阴位。湿邪易阻遏气机,若滞于胞宫胞脉,气血运行不畅,则见小腹疼痛,且病情缠绵难愈。

(3)治法:祛湿化瘀,行气止痛。

(4)方名:祛湿化瘀汤加减。

①处方:苍术 15 g、黄柏 10 g、薏苡仁 20 g、茯苓 20 g、泽泻 10 g、泽兰 10 g、滑石 10 g、当归 15 g、丹参 15 g、桃仁 12 g、香附 10 g、醋延胡索 15 g。

②加减:若出现小腹冷痛,伴局部沉重感,加肉桂 10 g、小茴香 10 g;若出现腹痛拒按,口渴,白带量多色黄,有异味,小便短赤,大便黏滞,加用红藤 30 g、蒲公英 30 g 等。

③方义:苍术、茯苓、泽泻、薏苡仁健脾渗湿;滑石、黄柏清热利湿;泽兰活血化瘀,行气利水;醋延胡索、香附理气,活血止痛;更加丹参、桃仁加强活血化瘀功效。全方共奏祛湿化瘀、利水渗湿之效。

2. 气虚血瘀型

(1)主证:下腹部坠胀,腰骶部疼痛,带多清稀,便溏或不畅,舌质淡红,苔薄白,舌体胖大,边有齿痕,脉细软无力。

(2)病因病机:女性多次小产或产后出血较多,易伤精耗气。气为血之帅,血为气之母。气虚无力行血致瘀阻脉络,发为疼痛。患者多表现为下腹、腰部困痛,全身乏力,带下清稀,头晕气短,大便溏薄,舌质胖大,脉细无力。

(3)治法:益气养血,活血化瘀。

(4)方名:益气通瘀汤加减。

①处方:黄芪 30 g、川芎 12 g、香附 12 g、枳壳 10 g、三棱 10 g、玉竹 10 g、丹参 30 g、打醋玄胡 15 g、白术 12 g、茯苓 30 g、醋柴胡 12 g。

②加减:若伴有怕冷,四肢不温,经色暗,有血块,加桂枝 10 g、肉桂 6 g,以温经暖宫;若出现子宫脱垂、便意频频,加升麻 10 g;若伴有失眠多梦、情绪抑郁,加远志 12 g、夜交藤 15 g、合欢皮 12 g,以安神宁志。

③方义:黄芪、白术补气养血;川芎活血化瘀,理气止痛;气中血药香附既善疏肝理气,又能和血止痛;三棱、玉竹、丹参加强活血化瘀之力;枳壳、打醋玄胡调畅气机、和血止痛;茯苓健脾益气,养血安神;醋柴胡疏肝行气。

(五)西医治疗

常用复方丹参液静脉滴注,每日 1 次,10 日为 1 个疗程。

(六)典型病案

患者,周某,女,38 岁,2008 年 5 月初诊。10 年前足月分娩 1 个男婴,因对宫内节育器过敏,未上环。先后人工流产 4 次。1 年前出现下腹疼痛坠胀,时轻时重,严重时影响正常生活,性交后疼痛加重。

妇科检查:外阴无异常,阴道壁充血,宫颈肥大充血,宫体后位、略大,双侧附件区增厚,轻压痛。B 超检查未见异常。经综合医院盆腔静脉造影,诊断为盆腔淤血综合征。曾用多种抗生素及止痛药物,疗效不佳,现心情烦躁,多梦,全身酸痛,小腹坠痛明显,纳差,嗳气,舌质淡暗,苔白腻,脉缓。为湿瘀互结日久,入络较深,伤血耗气之候。

西医诊断:盆腔淤血综合征。

中医诊断:妇人腹痛病,湿热互结型。

治以祛湿化瘀,理气止痛,方用祛湿化瘀汤加减。处方:苍术 15 g、黄柏 10 g、薏苡仁 20 g、茯苓 20 g、泽泻 10 g、滑石 10 g、当归 10 g、丹参 15 g、桃仁 12 g、香附 15 g、延胡索 12 g,服上方 2 周,面色转佳,纳食可,腹痛症状减轻,偶小腹隐痛,但白带量仍多,黏稠。以上方,加白果 10 g、猪苓 10 g。继服 10 剂后,月经来潮,未感明显不适,因该患者病史较长,正气亏虚,中药守上方,加黄芪 25 g,继服 20 剂。随访 6 个月,未见复发。

在治疗湿瘀互结型盆腔淤血综合征的过程中,应化瘀与祛湿并重,坚持持续治疗,长期服药的过程中要增加健脾益气之品,以利于祛湿化瘀。

（七）外治疗法

取红藤 30 g、败酱草 30 g、当归 15 g、苏木 15 g、莪术 15 g、三棱 15 g。浓煎 100 mL,保留灌肠,每日 1 次,15 天为 1 个疗程。

（八）养生保健

(1)做好计划生育,忌早婚,减少流产等手术。

(2)坚持体育锻炼,经常做提肛运动,增强盆腔肌张力,有助于盆腔血液回流,改善盆腔血液循环。

(3)注意劳逸结合,多食蔬菜、水果,减少负重劳动,养成定时排便的习惯,保持大便通畅。

(4)注意性生活卫生,避免经期、产后、流产后、刮宫术后性生活。

第四章 不 孕 症

一、总论

（一）概述

女性无避孕性生活至少 12 个月而未孕，称为不孕症(infertility)。不孕症分为原发性和继发性两大类，既往从未有过妊娠史，无避孕而从未妊娠者为原发不孕；既往有过妊娠史，而后无避孕连续 12 个月未孕者，称为继发不孕。夫妇双方有先天性或后天性解剖上或功能上的缺陷，因无法矫正而不能受孕者，称为绝对不孕；经过适当治疗仍可受孕者，称为相对不孕。不孕症发病率因国家、种族和地区不同存在差异，我国不孕症发病率为 7％～10％。

中医学中"不孕"之名，首载于《周易·九五爻辞》，其中曰："妇三岁不孕。"《素问·骨空论》指出"督脉者……此生病其女子不孕"，均阐述不孕症的发病机制，《诸病源候论》设"无子候"，详细阐述"月水不利无子""月水不通无子""子脏冷无子""带下无子""结积无子"等。《广嗣纪要·择配篇》提及"五不女"（螺、纹、鼓、角、脉），认识到女子先天生理缺陷和生殖器官畸形而致不孕。《备急千金要方》称原发性不孕为"全不产"，继发性不孕为"断绪"。

（二）病因病机

不孕的病因有女方因素、男方因素或不明原因。

1. 女性不孕因素

(1)盆腔因素：约占不孕症病因的 35％。

①输卵管异常、慢性输卵管炎（淋病奈瑟菌、结核分枝杆菌、沙眼衣原体等感染）引起伞端闭锁，或输卵管黏膜破坏，使输卵管完全阻塞或积水，导致不孕。

②盆腔粘连、盆腔炎症、子宫内膜异位症、结核性盆腔炎等均可引起局部或广泛的疏松或致密粘连，造成盆腔和输卵管功能和结构的破坏。

③子宫内膜异位症的典型症状为盆腔痛和不孕，与不孕的确切关系和机制目前尚不完全清楚，多由盆腔和宫腔免疫机制紊乱导致排卵、输卵管功能、受精、黄体生成和子宫内膜接受性异常，以致对妊娠产生影响。

④子宫内病变：以子宫内膜炎症、粘连、息肉等多见。

⑤子宫肌瘤：包括黏膜下子宫肌瘤、体积较大影响宫腔形态的肌壁间肌瘤，可对妊娠产生影响。

⑥生殖器肿瘤：与不孕的关系并不确定，有内分泌功能的卵巢肿瘤造成的持续无排卵可影响妊娠。

⑦生殖道发育畸形：包括子宫畸形（纵隔子宫和双角子宫较为常见）、先天性输卵管发育异常等，可能引起不孕和流产。

（2）排卵障碍：占 25%～35%。主要原因：①持续性无排卵。②多囊卵巢综合征。③卵巢早衰和卵巢功能减退。④先天性性腺发育不良。⑤低促性腺激素性性腺功能不良。⑥高泌乳素血症。⑦卵泡未破裂黄素化综合征。

有些排卵障碍的病因是持久存在的，有的则是动态变化的，不能作为唯一的、绝对的和持久病因进行界定。对月经周期紊乱、年龄≥35 岁、卵巢窦卵泡计数持续减少、长期不明原因不孕者，需要首先考虑排卵障碍。

2. 男性不育因素　主要是生精障碍与输精障碍。

（1）精液异常：性功能正常，先天或后天原因所致精液异常，表现为无精、少精、弱精、精子发育停滞、畸精症等。

（2）性功能异常：外生殖器发育不良或勃起障碍、不射精、逆行射精等，使精子不能正常射入阴道内，均可造成男性不育。本章节我们重点讨论的是女性原因的不孕症。

（三）辅助检查

辅助检查是寻找不孕原因的主要方法。

1. 基础体温测定　周期性连续的基础体温测定可以大致反映排卵和黄体功能，但不能作为独立的诊断依据，推荐结合其他排卵监测的方法辅助使用。

2. B 超监测卵泡发育　推荐使用经阴道超声，检测内容包括：①子宫大小和形态、肌层回声、子宫内膜的厚度和分型。②卵巢基础状态：卵巢的体积、双侧卵巢内 2～10 mm 直径的窦卵泡计数、优势卵泡的直径。③卵巢内异常回声的大小及回声特征。④是否有输卵管积水征象，是否有异常的盆腔积液征象。

3. 基础激素水平测定　一般在排卵异常和高育龄妇女（>35 岁）中进行。包括周期第 2～5 天的 FSH、LH、E_2，可反映卵巢的储备功能和基础状态；TSH 反映甲状腺功能，PRL 反映是否存在高泌乳素血症，T 反映是否存在高雄激素血症等内分泌紊乱导致的排卵障碍。

4. 输卵管通畅度检查

（1）子宫输卵管碘油造影：在自然月经周期、短效避孕药使用周期或排卵周期，阴道流血干净后 3～7 天进行。观察造影剂注入子宫和输卵管的动态变化，注意输卵管走行、形态、位置，以及盆腔内造影剂弥散情况。

（2）子宫输卵管超声造影：通过向宫腔内推注液体或造影剂，可在超声下观察宫腔的形态和占位，同时观察输卵管的通畅情况。

5. 宫腔镜检查　观察子宫腔形态、内膜的色泽和厚度、双侧输卵管开口，是否有宫腔粘连和息肉、黏膜下肌瘤等病变。联合腹腔镜时可分别在输卵管内口插管，注射染料（亚甲蓝），以判别输卵管的通畅度。

6. 腹腔镜检查　可与腹腔镜手术同时进行，用于盆腔情况的检查诊断，直视下观察子宫附件的大小和形态以及输卵管的形态、有无盆腔粘连等，同时可以进行腹腔镜粘连分离术和异位病灶电灼术、子宫肌瘤剔除术等。输卵管通液试验时可在直视下观察输卵管的形态、通畅度及周围有无粘连。

7. 男方精液检查　一般在禁欲后 3～7 天检查，以了解是否存在男性不育的因素。

根据不孕症的病因，我们又可以将不孕症分为输卵管炎性不孕症、排卵障碍性不孕症、免疫性不孕症、子宫内膜异位症性不孕症以及生殖器结核性不孕症等。

二、输卵管炎性不孕症

（一）概述

输卵管炎性不孕症多因盆腔慢性炎症导致输卵管粘连、积水、僵硬、扭曲或闭塞，使输卵管丧失传送精子、卵子及受精卵的功能，或造成精卵结合障碍而发展为不孕症。中医古籍中虽然没有"输卵管炎性不孕症"这一病名，但有许多关于子宫、输卵管的描述。提及女性生殖系统解剖的有《格致余论》，其中云："阴阳交媾，胎孕乃凝所藏之处，名曰子宫。一系在下，上有两歧，一达于左，一达于右。"《素问·奇病论》有曰"胞络者系于肾"。古籍条文中所谓"两歧""胞络"对应的就是现代解剖学的输卵管。从症状的描述上，"输卵管炎性不孕症"可对应见于"无子""全不产""断绪""带下病""妇人腹痛""癥瘕"等篇章。

（二）病因病机

1. 西医病因病机　据 WHO 统计，各国不孕症的发生率一般在 5%～15%，其中输卵管阻塞性疾病所致的不孕症约占女性不孕的 30%。输卵管阻塞为女性不孕症的常见因素，且存在逐年增多的趋势。导致输卵管阻塞的病因有很多，包括先天性因素（如输卵管先天发育异常）和后天性因素（如输卵管炎症、输卵管结核、子宫内膜异位、手术后损伤粘连等），其中输卵管炎症是首要致病因素。随着人类现代社会生活方式的改变，性传播疾病及妇女宫腔操作机会增多，容易引起生殖道局部感染与损伤，从而增加了病原体经生殖道上行至盆腔感染的机会。盆腔感染累及输卵管时会引起输卵管黏膜炎，重者引起输卵管黏膜粘连，导致输卵管管腔狭窄和闭塞，影响自然受孕。

国内外研究证实,沙眼衣原体、解脲支原体是引起盆腔感染、导致不孕的重要病原体。沙眼衣原体及解脲支原体感染病情隐匿,常常无明显临床症状,容易被患者忽视而未能及时诊疗,导致感染传播和反复迁延至慢性感染,最终造成输卵管炎性不孕症。

2.中医病因病机 中医无本病名,因它最终导致不孕,故属"不孕"范畴。根据症状、体征、辅助检查,结合病史分析,本病因情志抑郁,肝失条达,疏泄失常,气机不利致胞脉瘀阻;或因房室纵欲,频繁人流,腹部手术等致血不归经而瘀血内停;或因经期,手术不洁,湿热之邪入侵、与瘀血搏结而使胞脉阻滞;或脾肾阳虚,清浊升降失司,痰浊水湿,占据血室致痰瘀互结于冲任胞脉而形成不孕。其中血瘀是其主要病机,病位在胞脉。

（三）诊断要点

以女性无避孕性生活至少12个月而未孕,结合妇科检查、基础激素水平测定、输卵管通畅度检查、男方精液检查、免疫学检查及支原体、衣原体等病原体检查,确定病因在输卵管者即可确诊本病。

（四）辨证论治

1.寒凝瘀痰互结型 小腹胀痛有冷感,腰骶酸胀或冷痛不适,带下量多,色白质稀;或伴形寒肢冷,经期腹痛加重;或见月经延后、量少、色紫暗,舌质淡暗,苔白厚或滑腻,脉沉弦或弦紧。

（1）治法:温经活血,燥湿化痰。

（2）方药:温经汤合二妙散。

①组方:吴茱萸、麦冬(去心)各9g,当归、白芍、川芎、人参、桂枝、阿胶、牡丹皮(去心)、生姜、甘草、半夏各6g,黄柏9g,苍术15g。

②方解:方中吴茱萸、桂枝温经散寒,通利血脉,其中吴茱萸功擅散寒止痛,桂枝长于温通血脉。当归、川芎活血祛瘀,养血调经;牡丹皮既助诸药活血散瘀,又能清血分虚热。阿胶甘平,养血止血,滋阴润燥;白芍酸苦微寒,养血敛阴,柔肝止痛;麦冬甘苦微寒,养阴清热;三药合用,养血调肝,滋阴润燥,且清虚热,并制吴茱萸、桂枝之温燥。人参、甘草益气健脾,以资生化之源,阳生阴长,气旺血充;半夏、生姜辛开散结,通降胃气,以助祛瘀调经;其中生姜又温胃气以助生化,且助吴茱萸、桂枝以温经散寒。黄柏清相火,苍术燥湿化痰。诸药合奏温经活血、燥湿化痰之功。

2.湿热瘀结型 小腹胀痛或刺痛,痛处固定,腰骶胀痛,带下量多、色黄味臭;或伴神疲乏力或四肢倦重,经期腹痛加重,月经量多或伴经期延长;或见阴道不规则出血,小便黄,大便干燥或溏而不爽,舌质红或暗红,见边尖瘀点或瘀斑,苔黄腻或白腻,脉弦滑或弦涩。

（1）治法:清热利湿,化瘀通络。

（2）方药：二妙散合少腹逐瘀汤。

①组方：黄柏 15 g、苍术 15 g、小茴香 10 g、干姜 6 g、延胡索 15 g、制没药 6 g、当归 12 g、川芎 9 g、肉桂 3 g、赤芍 12 g、蒲黄 12 g、五灵脂 6 g。

②方解：方中黄柏取其苦以燥湿，取其寒以清热，其性沉降，长于清下焦湿热；苍术，辛散苦燥，长于健脾燥湿；小茴香、肉桂、干姜味辛而性温热，入肝肾而归脾，理气活血，温通血脉；当归、赤芍入肝，行瘀活血；蒲黄、五灵脂、川芎、延胡索、制没药入肝，活血理气，气行则血活。全方共奏清热利湿、化瘀散结之功。

3.肾虚血瘀型　小腹坠胀疼痛，腰脊酸痛，膝软乏力，白带量多质稀，或头晕耳鸣，或月经后期、量少，舌暗，脉弦细或沉弦。

（1）治法：补肾活血。

（2）方药：补肾活血汤加减。

①组方：熟地、补骨脂、菟丝子、杜仲各 12 g，枸杞子、归尾、山茱萸、肉苁蓉各 12 g，制没药 6 g，独活 12 g，红花 9 g，金刚藤、薏苡仁各 20 g。

②方解：熟地、杜仲、菟丝子、补骨脂、枸杞子、山茱萸、肉苁蓉填补精血，久病致虚者，尤宜大剂补益肝肾骨之品；配以归尾、红花、独活、制没药活血祛瘀、通络止痛；金刚藤、薏苡仁清热祛湿。诸药达到补肾活血、标本兼治之效。

（五）西医治疗

目前西医临床主要的治疗方法包括单纯抗炎治疗、宫腔加压通液治疗、内窥镜治疗、辅助生殖技术、介入再通术等。

①单纯抗炎治疗或宫腔加压通液治疗：对于炎症粘连或瘢痕形成的输卵管闭塞难以取得满意的效果。

②腹腔镜、宫腔镜等内窥镜治疗：能较好地恢复输卵管的形态，但存在风险高、技术复杂、费用昂贵等不足，而且在术后输卵管功能恢复方面疗效不确切。

③辅助生育技术：可以提高宫内妊娠率，但是操作难度大，费用高，成功率较低，且存在多胎妊娠或卵巢过度刺激综合征等并发症的风险。

④介入再通术：操作方便，创伤小，价格便宜，且再通成功率高，但由于盆腔感染的持续存在，再通的输卵管会再次闭塞，以致影响正常受孕，降低治疗后的宫内妊娠率。

（六）典型病案

柯某，女，32 岁。主诉：未避孕 2 年未孕。

病史：患者结婚 6 年，4 年前剖宫产一女婴，2 年前因右侧输卵管峡部妊娠行腹腔镜下右输卵管切除术。近 2 年未避孕未孕，患者月经规则，月经量偏少，色暗红，有小血块，经期少腹隐痛，伴腰骶部酸痛。平素带下较多，色黄，质黏腻，烦躁易怒，口苦咽干，舌质红，苔黄腻，脉弦滑数。

于我科就诊后,行输卵管造影检查,提示右侧输卵管间质部梗阻,左侧输卵管上举,通而不畅,造影剂弥散符合输卵管炎症表现。遂行输卵管再通术,术后给予金刚藤30 g、红藤 15 g、败酱草 15 g、制乳没各 6 g、延胡索 10 g、枳壳 10 g、当归 12 g、赤芍 12 g、薏苡仁 15 g、山楂 15 g、皂角刺 10 g、鳖甲 9 g(先煎)。口服,15 剂后患者诉大便溏泄,去方中枳壳、当归、赤芍,加丹参 30 g、木香 10 g、砂仁 10 g(后下)、白术 12 g。继服,同时配合针灸理疗治疗 3 个月。治疗期间,患者诉经期小腹疼痛明显好转,黄黏带下明显减少。3 个月后复查输卵管造影,提示右侧输卵管间质部梗阻,左侧输卵管通畅、上举。遂建议患者解除避孕,3 个月后受孕成功。孕 37^{+3} 周剖宫产一女婴。

(七) 外治疗法

(1)针灸治疗。

①体针:选穴三阴交、中极、关元、肾俞,气滞血瘀配气海、血海;痰湿内阻配足三里、太溪、天枢,可灸。

②脐灸、督灸。

(2)耳穴埋豆:选穴肾、肝、脾、内分泌、内生殖器、皮质下、子宫等。

(3)中药离子导入。

(4)中药保留灌肠等。

三、排卵障碍性不孕症

(一) 概述

排卵障碍性不孕症占不孕症的 20%~35%,占女性不孕症的第二位,是一种常见的内分泌功能失调性疾病。主要表现为卵泡发育障碍和卵泡成熟后不破裂。根据WHO 相关标准将无排卵疾病分为 3 型。①Ⅰ型为下丘脑垂体功能减退,低促性腺激素性性腺功能减退,如下丘脑性闭经。②Ⅱ型为下丘脑垂体功能失调,促性腺激素和雌激素生成功能失调引起无排卵,如多囊卵巢综合征等。③Ⅲ型为卵巢性功能衰竭,高促性腺激素性性腺功能减退,卵巢对促性腺激素无反应,如卵巢早衰等。其中无排卵主要是由下丘脑-垂体-卵巢轴功能性和器质性异常所致,临床表现为月经初潮年龄较大,月经量少,月经后退或稀发,或闭经,或崩漏不止,或溢乳、不孕等,属于中医学"闭经""崩漏""月经后期""月经过少"等范畴。

(二) 病因病机

1.西医病因病机 现代医学认为,女性生殖系统存在周期性变化,下丘脑、垂体、卵巢之间的相互调节、相互制约是生殖内分泌的核心,称为下丘脑-垂体-卵巢轴。正常排卵周期的建立有赖于完整的下丘脑-垂体-卵巢轴的调节功能。这种复杂的生理调节功能是通过卵巢来实现的,即卵细胞的发生和卵泡的成熟排出及伴随这一过程的甾体激素的生成。其中任何一个环节异常均可导致卵泡发育缓慢,卵泡发育至一定程度闭锁,无优势卵泡形成,成熟卵泡不破而致不孕。

2. 中医病因病机 中医认为排卵障碍性不孕症是涉及多种原因的疑难病证。要求孕育,调经是先决条件。《妇科要旨》云:"妇人无子,皆由经水不调,经水所以不调者,皆由内有七情之伤,外有六淫之感,或气血偏盛,阴阳相乘所致。种子之法就在于调经之中。"月经正常是卵泡能够正常发育、成熟及排出的外在表现,同时也是形成胎孕的前提条件。而月经的产生和调节关系最密切的是肾、肝、脾及肾-天癸-冲任-胞宫生殖轴的平衡协调。肾主生殖,主藏精,肝主藏血,主疏泄,肾气充足、肝气疏泄有度是卵泡发育成熟及排卵的前提,气血畅达卵才能顺利排出。肝气郁结,冲任失于疏泄;气血瘀滞,冲任受阻;脾虚痰浊内生,壅塞冲任胞脉,均会导致排卵障碍,而肾中精气不足,乃排卵障碍性不孕症的基础病机,临床上卵巢功能障碍的不孕患者,都有不同程度的肾虚表现。故本病的病机主要有肾虚、肝郁、瘀滞胞宫,痰湿内阻等所致脏腑功能失调,冲任气血紊乱,胞宫不能摄精成孕。不孕症病程一般较长,都以年计,其病机常涉及多个脏腑气血阴阳失调,多表现兼夹发病,因此骆氏认为排卵障碍是综合因素作用的结果。然而因女性生殖与肝肾功能最为密切,故认为肾虚和肝郁是不孕症的病机本质,而血瘀和痰湿是最常见的继发病机。

(1)肾虚:"经水出诸肾"(《傅青主女科》),"月水全赖肾水施化"(《医学正传》),因此,月经的产生以肾为主导。肾为先天之本,主生殖,为天癸之源,冲任之本,肾气盛衰决定月经是否按时来潮,从而构成了"肾-天癸-冲任-胞宫"的中医生殖轴,女性一生的生殖活动都在肾的主宰之下。肾主藏精,就女子而言,肾所藏之精,包括其本身生殖之精,似与现代医学之"卵子"同属,又精血同源,精能化血,精是形成月经的物质基础。肾中精气充盛,则天癸产生,而达冲任,使任通冲盛,聚阴血以注于胞宫,周而复始,形成一月一行之月经。女子进入青春期,只有肾精天癸充盛,冲任通达,经行条畅,才能产生优质的卵子。卵子是生殖之精,藏于肾,其发育成熟与肾精充盛密切相关,而冲任气血和畅则是排卵的条件。肾精亏损,肾气不足或房事不节、反复流产损伤肾气,或高龄,肾气渐虚,则冲任虚衰,致卵泡发育不良或无排卵,不能摄精成孕;或素体肾阳虚或寒湿伤肾,肾阳亏虚,命门火衰,阳虚气弱,则生化失期,有碍卵子的发育或排出,且不能触发氤氲乐育之气,致令不能摄精成孕;或素体肾阴亏虚,或房劳多产、久病失血,耗损真阴,天癸乏源,冲任血海空虚,皆影响卵子的发育与排出,不能摄精成孕。

(2)肝郁:叶天士提出"女子以肝为先天",强调了肝在妇科的重要地位。朱丹溪云:"主闭藏者,肾也;主疏泄者,肝也。"肾之开合,除了与肾阳有关外,与肝之疏泄功能亦密切相关。肾与肝,一藏一泄,共同协调女子生殖功能,促使卵子有规律地排出。肝肾功能失调,则藏泻失度,开合无节,冲任不调而为病。肝藏血,为"血海"。脏腑所化生之气血,除营养周身以外,储藏于肝。肝的藏血功能与疏泄作用须相互协调,肝气条达则血脉流畅,肝血下注冲脉胞宫,使卵泡得以按期生长成熟,卵子得以按期排出,则月经正常。肝为刚脏,性喜条达而恶抑郁,女子阴性凝结,易于怫郁。《鹤塘医话》云:"女子善怀而多郁,又性喜褊隘,故肝病尤多。"肝气郁结,疏泄不利,若素性忧郁,或七情内伤,情怀不畅;或由久不受孕,承受家庭社会和自身的心理压力,继发肝气不舒,导致情绪低落,忧郁寡欢,气机不畅;气血不和,冲任不调,胞脉不畅,就会阻滞天癸气血等物质的输布,月事不潮,排卵不畅,则胞宫不能摄精成孕。即只有肝的疏泄功能正常,卵子才能有规律地排出。

(3)瘀滞胞宫:冲任经脉气血和畅是排卵的条件,气血禀受脏腑生化,由经络输送,而脏腑经络的生理活动又需要气血充养才能正常进行,脏腑需气血长养而生精化气生血,经络赖气血充盈才能流通充盛。《灵枢·本脏》曰:"血和则经脉流行,营复阴阳。"冲为血海,任主胞胎,若血行违和,瘀聚留着,阻遏胞脉,冲任不畅,则成熟的卵泡不能破裂,卵子不能顺利排出。气滞、血瘀、寒、热、虚、实、外伤均可致瘀滞冲任,胞宫、胞脉阻滞不通,导致不孕,或经期、产后余血未净,房事不节,亦可致瘀,瘀积日久成此症。瘀血内停,阻滞冲任胞宫,故月经多推后,不能摄精成孕,故不孕;瘀血阻滞,冲任不畅,不通则痛,故经来腹痛,经色暗紫有血块;瘀阻胞宫,血不归经,故经来难净,或经间少量出血,舌暗脉涩,是瘀滞之症。

(4)脾虚湿盛:脾胃为后天之本,气血生化之源,主统血。脾主运化水谷精微以化生气血,又运化水湿,为水液代谢之枢纽。若脾虚,运化失职,水湿内停,聚湿成痰,痰浊阻滞,气机不畅,冲任二脉受阻,壅塞不通,也会影响卵子的成熟和排出,致月经停闭或不孕。《丹溪心法》曰:"若是肥盛妇人,禀受甚厚,恣于酒食之人,经水不调,不能成胎,谓之躯脂满溢,闭塞子宫。"《妇科心法要诀》云:"女子不孕之故,因体盛痰多,脂膜壅塞胞中而不孕。"此外,肾为先天之本,脾为后天之本,肾阳虚不能温煦脾阳,釜底无薪,则中阳亦虚,脾肾两虚,水湿蕴结成痰。亦有七情因素导致肝气郁结,横逆犯脾,气滞痰阻者。《证治要诀·卷三》曰:"善治痰者,不治痰而治气,气顺则一身津液随气而顺矣。"痰为有形之邪,积久不化,必然影响气机而致血瘀,痰瘀互结于冲任胞宫,加重病情,日久难愈。思虑过度,或饮食劳倦等损伤脾气,脾虚则运化失职,化源不足,导致卵子不能发育与排出。素体脾肾阳虚或劳倦思虑过度,饮食不节伤脾或肝木克脾,或肾阳虚不能温脾,脾虚则健运失司,水湿内停。肾阳虚则不能化气行水,湿聚成痰;或嗜食膏粱厚味,痰湿内生,躯脂满溢,遮盖子宫,壅塞冲任,影响卵子的发育与排出;或痰阻气机,气滞血瘀,痰瘀互结,既不能启动氤氲乐育之气,又影响卵子的排出而致不孕。

（三）诊断要点

以女性无避孕性生活至少 12 个月而未孕,结合妇科检查、基础激素水平测定、输卵管通畅度检查、男方精液检查、免疫学检查及支原体、衣原体等病原体检查,确定病因在排卵异常者即可确诊本病。

（四）辨证论治

1. 肾气虚弱证 婚久不孕,月经不调或停闭,月经量或多或少,色暗,头晕耳鸣,腰膝酸软,精神疲倦,小便清长,舌淡,苔薄,脉沉细,尺弱。

(1)治法:补肾益气,温养冲任。

(2)方药:毓麟珠。

①组方:党参 12 g,白术、茯苓各 10 g,炙甘草 3 g,当归、川芎、白芍、熟地各 10 g,菟丝子、杜仲、鹿角霜各 12 g,川椒 5 g。

②方解:方中四物汤补血;四君子汤健脾益气;菟丝子、杜仲、鹿角霜温养肝肾,调补冲任,补阴益精;川椒温肾助阳。全方既温养先天肾气以生精,又培补后天脾胃以生血,使精血充足,冲任有养,胎孕易成。

2. 肝郁证 婚久不孕,经前双乳、小腹胀痛,月经周期先后不定,经血夹块,情志抑郁不畅,或急躁易怒,胸胁胀满,舌质暗红,脉弦。

(1)治法:疏肝解郁,养血理脾。

(2)方药:开郁种玉汤加减。

①组方:当归、白芍、白术各 10 g,茯苓、丹皮、香附各 12 g,花粉 8 g,香附 10 g,青皮、柴胡、红花各 6 g,郁金 12 g,川楝子 6 g,丹参、川芎、泽兰、延胡索各 10 g。

②方解:方中当归、白芍养血柔肝,白术、茯苓健脾培土,丹皮凉血活血,香附理气解郁调经,花粉清热生津,香附、青皮、柴胡、郁金、川楝子调气行滞解郁,丹参、川芎、红花、泽兰活血调经,延胡索行气活血止痛,以发挥行气调经种玉之功。

3. 血瘀证 婚久不孕,月经后期,月经量多少不一,色紫夹块,经行腹痛,小腹作痛不舒或腰骶骨疼痛拒按,舌暗或紫,脉涩。

方药:少腹逐瘀汤加减。

①组方:当归、赤芍各 10 g,红花、桃仁各 9 g,五灵脂 12 g,小茴香、制香附、枳壳各 6 g,丹参、牛膝各 10 g,桂枝 5 g,薏苡仁 15 g。

②方解:方中当归、赤芍、红花、桃仁、五灵脂、丹参活血化瘀;制香附、小茴香、枳壳理气行滞;桂枝温通,牛膝、薏苡仁引血下行。全方共奏行气活血、温经散寒、调理冲任之功。

4. 脾虚痰湿证 婚久不孕,经行后期,月经量少或闭经,带下量多质稠,形体肥胖,头晕心悸,胸闷呕恶,苔白腻,脉滑。

(1)治法:健脾燥湿,调理冲任。

(2)方药:启宫丸合补中益气丸加减。

①组方:制半夏、苍术、香附各10 g,神曲、茯苓、陈皮各10 g,党参、黄芪各12 g,当归、白术各10 g,川芎、升麻、柴胡各6 g,甘草3 g。

②方解:方中制半夏、陈皮、苍术、茯苓运脾燥湿化痰;神曲消积化滞;香附、川芎行气活血,调理冲任;党参、黄芪、甘草益气健脾;升麻、柴胡升阳化湿;当归、白术健脾养血。全方共奏益气升阳、化痰和血、调经种子之功。

(五)西医治疗

1. 积极治疗引起排卵障碍的原发疾病 高泌乳素血症使用溴隐亭;多囊卵巢综合征使用短效口服避孕药(达英-35、优思悦);卵巢储备功能下降、低促性腺激素性闭经使用雌孕激素序贯疗法(芬吗通、克龄蒙、补佳乐+黄体酮)。一般3个月为一个疗程。

2. 促排卵治疗

(1)来曲唑(LE)。

①中枢性作用:通过抑制芳香化酶活性,抑制雄激素向雌激素转化,以显著降低雌激素水平,从而解除其对下丘脑-垂体-卵巢轴的负反馈,引起垂体FSH分泌的增加,直接促进早期卵泡发育。

②外周性作用:在卵巢中使雄激素暂时蓄积,从而增加FSH受体表达,扩大FSH效应,间接促进早期卵泡发育;此外,卵巢内雄激素的蓄积能刺激类胰岛素生长因子1(IGF-1)和其他旁分泌和自分泌因子的表达,增强卵巢对激素的敏感性,与FSH起协同作用。

(2)氯米芬(clomiphene):利用其与垂体雌激素受体结合产生低雌激素效应,反馈性诱导内源性促性腺激素分泌,促使卵泡生长。适用于体内有一定雌激素水平者,用药周期应行经阴道超声监测卵泡,卵泡成熟后用人绒毛膜促性腺激素(HCG)5000 IU肌内注射,36小时后可自发排卵。

(3)人绒毛膜促性腺激素(HCG):结构与IH极相似。常在促排卵周期卵泡成熟后,一次注射5000 IU模拟内源性LH峰值作用,诱导卵母细胞成熟分裂和排卵发生。

(4)尿促性素(HMG):系从绝经后妇女尿中提取,又称绝经后促性腺激素,75 IU制剂中理论上含FSH和LH各75 IU,可促使卵泡生长发育成熟。一般于周期第2~3日起,每日或隔日肌内注射75~150 IU,直至卵泡成熟,用药周期应行经阴道超声监测卵泡生长,卵泡发育成熟后给予HCG 5000 IU肌内注射。

(5)辅助生殖技术:对于无上述治疗适应证或上述治疗无效者,可考虑辅助生殖技术。

（六）典型病案

魏某,女,28岁。主诉:婚后未避孕3年未孕。

病史:患者平素月经不规则,4～5天/2～3月,经量偏少,色暗红,平素带下偏少,易口干,烦躁易怒,夜寐不佳,舌质红,苔少,舌边有裂纹,脉弦细数。

妇科检查:外阴发育正常,阴道通畅,宫颈表面光滑,子宫后位,大小活动正常,双侧附件未及异常。辅助检查:月经第3天性激素检测示 TSH 4.62 mmol/L,LH 10.59 mmol/L,T 0.502 ng/mL,E_2、PRL 正常;月经第13天阴道 B 超提示内膜厚 0.58 cm,双侧卵巢未见优势卵泡。

中西药配合调理月经3个月,月经基本规则后,于经后初期给予当归12 g、白芍 12 g、山药15 g、丹皮10 g、茯苓12 g、山茱萸10 g、泽泻10 g、女贞子12 g、怀牛膝10 g、生地10 g、石斛12 g、夜交藤15 g、绿萼梅9 g、香附10 g。煎水口服10剂,B超监测可见左侧卵巢内有一大小约16 cm×15 cm卵泡,继服3剂,去生地、石斛、夜交藤,加覆盆子10 g、枳壳10 g、鳖甲3 g、芫蔚子12 g。再次B超监测见卵泡大小约18 cm×17 cm,遂给予柴胡10 g、赤白芍各12 g、枳壳10 g、陈皮12 g、川芎10 g、当归12 g、熟地10 g、山药15 g、山茱萸12 g、丹皮9 g、泽泻10 g、车前子10 g(包煎)、续断10 g、五灵脂10 g、鹿角胶6 g。煎水口服7剂。两周后回诊,月经未至。查血:β-HCG 3302 mmol/L,P>40 ng/L。孕期正常,于孕39^{+3}周成功顺产一男婴。

（七）外治疗法

1.针灸治疗

(1)治则:肾虚者益肾养血,调补冲任,针灸并用,为补法;肝郁者疏肝解郁,理血调经,只针不灸,为泻法;寒凝血瘀者温经散寒,活血化瘀,针灸并用,为泻法;痰湿内阻者燥湿化痰,行滞调经,针灸并用,为泻法。

(2)主穴:关元、大赫、三阴交、次髎、秩边。

(3)加减:肾阳虚者加灸命门、肾俞温肾助阳;肾阴虚者加太溪、肾俞、血海滋肾养血;肝郁者加太冲、合谷、膈俞疏肝行气;寒凝血瘀者加灸神阙、命门、气海;痰湿内阻者加丰隆、阴陵泉化痰通络、利湿导滞。

(4)操作:关元、大赫,针刺补法加灸或平补平泻;三阴交,虚补实泻,亦可加灸;次髎、秩边,要求针灸朝前阴方向刺入2～3寸,有针感向前阴放射为佳。

2.耳针 取肾、肝、皮质下、神门、内分泌、内生殖器、交感。每次选3～5穴,毫针中度刺激,留针15～30 min;也可用王不留行籽贴压于穴位上,每3～7日换1次。

3.头针 取顶中线、额旁3线(双)、生殖区(双)。毫针刺,留针30～60 min,反复运针。

4.皮肤针 在下腹部任脉、脾经、肝经和腹股沟以及下肢足三阴经循行线上轻轻叩刺,以局部皮肤潮红为度。

5.穴位埋线 取关元、归来、足三里、三阴交、肾俞。采用一次性医用埋线针,将4-0 号可吸收性外科缝线埋入穴位。

6.穴位注射 取关元、次髎、秩边、三阴交。每次选 2～3 穴,用丹红注射液、人胎盘组织液等中药制剂或维生素 B_{12} 注射液,每穴注入药液 0.5～1 mL。

四、免疫性不孕症

(一) 概述

免疫性不孕症是指患者排卵及生殖道功能正常,无致病因素,配偶精液常规检查在正常范围,由生殖系统抗原的同种免疫或自身免疫引起的常见病和多发病之一,占各种原因不孕症的 20%～40%。该病的种类很多,但多是由生殖系统抗原的自身免疫或同种免疫引起。精子、精浆、透明带和卵巢这些生殖系统抗原在特定的情况下均可产生自身免疫或同种免疫,产生相应的抗体,阻碍精子与卵子的结合,导致不孕症。

自 Rumke 研究发现部分不孕症患者的血清中存在着抗精子抗体以来,免疫性不孕症便引起了人们广泛关注。随着生殖免疫学的发展,相关抗体相继被研究发现,如抗精子抗体(ASAb)、抗子宫内膜抗体(EMAb)、抗卵巢抗体(AOAb)、抗心磷脂抗体(ACA)、抗透明带抗体(AZPAb)、抗滋养层抗体(ATAb)、抗核抗体(ANA)及封闭抗体等。随着研究的进一步深入,专家们发现免疫抗体通过不同的免疫机制影响受孕的不同环节而引起不孕。ASAb 可使精子活力下降、不易穿透宫颈黏液,干扰精子的获能与顶体反应,阻碍精子和卵子的结合,活化巨噬细胞,破坏配子胚胎而引起早期流产;EMAb 干扰和妨碍受精卵的着床和胚囊的发育,造成不孕及早期流产;AOAb 影响卵泡的发育、卵巢的排卵功能和胚胎的着床;ACA 可使血管内皮损伤、血管收缩,影响胎盘的供血及供氧导致流产;AZPAb 可阻止精子对卵细胞的附着与穿透,透明带自身抗体可引起母胎免疫识别过度,主要为自身免疫异常,增加了母体对胎儿-胎盘的免疫损伤作用,加速了对胚胎的免疫排斥反应,加之 AZPAb 对含透明带的孕卵产生直接损伤作用,使孕卵即使着床也因前期的损伤作用而不能正常发育;滋养层具有特殊的免疫特性,在整个孕期为胎儿提供特殊的植入保护,ATAb 活化巨噬细胞对配子及胚胎产生毒性作用,造成胎盘组织和功能的改变,最终导致流产的发生;ANA 可穿透细胞膜,产生抗体介导的细胞毒作用,影响卵母细胞成熟和胚胎细胞分裂,使得胚胎发育减慢和质量降低,并且妊娠率和着床率降低;封闭抗体与表达于滋养层细胞的滋养细胞淋巴细胞交叉反应(TLX)抗原相结合,使胚胎免受母体杀伤性 T 细胞的攻击,如果妊娠时母体缺乏足够的保护性抗体(封闭抗体),则引起母体对胎儿的排斥而造成流产。

中医"免疫"一词的原始字意是"免除疫疬（即传染病）"，首见于明代医书的《免疫类方》："疫：疫疬之鬼，民皆疾也。"在两千多年前的《黄帝内经》中已有对传染病的描述：五疫之至，皆相染易，无问大小，症状相似。中医学有关免疫的思想与传染病的发生、发展有密切关系。中医学认为，相当于人体正常功能的"正气"是针对导致疾病的"邪气"而言的。正气存内，邪不可干。正气是指对疾病的抵抗能力，也即机体的免疫防御功能。

中医自古并无"免疫性不孕"之名，可将其归属于"不孕症""无子"疾病之范畴。

（二）病因病机

免疫抗体中任何一项阳性者，均可对孕育过程中的不同环节产生不利的影响，以致不孕或流产。现代医家认为免疫性不孕症的发生既有局部的湿热血瘀风毒原因，又有整体的肾脾肝、阴阳气血失调因素的影响。当属本虚标实之证。

1. 肾与免疫性不孕症 《素问·上古天真论》曰："女子七岁，肾气盛，齿更，发长；二七而天癸至，任脉通，太冲脉盛，月事以时下，故有子。"《傅青主女科》言："妇人受妊，本于肾气旺也，肾旺是以摄精。"不孕症的发生与肾的功能密切相关。肾为先天之本，主藏精，精化髓，髓充骨。人体的免疫细胞均起源于骨髓，骨髓是免疫系统的中枢免疫器官，在免疫应答及免疫调节过程中起着重要作用，所以肾与免疫密切相关，故免疫性不孕症主要责之于肾。

现代中药药理学研究表明，补肾类中药具有调节免疫平衡的作用，既可提高已被减弱的免疫稳定功能，又可消除有害的自身或同种免疫反应；同时具有内分泌激素样作用，能够使下丘脑-垂体-卵巢轴的调节功能得以改善，具有调经、促排卵、助孕及促进早期胚胎发育的作用。

2. 脾与免疫性不孕 《景岳全书·妇人规》云："妇人所重在血，血能构精，胎孕乃成。"脾胃为后天之本，气血生化之源，主运化水谷精微，滋养脏腑经脉及先天之精。《黄帝内经》又言："卫者水谷之悍气。"卫气源于脾胃，运行脉外，起到防御作用，与现代医学人体免疫密切相关，故有"脾为之卫"之说。阴虚及阳或素体脾肾不足，阳气偏虚，气化欠利，抗力减弱，不能温煦暖宫，致冲任胞宫失调，两"精"不能相搏而难以成孕。临床中部分中枢免疫器官（骨髓、胸腺）、外周免疫器官（淋巴结、脾脏）及其他淋巴组织的重量减轻、实质萎缩，以及骨髓细胞增殖分化和造血功能减弱等免疫力降低的临床表现与中医脾虚证候基本吻合。

3. 肝与免疫性不孕 《景岳全书·妇人规》云："产育由于气血，血由于情怀，情怀不畅则冲任不充，冲任不充则胎孕不受。"肝脏体阴而用阳，藏血，主疏泄，性喜条达而恶抑郁。肝主情志，肝疏泄有度则气机条畅，气血调和，则心情舒畅，情志活动正常；肝失疏泄,气机不畅则心情抑郁或急躁易怒。从免疫角度看,一切抗过敏、抗过分动态反应,不仅与肾阴有关,而且与肝阴关系更为密切。肝体阴而用阳,是阴脏中的阳脏,内寄相火,最易活动,一旦阴阳失去相对平衡,阴虚阳亢,致使肝风内动,生风化热,可使免疫功能亢进。所以骆氏认为免疫抗体阳性患者与血中有风毒有一定关系。《明堂五脏论》云:"肝者,干也。""干"即相卫之意;《素问》云:"肝者,将军之官。"旨在强调肝具御外之功。调肝方药如逍遥散能改善患者神经、内分泌、免疫等许多相关指标的变化,提高人体免疫力。

4. 湿热瘀结与免疫性不孕 《傅青主女科》曰:肥胖不孕是湿盛之故,湿盛者多肥胖,肥胖者多气虚,气虚者多痰涎。且肥胖之妇,其肉必满,遮隔子宫,不能受精,此必然之势也。况又加水湿之盛,以亦遂化精成水,又何能成妊哉? 素体脾虚,水湿不化,湿性趋下,下注胞宫,郁久化热,或素体虚弱,摄生不慎,如经行、产后卫生不洁等,湿热之邪乘虚而入,阻于冲任胞宫,湿性重浊黏腻,能影响精子的活动力,使精子产生凝集;热邪耗伤阴液,使精稠易凝;因此,湿热之邪阻滞,导致不能摄精成孕而致不孕。

在正常的机体中,具有种种保护机制,以避免其与抗原物质接触。但由于损伤、感染等因素破坏了正常机体的保护机制,就有可能引发机体免疫系统产生免疫应答反应。

又如感染损伤等湿热瘀结等局部因素使抗精子抗原通过被破损的生殖道黏膜上皮屏障与机体的免疫系统接触产生抗精子抗体(AsAb)。感染损伤可使局部组织的非特异性免疫反应加强,或者使具有免疫作用的细胞游移进入生殖道,与精子抗原接触后产生 AsAb,影响精卵结合,阻碍受精卵的着床,从而导致不孕。

(三) 诊断要点

以女性无避孕性生活至少 12 个月而未孕,或者可以受孕而胎儿在孕期丢失大于或等于 2 次,胎儿未能存活者,即有复发性流产(RA),结合妇科检查、基础激素水平测定、输卵管通畅度检查、男方精液检查、免疫学检查及支原体、衣原体等病原体检查,确定有免疫学依据或不明原因者即可确诊本病。

(四) 辨证论治

1. 肝肾阴虚型 可见月经多先期,经量偏少或多,经色红或暗红,黏稠,腰腿酸软,口干咽燥,或头晕心悸,五心烦热。舌质红,苔少,脉细数或带弦。

(1)治法:滋肝肾阴。

(2)方药:知柏地黄丸加减。

①组方:知母 10 g、黄柏 10 g、熟地 12 g、枸杞子 15 g、怀山药 15 g、山茱萸 12 g、牡丹皮 9 g、茯苓 15 g、泽泻 10 g、炒当归 12 g、炒白芍 12 g、生甘草 6 g。

②方义:方中的熟地滋肾阴,益精髓;山茱萸滋肾益肝;怀山药滋肾补脾;泽泻泻肾

降浊；牡丹皮泻肝火；茯苓渗脾湿；知母、黄柏清肝肾之虚火、相火；女子以血为本，炒白芍、炒当归、枸杞子养血柔肝；生甘草调和诸药，共奏滋肝肾阴之效。

2.脾肾阳虚型　月经多后期，经色偏淡或量少，腰膝酸软，头晕耳鸣或神疲乏力，大便不实，小便清长或频数，四肢不温，舌质淡红或边有齿痕，脉细或细软。

（1）治法：温肾健脾。

（2）方药：四君子合右归丸加减。

①组方：党参 15 g、炒白术 10 g、茯苓 15 g、炙甘草 6 g、熟地 12 g、怀山药 15 g、肉桂 3 g、山茱萸 10 g、枸杞子 10 g、菟丝子 10 g、当归 12 g、杜仲 10 g、鹿角胶 6 g。

②方义：方中肉桂、鹿角胶温补肾阳，填精补髓；熟地、枸杞子、山茱萸、怀山药滋阴益肾，养肝补脾；菟丝子补阳益阴，固精缩尿；杜仲补益肝肾，强筋壮骨；当归养血和血，助鹿角胶以补养精血；党参、炒白术、茯苓、炙甘草健脾益气。诸药配合，共奏温补肾阳、健脾益气之功。

3.湿热夹瘀型　经期尚准或先后不定，经色红，时夹血块。带下增多，色黄或气秽，质黏稠，小腹隐痛，以排卵期和经期为甚，或腰骶酸痛，口腻，小便色黄而短，舌质红，苔黄腻，脉细滑数或濡数。

（1）治法：利湿化瘀。

（2）方药：利湿化瘀汤加减。

①组方：制半夏 9 g、枳实 9 g、茯苓 30 g、丹参 15 g、川芎 9 g、赤芍 9 g、沙参 15 g、麦冬 9 g、五味子 9 g、红藤 12 g、败酱草 12 g。

②方义：方中制半夏、茯苓燥湿健脾；丹参、川芎、赤芍活血化瘀；沙参、麦冬滋肺阴，防止燥湿太过；五味子益气生津，补肾宁心；红藤、败酱草清热利湿。诸药合奏利湿化瘀之功。

（五）西医治疗

1.免疫性不孕症抗体阳性的治疗

（1）醋酸地塞米松：每次 0.75 mg，口服，每日 2 次。

（2）维生素 C 片：每次 100 mg，每日 3 次。

（3）维生素 E 软胶囊：每次 100 mg，每日 1～2 次。

（4）抗体转阴前屏障避孕：同房时使用避孕套。

2.封闭抗体阴性的治疗

（1）主动免疫治疗：多数学者认为孕妇外周血中封闭抗体的缺失与复发性流产（RA）密切相关，这种特殊的抗体能促进母体产生 IgG，可识别父体抗原，以此来保护胎儿。90％～95％的 RA 患者中，均未发现这种抗体，通过主动免疫增加母体封闭抗体量，能有效减少再次自然流产的发生。临床上多采用丈夫或第三方血清中的淋巴细胞作为抗原输入患者体内,刺激其免疫系统产生封闭抗体。

(2)被动免疫治疗:向 RA 患者外周血内输入丙种免疫球蛋白,使机体被动地产生抗体即为被动免疫。

(3)脂肪乳治疗:目前针对 RA 患者,大多采用主动或被动免疫治疗,但均需要运用血液制品,存在一定的缺陷及风险,如应用血液制品引起的变态反应、输血反应、感染及病毒的传播等,且其疗效不是很理想。脂肪乳作为一种给药载体,主要运用于消化道疾病、肝胆疾病、肿瘤等的营养支持。国外研究报道,脂肪乳的潜在作用机制可能是调节 NK 细胞功能和促进滋养层侵入性生长,促使母体的免疫逃逸,有效改善早孕结局。

(4)环孢素 A:环孢素 A(CsA)是一种强效免疫抑制剂,临床上主要用于肝、肾及心脏移植的抗排异反应,也可治疗免疫性疾病。合适剂量的 CsA 可作为一种调节免疫因子,抑制活性氧的生成,保护线粒体,诱导母胎免疫耐受,从理论上支持了 CsA 可改善胚胎发育和植入微环境,提高胚胎植入潜能的结论。

3.抗凝治疗 主要针对血栓前状态。

(1)阿司匹林。

(2)低分子肝素钠:低分子肝素作为一种特殊糖胺聚糖,具有硫酸化的作用,可与抗凝血酶原 3 发生结合并对其催化,还可对凝血酶 G 产生有效的抑制作用,降低其活性,有效缩短血液凝固时间,且低分子肝素不通过胎盘屏障,胎儿安全性更高。

(六)典型病案

胡某,女,31 岁。主诉:婚后未避孕 1 年未孕。

病史:患者结婚 1 年,性生活正常,未避孕未孕。平素月经规则,量偏少,色暗,有小血块,烦躁易怒,夜间五心烦热,劳累后腰膝酸软,舌质红、少苔,脉弦细数。

辅助检查:妇科 B 超、性激素检测、输卵管造影、男方精液常规未见异常。不孕全套提示抗子宫内膜抗体 IgG(+)、IgM(+)。

按调周法为原则进行治疗,经后期给予生熟地各 12 g、山茱萸 12 g、山药 12 g、泽泻 10 g、丹皮 9 g、知母 10 g、黄柏 6 g、枸杞子 12 g、菟丝子 12 g、当归 10 g、赤白芍各 10 g、柴胡 9 g、合欢皮 12 g、绿萼梅 6 g、薏苡仁 15 g、续断 10 g。煎水口服;经中期,上方去知母、黄柏、枸杞子,加皂角刺 10 g、茺蔚子 12 g、枳壳 10 g、茯苓 12 g;排卵后原方去柴胡、绿萼梅,加香附 12 g、鹿角胶 10 g、杜仲 12 g、怀牛膝 12 g。治疗 3 个月后抗体 IgM 转阴,继服 1 个月后 IgG 转阴,遂嘱患者监测卵泡备孕。2 个月后成功受孕,孕期顺利。于孕 38^{+4} 周顺产一男婴。

(七)外治疗法

1.针灸治疗

(1)体针:①主穴:三阴交、中极、关元。②配穴:肝肾阴虚配气海、肾俞;气血亏虚配气海、血海;肝经湿热配足三里、太溪、天枢。

（2）脐灸、督灸。

2.耳穴埋豆　取穴肾、肝、脾、内分泌、内生殖器、皮质下、子宫等。

五、子宫内膜异位症性不孕症

（一）概述

子宫内膜异位症（endometriosis，EMT，简称内异症）是指具有活性的子宫内膜组织（腺体和间质）出现在子宫内膜以外部位。异位内膜可侵犯全身任何部位，但绝大多数位于盆腔内，最常见于卵巢、宫骶韧带，其次为子宫、直肠子宫陷凹、腹膜脏层、阴道直肠隔等部位，所以通常称作盆腔子宫内膜异位症。本病主要见于生育年龄的妇女，约76％患者年龄在25～45岁，生育少、生育晚的妇女发病率明显高于生育多者，绝经妇女若用激素替代治疗也容易发生本病，且近年来发病率明显增高，是常见的妇科疾病之一。

子宫内膜异位症在病理形态上属良性病变，但具有类似恶性肿瘤的种植、侵蚀和远处转移的能力，可引起持续加重的盆腔粘连、疼痛和不孕，严重困扰着广大妇女的身心健康。就临床资料分析，子宫内膜异位症具有以下特点：①它是继发性痛经中常见的一种疾病。在卵巢内分泌影响下，这些异位的子宫内膜组织呈周期性改变，特别在经期或行经前后出现相应部位剧烈腹痛，故亦称为子宫内膜异位症性痛经。②本病患者的不孕发生率高达40％，引起不孕的原因复杂，与卵巢功能、精卵结合及运行、盆腔的内在环境、免疫功能等均有联系，中重度患者可因卵巢和输卵管周围粘连而影响受精卵的运输。③由于病情反复发作，疼痛进行性加剧，并引起不孕，故属于难治性疾病范畴。中医学中无"子宫内膜异位症"病名，可归属于"痛经""癥瘕""不孕""月经不调"等范畴。

（二）病因病机

子宫内膜异位症性疾病其病机在"瘀"，其本为虚，标为实，病机为肾虚瘀结。肾阳虚弱，经行感寒，或于经行不净之际进行宫腔操作，血行不畅，积于子宫，逆流于子宫之外，蕴结于脉络之间，形成血瘀。在病情演变过程中，有偏于肾阳虚弱者，有偏于瘀结者。兼气滞者，情志不畅，肝气不舒，经行不利，经血积滞于子宫胞络，不通则痛；兼气虚者，体质不足，脾胃薄弱，或大产流产后正气虚弱，气虚下陷，瘀浊郁结于胞宫；亦有兼阳虚者，脾肾阳虚，可致痰湿内阻，或经期产后胞脉正虚，湿热之邪乘隙而入，稽留冲任或蕴结胞中，湿热与经血相搏结，瘀滞不畅而发为痛经。湿热内阻者，病变更为复杂。

（三）诊断要点

以女性无避孕性生活至少 12 个月而未孕,结合妇科检查、妇科超声、基础激素水平测定、输卵管通畅度检查、男方精液检查、免疫学检查、CA 125 测定,支原体、衣原体等病原体检查,以及腹腔镜检查,确定因子宫内膜异位症所致不孕者即可确诊本病。

（四）辨证论治

本病虽以"瘀血内停"为主要病机,但治疗上应当根据月经周期的阴阳变化,证病结合,标本兼治,予活血化瘀,化痰软坚,补益肝肾,调理气血,分清主次,使病祛经调、任通冲盛而受孕。临床上分为肾虚瘀结证和肾阳虚证。

1. 肾虚瘀结证 经行不畅,色紫暗,有小血块,或经量过多,有大血块,小腹胀痛拒按,痛甚则恶心呕吐,四肢厥冷,面色苍白,舌质暗,边有瘀点,苔薄,脉弦。

（1）治法:活血化瘀,消癥止痛。

（2）方药:琥珀散加减。

①组方:琥珀粉（分吞）3 g、当归 10 g、赤芍 10 g、生蒲黄（包煎）6 g、延胡索 10 g、肉桂（后下）3 g、三棱 9 g、莪术 9 g、制乳没各 6 g、广陈皮 6 g、续断 10 g、广木香 6～9 g。

②方解:方中琥珀粉、当归、赤芍活血化瘀,为主;肉桂、续断温通化瘀,配合延胡索、三棱、莪术、制乳没、广陈皮理气行滞止痛,为辅。诸药共用,起到化瘀消癥止痛的作用。

2. 肾阳虚证 经行量或多或少,色紫暗,有大小不等之血块,或夹烂肉状血块,小腹坠痛,疼痛较剧,大便溏泄,腰酸明显,腰腹冷痛,面色无华,四肢亦冷,舌质紫,边有瘀点,苔薄白,脉细弦。

（1）治法:补肾助阳,化瘀止痛。

（2）方药:助阳消癥汤（夏桂成经验方）加减。

①组方:丹参 10 g、赤芍 12 g、续断 12 g、杜仲 12 g、紫石英（先煎）15 g、广木香 10 g、延胡索 10 g、五灵脂 10 g、生山楂 10 g、肉桂（后下）5 g、石打穿 12 g。

②方解:方中续断、杜仲、肉桂、紫石英温肾助阳,丹参、赤芍、石打穿、延胡索、五灵脂、生山楂活血化瘀止痛。

（五）西医治疗

治疗子宫内膜异位症性不孕症的根本目的是缩减和去除病灶,减轻和控制疼痛,治疗和促进生育,预防和减少复发。治疗方法应根据患者年龄、症状、病变部位和范围以及生育要求等加以选择,强调治疗个体化。症状轻或无症状的轻微病变可选用期待治疗;有生育要求的轻度患者经过全面诊断评估后可以先给予药物治疗,重者行保留生育功能手术。

1.期待治疗 仅适用于轻度子宫内膜异位症性不孕症患者,采用定期随访,并对症处理病变引起的轻微经期腹痛,可给予前列腺素合成酶抑制剂(吲哚美辛、萘普生、布洛芬)等;希望生育者一般不用期待治疗,应尽早促使其妊娠,一旦妊娠,异位内膜病灶坏死萎缩,分娩后症状缓解并有望治愈。

2.药物治疗 包括抑制疼痛的对症治疗、抑制雌激素合成使异位内膜萎缩、以阻断下丘脑-垂体-卵巢轴的刺激和调节出血周期为目的的性激素治疗,适用于有慢性盆腔痛、经期痛经症状明显、有生育要求及无卵巢囊肿形成患者。使患者假孕或假绝经的性激素疗法,已成为临床治疗子宫内膜异位症性不孕症的常用方法。

(1)口服避孕药:最早用于治疗子宫内膜异位症的激素类药物,其目的是降低垂体促性腺激素水平,并直接作用于子宫内膜和异位内膜,导致内膜萎缩和经量减少。长期连续服用避孕药造成类似妊娠的人工闭经,称假孕疗法。目前临床上常用低剂量高效孕激素和炔雌醇复合制剂,用法为每日 1 片,连续用 6～9 个月,此法适用于轻度子宫内膜异位症患者。副作用主要有恶心、呕吐,并警惕血栓形成风险。

(2)孕激素:单用人工合成高效孕激素,通过抑制垂体促性腺激素分泌,造成无周期性的低雌激素状态,且费用较低。所用剂量为避孕剂量的 3～4 倍,连续应用 6 个月,如甲羟孕酮等。患者在停药数月后痛经缓解,月经恢复。

(3)孕激素受体拮抗剂:米非司酮(mifepristone)与子宫孕酮受体的亲和力是孕酮的 5 倍,具有强抗孕激素作用,每日口服 25～100 mg,造成闭经,使病灶萎缩,副作用轻,无雌激素样影响。

(4)孕三烯(gestrinone):为 19-去甲睾酮甾体类药物,有抗孕激素、中度抗雌激素和抗性腺效应,能增加游离含量,降低性激素结合球蛋白水平,抑制 FSH、LH 峰值并减小 LH 均值。每周仅需用药 2 次,每次 2.5 mg,于月经第 1 日开始服药,6 个月为 1 个疗程。副作用较小,对肝功能影响较小且可逆,很少因转氨酶过高而中途停药,且用药量少、方便。

(5)达那唑(danazol):为合成的 17α-乙炔睾酮衍生物。抑制 FSH、LH 峰;抑制卵巢甾体激素生成并增加雌、孕激素代谢;直接与子宫内膜雌、孕激素受体结合抑制内膜细胞增生,导致内膜萎缩。用法:月经第 1 日开始口服 200 mg,每日 2～3 次,持续用药 6 个月。若痛经不缓解或未闭经,可加至每日 4 次。疗程结束后约 90% 症状消失。停药后 4～6 周恢复月经及排卵。副作用有恶心、头痛、潮热、乳房缩小、体重增加、性欲减退、多毛、痤疮、皮脂增加、肌痛性痉挛等,一般能耐受。药物主要在肝脏代谢,已有肝功能损害不宜使用,也不适用于高血压、心力衰竭、肾功能不全者。

（6）促性腺激素释放激素激动剂（GnRH-a）：为人工合成的十肽类化合物，其作用与体内 GnRH 相同，促进垂体 LH 和 FSH 释放，但其对 GnRH 受体的亲和力较天然 GnRH 高百倍，且半衰期长、稳定性好，抑制垂体分泌促性腺激素，导致卵巢激素水平明显下降，出现暂时性闭经，此疗法又称药物性卵巢切除。目前常用的 GnRH-a 类药物：亮丙瑞林 3.75 mg，月经第 1 日皮下注射后，每隔 28 日注射 1 次，共 3～6 次；戈舍瑞林 3.6 mg，用法同前。用药后一般第 2 个月开始闭经，可使痛经缓解，停药后在短期内排卵可恢复。副作用主要有潮热、阴道干燥、性欲减退和骨质丢失等绝经症状，停药后多可消失。但骨质丢失需 1 年才能逐渐恢复正常。因此在应用 GnRH-a 3～6 个月时可以酌情给予反向添加治疗提高雌激素水平，预防低雌激素状态相关的血管症状和骨质丢失的发生，可以增加患者的顺应性，如妊马雌酮 0.625 mg 加甲羟孕酮 2 mg，每日 1 次，或替勃龙 1.25 mg/d。

3. 手术治疗 适用于药物治疗后症状不缓解、局部病变加剧或生育功能未恢复者，较大的卵巢内膜异位囊肿者。腹腔镜手术是首选的手术方法，目前认为腹腔镜确诊、手术＋药物为子宫内膜异位症性不孕症的金标准治疗。本章节所述手术为保留生育功能手术，术后给予 3～6 个月的药物治疗，推迟复发。

（六）外治疗法

针灸治疗。①针灸：针刺关元、气海、气冲、足三里、三阴交、合谷、隐白等穴，可灸。②脐灸、督灸。

六、生殖器结核性不孕症

（一）概述

由结核分枝杆菌引起的女性生殖器炎症，称为生殖器结核（genital tuberculosis），又称结核性盆腔炎。近年因耐多药结核、艾滋病的增加以及对结核病控制的松懈，生殖器结核发病率有升高趋势。生殖器结核是全身结核的表现之一，常继发于身体其他部位结核如肺结核、肠结核、腹膜结核等，约 10% 的肺结核患者伴有生殖器结核。生殖器结核潜伏期很长，可达 1～10 年，多数患者在日后发现生殖器结核时，其原发病灶多已痊愈。

其中输卵管结核占女性生殖器结核的 90%～100%，即几乎所有的生殖器结核均累及输卵管。输卵管结核双侧性居多，但双侧的病变程度可能不同。输卵管增粗肥大，其伞端外翻如烟斗嘴状是输卵管结核的特有表现；也可表现为伞端封闭，管腔内充满干酪样物质；有的输卵管增粗，管壁内有结核结节；有的输卵管僵直变粗，峡部有多个结节隆起。输卵管浆膜面可见多个粟粒结节，有时盆腔腹膜、肠管表面及卵巢表面也布满类似结节，或并发腹水型结核性腹膜炎。

子宫内膜结核常由输卵管结核蔓延而来,占生殖器结核的 50％～80％。输卵管结核患者约半数同时有子宫内膜结核。早期病变出现在宫腔两侧角,子宫大小、形状无明显变化,随着病情进展,子宫内膜受到不同程度结核病变破坏,最后代以瘢痕组织,可使宫腔粘连变形、缩小。

卵巢结核占生殖器结核的 20％～30％,主要由输卵管结核蔓延而来,因有白膜包围,通常仅有卵巢周围炎,侵犯卵巢深层较少。少部分卵巢结核由血液循环播散而致,可在卵巢深部形成结节及干酪样坏死性脓肿。

宫颈结核常由子宫内膜结核蔓延而来或经淋巴或血液循环传播,较少见,占生殖器结核的 10％～20％。病变可表现为乳头状增生或溃疡,这时外观易与宫颈癌混淆。

盆腔腹膜结核多合并输卵管结核。根据病变特征不同分渗出型和粘连型。渗出型以渗出为主,特点为腹膜及盆腔脏器浆膜面布满无数大小不等的散在灰黄色结节,渗出物为浆液性草黄色澄清液体,积聚于盆腔,有时因粘连形成多个包裹性囊肿;粘连型以粘连为主,特点为腹膜增厚,与邻近脏器之间发生紧密粘连,粘连间的组织常发生干酪样坏死,易形成瘘管。

中医学中无"生殖器结核"这一病名,可归纳至"痨瘵""骨蒸""月经不调""不孕"等范畴。

(二)病因病机

本病是因正气不足,感染痨虫,侵蚀脏腑所致的具有传染性的一种慢性虚弱性疾病。痨虫传染是发病的唯一外因,先天禀赋不足,后天失调或病后失养,情志不遂,忧思过度,或劳倦伤脾,均可导致气血不足,正气虚弱,成为痨虫入侵引起发病的主要内因。"正气存内,邪不可干"。正气强弱不仅是发病的关键,也是痨瘵传变、转归的决定性因素。如正气较强,则能抗御痨虫,而逐渐趋于好转;如正气虚弱,则往往由一脏之虚而发展成多脏亏虚,病变由轻转重。

(三)诊断要点

本病常见月经不调、不孕、下腹坠痛及发热、盗汗等全身症状。临床诊断较为困难,根据子宫内膜病理学检查、X 线检查、腹腔镜检查、结核菌素试验等来明确诊断。

(四)辨证论治

1.阴津亏损 月经量多或月经淋漓不尽,色鲜红,小腹隐痛,或干咳,午后手足心热,皮肤干灼,口干咽燥,或有轻微盗汗;舌边尖红,苔薄,脉细或兼数。

(1)治法:滋阴润燥。

(2)方药:月华丸。

①组方:沙参 10 g、麦冬 10 g、天冬 10 g、生地 12 g、熟地 12 g、阿胶 10 g、山药 15

g、茯苓 15 g、桑叶 10 g、菊花 10 g、百部 15 g、川贝母 10 g、三七 3 g、獭肝 10 g。

②方解:方中麦冬、天冬、生熟地养阴;百部、川贝母止咳润肺;獭肝、阿胶养血止血;山药、茯苓健脾益气,脾肺双补;桑叶、菊花清肺热,为治标之法。全方配伍,共奏滋阴润燥、镇咳止血之效。

2. 虚火灼金 呛咳气急,时时咯血,血色鲜红,午后潮热,骨蒸,五心烦热,颧红,盗汗量多,口渴,心烦,失眠,性情急躁易怒,或胸胁掣痛,月经不调,形体日渐消瘦;舌红而干,苔薄黄或剥,脉细数。

(1)治法:滋养肺肾,清热除蒸。

(2)方药:百合固金汤合秦艽鳖甲散。

①组方:生地 12 g、熟地 12 g、百合 10 g、麦冬 10 g、贝母 15 g、当归 12 g、白芍 12 g、玄参 12 g、桔梗 12 g、甘草 10 g、秦艽 10 g、青蒿 12 g、柴胡 12 g、地骨皮 12 g、鳖甲 10 g、知母 9 g、乌梅 6 枚、当归 12 g。

②方解:百合固金汤功能滋养肺肾;秦艽鳖甲散滋阴清热除蒸。

3. 气阴耗伤 月经量少,血色淡红,咳嗽无力,气短声低,午后潮热,伴有畏风、怕冷,自汗与盗汗并见,纳少神疲,便溏,面色白,颧红;舌质光淡、边有齿印,苔薄,脉细弱而数。

(1)治法:益气养阴。

(2)方药:保真汤加减。

①组方:人参 12 g、黄芪 12 g、炒白术 12 g、白茯苓 15 g、赤茯苓 15 g、麦冬 10 g、天冬 10 g、生地 12 g、五味子 15 g、当归 12 g、白芍 12 g、熟地 12 g、陈皮 9 g、知母 9 g、黄柏 9 g、地骨皮 12 g、柴胡 10 g、厚朴 9 g、莲须 10 g、生姜 3 片、炙甘草 6 g、大枣 3 枚、百部 10 g、冬虫夏草 9 g。

②方解:此方为治疗劳证骨蒸体虚常用方,药用人参、黄芪、炒白术、白茯苓、炙甘草补益肺脾之气;天冬、麦冬、生地、熟地育阴养荣,填补精血;柴胡、当归、白芍疏肝养肝;地骨皮、知母以阴退热。诸药共用,可起益气养阴兼清虚热之功效。

4. 阴阳虚损 经少、经闭,血色暗淡,潮热,自汗,盗汗,声嘶或失音,面浮肢肿,心慌,唇紫,肢冷,形寒,五更泄泻,口舌生糜,大肉尽脱,舌质光淡隐紫,少津,脉微细而数,或虚大无力。

(1)治法:滋阴补阳。

(2)方药:补天大造丸。

①组方:人参 12 g、黄芪 12 g、白术 12 g、山药 15 g、茯苓 15 g、枸杞子 15 g、熟地 12 g、白芍 12 g、龟甲胶、鹿角胶、紫河车各 10 g,当归、酸枣仁、远志各 15 g,杜仲 12 g、五味子 10 g。

②方解:方中鹿角胶填精益髓;紫河车治一切虚损,安心养神,益气补精;杜仲、五味子补肾固精,酸枣仁、茯苓宁心安神。全方共凑填精固肾、益气养血之功。肾主藏精,为一身之根本,五脏所伤,穷必及肾。全身气血旺盛,则肾强精充,藏而不泄。

（五）西医治疗

采用抗结核药物治疗为主、休息营养为辅的治疗原则。

1. 抗结核药物治疗 抗结核药物治疗对 90％女性生殖器结核有效。药物治疗应遵循早期、联合、规律、适量、全程的原则。采用异烟肼、利福平、乙胺丁醇及吡嗪酰胺等抗结核药物联合治疗 6～9 个月,可取得良好疗效。推荐两阶段短疗程药物治疗方案,前 2～3 个月为强化期,后 4～6 个月为巩固期或继续期。2010 年 WHO《结核病治疗指南》指出生殖器结核的抗结核药物的选择用法、疗程参考肺结核病。常用的治疗方案如下。

(1)强化期 2 个月,每日异烟肼、利福平、吡嗪酰胺及乙胺丁醇四种药物联合应用;后 4 个月为巩固期,每日连续应用异烟肼、利福平(简称2HRZE/4HR);或巩固期每周3 次间歇应用异烟肼、利福平(2HRZE/4H3R3)。

(2)强化期,每日异烟肼、利福平、吡嗪酰胺、乙胺丁醇四种药联合应用 2 个月;巩固期,每日应用异烟肼、利福平、乙胺丁醇连续 4 个月(2HRZE/4HRE),或巩固期每周3 次应用异烟肼、利福平、乙胺丁醇连续 4 个月。

第一个方案可用于初次治疗的患者,第二个方案多用于治疗失败或复发的患者。

2. 支持疗法 急性患者至少应休息 3 个月,慢性患者可以从事部分工作和学习,但要注意劳逸结合,加强营养,适当参加体育锻炼,增强体质。

3. 手术治疗 出现以下情况应考虑手术治疗:①盆腔包块经药物治疗后缩小,但不能完全消退;②治疗无效或治疗后又反复发作者,或难以与盆腹腔恶性肿瘤鉴别者;③盆腔结核形成较大的包块或较大的包裹性积液者;④子宫内膜结核严重,内膜破坏广泛,药物治疗无效者。

为避免手术时感染扩散,提高手术后治疗效果,手术前后需应用抗结核药物治疗。由于生殖器结核所致的粘连常较广泛而紧密,术前应口服肠道消毒药物并做清洁灌肠,术时应注意解剖关系,避免损伤。虽然生殖器结核经药物治疗取得良好疗效,但治疗后的妊娠成功率极低,对不能自然妊娠者,可行辅助生育技术助孕。

七、未破卵泡黄素化综合征

（一）概述

未破卵泡黄素化综合征(LUFS),是指卵泡发育成熟后,卵泡未破裂而颗粒细胞发生黄素化,并分泌孕激素,使效应器官发生一系列类似排卵周期的改变。临床以月经周期正常,有类似排卵表现但持续不孕为主要特征。未破卵泡黄素化综合征是无排卵性月经的一种特殊类型,也是引起不孕的重要原因之一。中医多归属为"不孕症"范畴。

(二)中医辨证

肾虚血瘀:头晕耳鸣、口干、五心烦热,午后低热,带下量少,大便时干,小便短黄,经量少,色黑有块,经行小腹疼痛,拒按,舌质暗淡或有瘀点,苔薄白,脉细数。

(1)治法:补肾活血。

(2)方名:补肾促排卵汤。

①处方:炒当归 10 g、赤芍 10 g、炒白芍 10 g、淮山药 10 g、熟地 10 g、茯苓 10 g、山茱萸 9 g、续断 10 g、菟丝子 10 g、鹿角片 10 g、五灵脂 10 g、红花 5 g。

②方义:"肾藏精,主生殖",肾为生殖之根本。"肾气盛"是促进卵泡发育成熟最重要的物质基础,而排卵期氤氲之时是肾之阴精发展到重阴转阳的重要时期。若肾气不充,肾阳不足,则无力鼓动卵子排出;肾阳虚,血失温运,则迟滞成瘀,瘀血阻滞胞脉胞络,进一步增加卵子排出的困难。肾虚、血瘀互为因果,是本病的基本病机。治疗以补肾活血为法,以活血化瘀疏通冲任血气,并配合激发兴奋肾阳,补肾活血使之施泻而促排卵。补肾促排卵汤中续断、菟丝子、鹿角片、山茱萸补肾中阴阳,炒当归、炒白芍、熟地滋阴补血,五灵脂、红花、赤芍活血化瘀。方中药物协同作用,温补肾阳,调理冲任,祛瘀通络,促使成熟的卵泡破裂,卵子顺利排出。

(三)典型病案

季某,女,31 岁。2013 年 5 月 31 日初诊。

患者结婚 2 年未避孕未孕,夫妻同居,性生活正常。平素月经规则,经量中等,色黑有块,经行小腹疼痛,拒按。舌暗,苔薄白,脉沉细数。月经 13 岁初潮,周期 28~30 天,经期 5~7 天。末次月经:2013 年 5 月 18 日。生育史:0-0-0-0。妇科检查无明显异常。否认其他特殊疾病史。2012 年 4—7 月间曾接受克罗米芬(CC)加绒毛促性腺激素(HCG)诱发排卵,无效。基础体温(BBT)呈双相型,高温相持续时间达 12~14 天,温差 0.3~0.4 ℃。子宫输卵管造影(HSG)提示子宫正常,双侧输卵管通畅。患者于行经第 2 天做血清性激素检测,各项指标均属正常范围。3 个月前夫妻双方各项生殖免疫及染色体检测均无异常,男方精液常规检查各项指标属正常范围。患者初诊时适逢月经周期第 13 天,行阴道 B 超检查,提示左侧卵巢有优势卵泡(MFD 达 24 mm),嘱患者每日复查 B 超,直至月经来潮,未见卵泡破裂迹象。以后又连续监测 2 个月经周期,仍提示卵泡持续增大且有优势卵泡,但卵泡未破裂。

西医诊断:原发性不孕症。中医诊断:不孕症,证属肾虚血瘀型。治拟补肾活血。

处方:补肾促排卵汤。水煎服,于经净后每日 1 剂,分 2 次口服。于月经第 10 日起行阴道 B 超监测排卵,出现优势卵泡并达 18 mm 时肌注 HCG 10000 IU,给药 48 h 后未见排卵征象者再予 5000 IU。共治疗 3 个月,B 超监测有排卵,当年 10 月怀孕,第 2 年足月分娩一女婴。

八、习惯性流产

(一) 概述

习惯性流产是指出现 3 次以上反复性的自然流产,且每次流产均于同一妊娠月份发生的病证,中医称之为"滑胎"。近年来,随着妇女生育年龄推迟,不孕患者逐年增多,习惯性流产现象的发生率也呈现上升趋势,中医中药辨证施治治疗该病有较好的疗效。

(二) 病因病机

习惯性流产的主要病因病机为肾不载胎,脾失濡养,冲任不固,热扰胎动而屡孕屡堕,尤以肾虚为其根本。在以"补肾培脾,养阴清热,固冲安胎"为基本原则的指导下,临证具体运用时,又当本着"治病必求于本"之训,明辨寒热虚实,分清标本缓急,进行辨证论治。

(三) 辨证论治

1. 肾气亏虚证 屡孕屡堕,甚或应期而堕,腰膝酸软,头晕,畏寒肢冷,小腹下坠,头晕耳鸣,尿频或失禁,舌质淡,脉沉细而滑,两手尺脉尤甚。

(1)治法:补肾固冲,养血安胎。

(2)方名:补肾固冲汤加减。

①处方:黄芪、党参、桑寄生各 30 g,熟地、当归、杜仲、菟丝子、续断、枸杞子、山药、炒白术、砂仁各 15 g,阿胶(烊化)、鹿角霜、巴戟天各 10 g,甘草 6 g,大枣 10 枚。

②方义:本方重用黄芪、党参、桑寄生补肾益气,固冲摄血;菟丝子补肝肾,调理冲任;熟地、当归、枸杞子、阿胶、续断、杜仲、巴戟天益肾补肾、养血填精,加鹿角霜血肉有情之品以增强养血填精之功;炒白术、山药、大枣健脾益气,以助后天气血生化之源;砂仁宽中理气,以防补中过滞。全方既着重于补益肾气,又配伍健脾益气之药,从而达到后天补先天的目的,使肾气旺盛,冲任得固,则胎可安。

2. 脾胃虚损证 妊娠初期出现少量阴道流血,色淡红,伴有乏力,精神萎靡,面色苍白,少腹坠胀,舌淡苔白,脉细滑。

(1)治法:补气健脾,固肾安胎。

(2)方名:胎元饮合补中益气丸加减。

①处方:党参、黄芪各 30 g,熟地、炒白术、茯苓、砂仁、白芍、杜仲、桑寄生各 15 g,

阿胶(烊化)、当归各 10 g,炙甘草 6 g。

②方义:胎元饮出自《景岳全书》,具有补气养血、固肾安胎之效;补中益气丸出自金代李杲的《内外伤辨惑论》,为补气升阳、甘温除热代表方。两方共用,先后天同补,气血双补,达到滋肾育胎、补血养胎、补气载胎之效,从而使气血调和,冲任得固,自无堕胎之患。方中党参、黄芪、炒白术、炙甘草甘温益气,健脾调中;熟地、当归、白芍、阿胶补血养血,滋育胎元;杜仲、桑寄生补肾安胎;砂仁、茯苓健脾理气。

3.阴虚血热证 胎动不安,滑胎数次,小腹坠痛,心烦口渴,喜冷饮,或有潮热盗汗,夜寐欠佳,尿短色黄,大便秘结,舌红苔黄,脉滑数,两手尺脉尤为明显。

(1)治法:清热凉血,滋阴安胎。

(2)方名:凉血安胎汤加减。

①处方:生地 30 g,玄参、黄精、枸杞子、女贞子、旱莲草各 15 g,人参、黄芩、白芍、当归各 10 g,黄柏、甘草各 6 g,大枣 10 枚。

②方义:本方中生地、玄参清热凉血,当归、白芍补血活血,黄精、枸杞子、女贞子、旱莲草滋补肝肾、益精养阴,黄芩、黄柏清热利湿,人参补气生津,大枣、甘草益气健脾,共奏清热凉血、滋阴补肾、除烦安胎之功效。

4.湿热内蕴证 胎动不安,情绪烦躁,发热,腹痛腹胀,皮肤瘙痒、赤白带下、质黏稠,小便短赤,大便秘结,舌苔黄腻,脉滑数。

(1)治法:清热安胎,除湿凉血。

(2)方名:凉血安胎汤合止带丸加减。

①处方:生地 30 g,玄参、白芍、黄精、枸杞子、女贞子、旱莲草、车前子(包煎)各 15 g,黄芩、茵陈、猪苓、白花蛇舌草各 10 g,黄柏、栀子、龙胆草各 6 g。

②方义:本方在凉血安胎汤清热凉血滋阴的基础上去人参、当归、甘草、大枣之滋腻,加用白花蛇舌草、龙胆草、车前子、猪苓、栀子、茵陈清热解毒、燥湿止带。

(四)典型病案

谢某,28 岁,曾有 3 次自然流产史,月经稀发,经量偏少。两个月前于外院促排卵受孕,给予黄体酮保胎,10 天前开始阴道少量出血伴下腹坠痛,B 超提示宫内妊娠(胚胎存活),诊断为先兆流产并加大黄体酮用量,午后突然血量增多并伴有血块,西医诊断为难免流产,拟行人工流产终止妊娠。患者生育要求强烈并恐惧清宫,遂求诊我院。

初诊时患者情绪低落,精神倦怠,体瘦,气短声低,头晕乏力,舌质红,少苔,脉细滑。复查 B 超提示有心管搏动,血孕酮 10.5 ng/mL。

中医辨证属气血虚弱、胎动不安,给予补气养血,滋阴安胎。方用黄芪 40 g,白芍、藕节、白茅根、焦艾各 30 g,阿胶(烊化)、生地、党参、桑寄生各 20 g,杜仲 10 g,炙甘草 6 g,大枣 10 枚,水煎服,每日一剂,每次 100 mL,一日 3 次,并安抚患者情绪,嘱卧床休息,安心养胎。

3 天后回诊精神好转,阴道出血有所减少,纳差便溏,原方去生地,加用山茱萸 20 g(滋肾益血),砂仁、白术各 15 g(理气健脾安胎)。一周后回诊阴道出血止,精神佳,纳可寐安,再进上方 20 剂停药。12 周时复查 B 超胎儿发育正常,随访患者孕 39^{+5} 周顺产一健康男婴。

第五章　月经前后诸症

一、总论

经前期综合征（premenstrual syndrome，PMS）是指妇女在月经周期的后期（黄体期 D14～D28），出现乳房胀痛、头痛、腹泻、水肿等一系列神经精神症状以及水盐代谢紊乱的一组综合征。症状常在经前 1～2 周开始，逐渐加重，至月经前最后 2～3 天最为严重，在月经来潮后消失。

中医古代文献无此病名记载，亦无专门有关病因病理方面的论述，古代医籍根据主证不同，分别称之为经行乳房胀痛、经行头痛、经行泄泻、经行浮肿等。

现代医学对经前期综合征的病理生理学，目前尚无定论，可能与卵巢激素比例失调、神经递质异常和精神社会因素有关。①雌、孕激素比例失调：最初认为雌激素水平相对过高，孕激素水平不足是经前期综合征的发病原因，但近年研究发现，经前期综合征患者体内并不存在孕激素绝对或相对不足，补充孕激素不能有效缓解症状。目前认为可能与黄体后期雌、孕激素撤退有关。临床补充雌、孕激素合剂以减少性激素周期性生理性变动，能有效缓解症状。②神经递质异常：经前期综合征患者在黄体后期循环中类阿片肽浓度异常降低，表现内源性类阿片肽撤退症状，影响神经、精神及行为方面的变化。另有研究认为 5-羟色胺等活性改变等也与之相关。③精神社会因素：社会心理因素对经前期综合征发生有一定的影响，部分患者情绪波动或者是精神紧张，都有可能导致原有的症状进一步加重。

近年中医各家对经行头痛、经行乳房胀痛、经行泄泻、经行情志异常、经行面部色黑等颇有研究，并在不断探索之中。同样是感冒或头痛或泄泻，在经期或月经前后发生，就有着与内科病不同之处，其明显的特点就是发病与月经有关，且呈周期性、反复性发作，过后一如常人。可见月经前后、经期的生理变化是经前期综合征发病的内在条件，故对于本病不但要辨证论治，治疗各种症状，而且要注意调经。辨证从脏腑而论，以肝为主，亦可从虚实而论，因为经行阴血下注冲任，故以虚中夹实为多见，不能单以实证对待。不少经前期综合征患者主观症状严重，客观指标不一定能反映，故在给予药物治疗的同时必须对患者进行心理疏导，予以同情和关怀，有利于提高患者战胜疾病的信心。

目前西医对于经前期综合征的治疗主要采用激素和精神类药物,但此类药物长期应用均具有一定风险。从临床上观察,中医中药治疗经前期综合征有着明显的疗效,且中西医结合治疗疗效优于同类疗法。

二、经行乳房胀痛

(一)概述

经行乳房胀痛是指每逢经期出现乳房作胀,或乳头胀痒疼痛,甚至不能触衣。多见于青壮年妇女。本病有虚实之殊,一般实证多痛于经前,虚证多痛于行经之后。其发病部位、发病时间等与肝、肾、胃关系密切。临床上从肝论治已成为治疗经行乳房胀痛的主要方法,以肝为主,兼顾脾肾,调和气血,于经前开始用药,并注意平时调治,效果更佳。

(二)病因病机

乳房属胃,乳头属肝,冲脉所司在肝而又隶于足阳明胃经,故冲脉与乳房、乳头相关。若肝气郁结,遇经前、经期冲脉气血充盛,郁滞更甚,令乳络不畅,不通则痛;或肝肾亏虚,乳络失养,不荣则痛,均可致本病发生。常见分型有肝郁气滞和肝肾亏虚。

1.肝郁气滞 素性抑郁,或忿怒伤肝,疏泄失司,经前或经期冲脉气血充盛,肝司冲脉,肝脉气血郁满,肝脉挟乳,乳络不畅,遂致乳房胀痛或乳头痒痛。

2.肝肾亏虚 素体肝肾不足,或久病失血伤阴,经行则阴血愈虚,肝肾愈渐不足,乳络失于濡养,因而经行乳房胀痛。

(三)诊断要点

(1)多见于育龄妇女。

(2)经期或行经前后,乳房或乳头胀痛。多于经前1周左右或行经时出现,一般在经后消失,可伴情绪紧张、烦躁、头痛等症。

(3)伴随月经周期呈规律性发作。

(4)乳房内未触及肿块,可有触痛,皮色不变,经后消失。

(四)辨证论治

1.肝气郁结证 经前或经行乳房胀痛,或乳头痒痛,甚则痛不可触衣,经行不畅,血色暗红,小腹胀痛,胸闷胁胀,精神抑郁,时叹息,苔薄白,脉弦。

(1)治法:疏肝理气,和胃通络。

(2)方药:柴胡疏肝散(《景岳全书》)加减。

①组方:柴胡12 g、枳壳10 g、炙甘草6 g、白芍12 g、川芎12 g、香附12 g、陈皮10 g。

②方解:柴胡疏肝解郁调经;枳壳、香附、陈皮理气行滞消胀;白芍、炙甘草缓急止痛;川芎行血中之气,配以王不留行通络行滞。诸药合用,能疏肝之郁,通乳之络,故乳房胀痛可消。

2.肝肾亏虚证 经行或经后两乳作胀作痛,乳房按之柔软无块,月经量少,色淡,两目干涩,咽干口燥,五心烦热,舌淡或舌红少苔,脉细数。

(1)治法:滋肾养肝,和胃通络。

(2)方药:一贯煎加减。

①组方:沙参 12 g、麦冬 12 g、当归 12 g、生地 12 g、川楝子 6 g、枸杞子 12 g、麦芽 10 g、鸡内金 10 g。

②方解:生地滋阴补血,兼益肝肾,枸杞子、当归养血柔肝,麦冬、沙参滋阴生液;佐以川楝子疏肝理气消热,加麦芽、鸡内金和胃通乳络。诸药配伍,使肝体得养,肝气通畅,诸症自消。

(五) 西医治疗

1.维生素 B$_6$ 每次 10~20 mg,一日三次,口服。

2.三苯氧胺 每次 10 mg,一日三次,口服,经后 5 天开始用,连用 15 天。

3.溴隐亭 每次 1.25~2.5 mg,2 次/日,月经后半周期使用。

(六) 外治疗法

1.针灸治疗

(1)治则:肝气郁结者疏肝理气通络,只针不灸,为泻法;肝肾亏虚者补益肝肾,针灸并用,为补法。

(2)主穴:百会、膻中、乳根、神门、三阴交、太冲。

(3)加减:肝气郁结加屋翳、期门、肩井、天宗,疏肝理气通络;肝肾亏虚加肝俞、肾俞、太溪,补益肝肾通络。

(4)操作:取膻中,紧贴胸骨柄向患侧乳房平刺 0.3~0.5 寸;取乳根,斜刺 0.3~0.5 寸;取肩井,直刺 0.5~0.8 寸,不宜深刺;取屋翳、期门,不宜直刺、深刺。余穴常规操作。

2.耳针 取肾、肝、神门、内分泌、内生殖器、皮质下、交感、胸、乳腺。每次选 3~5 穴,毫针中度刺激,留针 15~30 min;也可用王不留行籽贴压于穴位上,每 3~7 日换 1 次。

3.头针 取胸腔区(双)、生殖区(双)。毫针刺,留针 30~60 min,反复运针。

4.皮内针 取屋翳。将皮内针由内向外平刺入皮下,以患者活动两臂不觉胸部疼痛为宜,用胶布固定,留针 2~3 天。留针期间每日按压 2~3 次。

5.穴位埋线 取膻中、乳根、天池、臂中、三阴交,采用一次性医用埋线针,将 4-0

号可吸收性外科缝线埋入穴位。操作:在乳根与天池的可吸收性外科缝线应埋在乳腺组织下方,若乳腺组织过大,埋线针平刺,使针尖透向乳根、天池。

6.穴位注射　取膻中、乳根、内关、三阴交。每次选2～3穴,用当归注射液或丹参注射液与维生素 B_{12} 注射液按 $1:1$ 的比例混合,每穴注射 0.5 mL。每日 1 次。

（七）养生保健

(1)调情志:经期情绪稳定,心境安和。

(2)改变饮食习惯:采用低脂高纤的饮食,食用谷类(全麦)、蔬菜及豆类等。

(3)经常按摩乳房:轻轻按摩乳房,可使过量的体液回到淋巴系统。按摩时,先将肥皂液涂在乳房上,沿着乳房表面旋转手指,约一个硬币大小的圆。然后用手将乳房压入再弹起,这对防止乳房不适症有极大的好处。

(4)穿合适的胸罩:胸罩除了防止乳房下垂外,更重要的作用是防止已受压迫的乳房神经进一步受到压迫,消除不适。

(5)热敷:一种比较传统的中医治疗方法,可以使用热水袋等热敷来缓解乳房的胀痛。

(6)摄取维生素:饮食中应摄取富含维生素 C、钙、镁及 B 族维生素的食物,这些维生素有助于调节前列腺素 E 的产生。同时,少吃人造奶油,因其中的氢化脂肪会干扰体内必需脂肪酸(来自食物)转化为 γ-亚麻油酸(GIA)的能力,而 GIA 促成前列腺素 E 的形成,进而抑制泌乳素的产生。

三、经行头痛

（一）概述

经行头痛是指每次经期或行经前后,出现头痛,经后辄止。本病属内伤性头痛范畴,其发作与月经密切相关。临床上有虚实之分,按疼痛时间、性质,辨其虚实。治疗以调理气血为大法,实证者行气活血以止痛,虚证者补气养血以止痛,则头痛见瘥。

（二）病因病机

本病的病因常见有情志内伤,肝郁化火,上扰清窍;或瘀血内阻,脉络不通;或素体血虚,经行时阴血益感不足,脑失所养。

1.肝火上扰　情志内伤,肝气郁结,气郁化火。冲脉附于肝,经行时阴血下聚,冲气偏旺,冲气挟肝气上逆,气火上扰清窍而经行头痛。

2.瘀阻清窍　情志不畅,肝失条达,气机不宣,血行不畅,瘀血内留,或正值经期,遇寒饮冷,血为寒凝,或因跌扑外伤,以致瘀血内阻。足厥阴肝经循巅络脑,经行时气血下注于胞宫,冲气挟肝经之瘀血上逆,阻滞脑络,脉络不通,不通则痛,因而经行头痛。

3. 血不荣脑 素体虚弱,或大病久病,长期慢性失血,或脾虚气血化源不足,失血伤精致精血亏虚,经行时精血下注冲任,阴血益虚,血不上荣于脑,脑失所养,遂致头痛。

（三）诊断要点

（1）呈周期性、反复性发作,与月经有关。

（2）大多在经期发作,也有在经前或经后发作。

（3）头痛的部位可在前额、后头、头顶、头侧或整个头部。

（4）头痛的性质可呈胀痛、刺痛、掣痛、绵绵作痛,因人而异,严重者剧痛难忍。

（四）辨证论治

1. 肝火上扰证 经行头痛,甚或巅顶掣痛,头晕目眩,月经量稍多,色鲜红,烦躁易怒,口苦咽干,舌质红,苔薄黄,脉弦细数。

（1）治法:清热平肝息风。

（2）方药:天麻钩藤饮(胡光慈《杂病证治新义》)。

①组方:天麻 9 g、川牛膝 12 g、钩藤 12 g(后下)、石决明 18 g、山栀 9 g、杜仲 9 g、黄芩 9 g、益母草 9 g、桑寄生 9 g、夜交藤 9 g、朱茯神 9 g。

②方解:天麻、钩藤平肝息风,石决明平肝潜阳,并能除热明目,加强平肝息风之力;川牛膝引血下行,并能活血利水;杜仲、桑寄生补益肝肾以治本;山栀、黄芩清肝降火,以折其亢阳;益母草、川牛膝活血利水,有利于平降肝阳;夜交藤、朱茯神宁心安神,辅佐之可减轻头痛症状。

2. 血瘀证 每逢经前、经期头痛剧烈,痛如锥刺,经色紫暗有块,或伴小腹疼痛拒按,胸闷不舒,舌暗或尖边有瘀点,脉细涩或弦涩。

（1）治法:化瘀通络。

（2）代表方:血府逐瘀汤(《医林改错》)。

①组方:柴胡 12 g、桃仁 10 g、当归 15 g、炒赤芍 12 g、炒白芍 12 g、炒枳壳 10 g、川芎 12 g、葛根 15 g、广地龙 12 g、红花 9 g、川牛膝 15 g、丹参 15 g、生甘草 6 g。

②方解:桃红四物汤化瘀活血通经;柴胡、炒枳壳疏肝理气;川牛膝引血下行,以减轻头痛症状;药理学研究表明,葛根能扩张血管,解除肌肉痉挛,对缓解头痛有良好作用;广地龙可清热解痉,利水通络。诸药合用,共奏调气活血、化瘀通络之功。

3. 血虚证 经期或经后头晕,头部绵绵作痛,月经量少,色淡质稀,心悸少寐,神疲乏力,舌淡苔薄,脉虚细。

（1）治法:养血益气。

（2）方药:八珍汤(《正体类要》)加减。

①组方：当归 15 g、川芎 12 g、白芍 12 g、熟地 12 g、人参 12 g、白术 12 g、茯苓 15 g、炙甘草 6 g、制首乌 10 g、蔓荆子 5 g。

②方解：当归、川芎、白芍养血和血；熟地、制首乌养肝血，滋肾精；人参、白术、炙甘草健脾益气；茯苓健脾宁心安神；蔓荆子清利头目止痛。全方气血双补，使气旺血足，头痛自除。

（五）西医治疗

1. 芬必得胶囊 1 粒，痛时服。

2. 谷维素 10～20 mg，口服，每日 3 次。

3. 维生素 B_6 10～20 mg，口服，每日 3 次。

（六）外治疗法

1. 针灸治疗

(1)治则：肝火上扰、血瘀者清热平肝、活血化瘀、通行气血，只针不灸，为泻法；血虚者养血益气，以针为主，为补法。

(2)处方：以局部取穴为主，配合循经远端取穴。①阳明头痛：印堂、上星、阳白、合谷、内庭。②太阳头痛：天柱、风池、后溪、申脉、昆仑。③少阳头痛：太阳、丝竹空、角孙、率谷、风池、足临泣、外关。④厥阴头痛：百会、通天、太冲、行间、太溪、涌泉。⑤偏正头痛：印堂、太阳、头维、阳白、内庭、外关、足临泣。⑥全头痛：百会、印堂、太阳、头维、阳白、合谷、风池、外关。

(3)加减：肝火上扰者加行间、太冲清热平肝；血瘀者加委中、血海活血化瘀；血虚者加膈俞、关元、足三里养血益气。

(4)操作：头部腧穴大多应平刺，少数腧穴如太阳、天柱、风池可直刺，但风池应严格注意针刺的方向和深浅，防止伤及延髓。血瘀者委中放血。于经前 2 周开始治疗效果尤佳。

2. 耳针 取脑、额、枕、颞、肝阳、神门、皮质下、内分泌、交感、肝、肾、脾。每次选 3～5 穴，毫针强刺激，留针时间视头痛缓解情况而定；也可用王不留行籽贴压；顽固性头痛还可取耳背静脉刺血。

3. 皮肤针 重叩印堂、太阳、阿是穴，每次 5～10 min，直至出血。适用于肝火上扰者或血瘀者。

4. 三棱针 头痛剧烈时，取印堂、太阳、百会、大椎、攒竹等穴，以三棱针刺血，每穴 3～5 滴。

5. 电针 取合谷、风池、太阳、阿是穴等，用连续波中强度刺激。适用于血瘀证或顽固性头痛。

6. 穴位注射 根据中医证型，分别选用柴胡注射液、当归注射液、丹参注射液、川芎注射液、维生素 B_1 或维生素 B_{12} 注射液,常规取 $2\sim3$ 穴,每穴 0.5 mL。

（七）养生保健

（1）饮食疗法。

①天麻 15 g,鳙鱼头 1 个,炖服。

②川芎 10 g,白芷 9 g,鳙鱼头 1 个,炖服。

（2）头痛时注意休息,避免受凉吹风、劳累、熬夜。

（3）调整生活习惯,防止心情紧张,解除自我压力。

四、经行感冒

（一）概述

经行感冒是指每逢经期出现感冒症状,呈周期性发作。本病以虚为本,虚中有实。因在经期发作,往往影响月经周期或经量,可见月经提前或推后,经量明显减少,所以在治疗感冒的同时必须观察月经的变化,对月经失调者当注意调经。在治疗时,重在经前预防,效果更好。

（二）病因病机

本病以感受风邪为主,夹寒则为风寒,夹热则为风热。多由素体气虚,卫阳不密,经行阴血下注于胞宫,体虚甚益,此时血室正开,卫气不固,风邪乘虚侵袭,或素有伏邪,随月经周期反复乘虚而发。经后因气血渐复,则邪去表解而缓解。

（三）诊断要点

（1）临经或经期出现感冒症状,如发热、头痛、鼻塞、流涕、咽痛等,经后渐愈。

（2）随月经而周期性反复发作。

（3）咽部可有充血。

（4）血常规检查:白细胞及中性粒细胞均正常或稍偏高。

（四）辨证论治

1. 风寒证　每至经行期间,发热、恶寒,无汗,鼻塞流涕,咽喉痒痛,咳嗽痰稀,头痛身痛,舌质红,苔薄白,脉浮紧。经血净后,诸症渐愈。

（1）治法:解表散寒,和血调经。

（2）方药:桂枝汤（《伤寒论》）加减。

①组方:桂枝 9 g、白芍 9 g、甘草 6 g、生姜 2 片、大枣 10 g、苏梗 10 g、防风 12 g、太子参 12 g。

②方解:桂枝汤调和营卫,防风、苏梗散表邪,顺气机,太子参增扶正之力,祛邪不伤正。

2. 风热证 每至经行期间,发热身痛,微恶风,头痛汗出,鼻塞咳嗽,痰稠,口渴欲饮,舌红,苔黄,脉浮数。

(1)治法:辛凉解表,和血调经。

(2)方药:柴胡解肌散(《陈素庵妇科补解》)加减。

①组方:柴胡 12 g、黄芩 10 g、甘草 6 g、荆芥 10 g、丹皮 12 g、生地 12 g、玄参 12 g、桔梗 12 g、赤芍 12 g、苏叶 12 g(后下)、薄荷 6 g(后下)、前胡 10 g、当归 12 g、川芎 10 g。

②方解:柴胡轻清升散,疏邪透表为主,黄芩苦寒以清热,丹皮、生地、玄参、赤芍滋阴凉血,荆芥、薄荷、苏叶、前胡宣肺解表,加当归、川芎和血调经,使经调,则感冒自愈。

（五）西医治疗

1. 解热镇痛药 包括复方阿司匹林、吲哚美辛、对乙酰氨基酚、布洛芬等,适用于发热、肌肉酸痛、头痛的患者。对于严重肝肾功能不全、有出血倾向、上消化道出血等人群,不宜使用此类药物。

2. 抗组胺药 如马来酸氯苯那敏,对减少打喷嚏和流涕效果显著。

3. 镇咳药 对于剧烈咳嗽,甚至影响休息时,可适量使用镇咳药,目前以右美沙芬的应用较多。

4. 拟肾上腺素药 对于鼻塞、鼻黏膜充血水肿的患者,可以使用盐酸伪麻黄碱等药物。

（六）外治疗法

针灸治疗内容如下。

(1)治则:风寒者祛风散寒,针灸并用,为泻法;风热者疏散风热,只针不灸,为泻法。

(2)主穴:风池、大椎、列缺、合谷、外关、中极。

(3)加减:风寒者加风门,祛风散寒;风热者加曲池、尺泽,疏散风热;鼻塞流涕加迎香,宣肺通窍;头痛加印堂、太阳,祛风止痛;咽喉肿痛加少商,清热利咽。

(4)操作:风寒者大椎、风门针灸并用;风热者大椎、少商用三棱针点刺出血;其他腧穴常规针刺。

五、经行发热

（一）概述

妇女每值经期或行经前后出现以发热为主症的病证,呈周期性发作达三个月以上者,称为经行发热。若偶尔一次经期发热,不属于此病范畴。本病伴随月经周期而发热,实热一般在经前或经行 1～2 天发生,体温可达 38～39 ℃,虚热一般在经行后期或经净时出现,体温稍低,多属气虚、阴虚,经净后均逐渐消退。现代医学对本病的认识有限,病因不明,无与本病相关之报道。祖国医学认为每值经期或行经前后的女性特殊生理时期,气血营卫失调而致发热。治疗上现代医学主要采用对症治疗,效果欠佳,不能治愈。中医在治疗本病上具有明显优势,运用辨证论治,在临床上收效显著,不但可以治愈疾病,还能使患者机体阴阳平衡,营卫调和。本病以伴随月经来潮而周期性发热为辨证要点,治疗以调气血、和营卫为原则。如果病程日久,反复发病,甚至经后热度反而升高者,应根据其临床表现,做必要的检查,明确发热原因后进行治疗。

（二）病因病机

经行发热,主要根据发热的时间、性质以辨寒热虚实。因于实者,主要为阳盛之体,嗜食辛辣肥甘,热伏冲任,或情志不畅,气郁化火,气滞瘀阻,经前期阳长至重阳,气偏旺,脉络郁阻而发本病。因于虚者,多为素体亏虚,或劳倦思虑伤脾,或病后失养,气血虚弱,经行气随血泄,其气亦虚,气血阴阳失调而发热;或素体阴血不足,或房劳多产,或大病久病耗伤阴血,经行血注胞宫,虚热内生,是以发热。本病临床病证多虚实夹杂,需谨慎审察方能见效。

（三）诊断要点

(1)发热见于经期或行经前后,随月经而周期性反复发作。

(2)体温一般不超过 38 ℃,无外感表证,经后热退。

(3)血常规检查:白细胞及中性粒细胞均正常或稍偏高。

（四）辨证论治

1.阴(血)虚发热 经期或经后,午后潮热,手足心热,心烦盗汗,夜寐不安,咽干口燥,两颧潮红,经量少,色鲜红,腰酸眩晕,舌红少苔,脉细数。如属血虚,则唇舌色淡,心悸乏力。

(1)治法:滋阴养血清热。

(2)方名:地骨皮饮合当归补血汤加减。

①处方:当归、赤白芍、生地、牡丹皮、地骨皮、桑寄生各 10 g,黄芪、枸杞子、女贞子各 15 g,五味子、川芎、莲子心各 5 g。水煎分服,每日 1 剂,经行末期及经后期服。

②方义:地骨皮饮出自《医宗金鉴》,为四物汤加地骨皮、牡丹皮而成。四物汤为肝家滋阴调血之剂,加地骨皮清志中之火以安肾,补其母也;加牡丹皮清神中之火以凉心,泻其子也。二皮凉而润,但清肝火不伤脾胃,虚热自除。当归补血汤出自《内外伤辨惑论》,乃补气生血代表方剂,重用黄芪大补脾肺之气,以资化源,使气旺血生,配以少量当归养血和营,则阳生阴长,虚热自退。二方合用益阴补血,加枸杞子、女贞子、桑

寄生补肝肾、益精气。五味子滋肾生津;莲子心清心安神。

2.气(阳)虚发热　经后期发热,喜热,月经周期或有提前,行经量多,色淡红,无血块,午前热增,动则加剧,形寒乏力,气短心悸,纳少,自汗,易感冒,舌质淡红,苔色薄白,脉象细弱。

(1)治法:温阳扶气。

(2)方名:补中益气汤合金匮肾气丸加减。

①处方:黄芪、党参、白术各 15～30 g,熟地、山茱萸、山药、当归、白芍各 15 g,桂枝、炙甘草、升麻、柴胡、陈皮各 6 g,附子(制)、生姜各 5 g,大枣 8 枚。水煎分服,每日1 剂,经前、经期服。

②方义:补中益气汤出自《脾胃论》,其旨本于《内经》中"损者益之""劳者温之"。方中黄芪益气,党参、炙甘草补中,白术健脾,当归补血,陈皮理气,升麻、柴胡升举清阳。金匮肾气丸可补阴之虚,助阳之弱。方中六味地黄丸以滋肾水,又含附子、桂枝壮肾中之阳。

3.气郁发热　经前或经期发热,月经先期,量或多或少,色紫红,有小血块,胸胁少腹作胀,烦躁易怒,乳房胀痛,头晕目眩,口苦咽干,口渴,寐差,尿黄便秘,舌质偏红,舌苔黄腻,脉细弦而数。

(1)治法:清肝解郁泄热。

(2)方名:丹栀逍遥散加减。

①处方:柴胡、牡丹皮、栀子、黄芩、当归、赤白芍、白术、茯苓各 10 g,香附、郁金各9 g,钩藤 12 g,炙甘草 6 g,薄荷 6 g。水煎分服,每日 1 剂,经前、经期服。

②方义:方中柴胡、赤白芍、当归养血以补肝体,疏肝以助肝用;薄荷加强疏肝解郁之功;茯苓、白术、炙甘草健脾益气胜湿,一则实土以抑木,二则使营血生化有源,三则助脾运,化水湿;牡丹皮、栀子凉血清热。诸药合用,则热可除。

4.血瘀发热　经行发热,或经前发热,乍寒乍热,月经先后不定期,多偏后期,经行量少,色紫暗,有较大血块,小腹疼痛拒按,胸闷烦躁,口渴不欲饮,或有乳胀,或妇检盆腔有包块,舌紫暗或舌边有瘀点,脉沉弦或沉涩有力。

(1)治法:活血化瘀,清热调经。

(2)方名:血府逐瘀汤(《医林改错》)加减。

①处方:柴胡、丹皮、栀子、牛膝、枳壳、当归、赤芍、生地各 12 g,泽兰、桃仁、红花、山楂各 10 g,桔梗、甘草各 6 g,川芎 10 g。水煎分服,每日 1 剂,经前服用。

②方义:方中桃仁、红花、赤芍、当归、川芎养血活血祛瘀;栀子、柴胡、生地清热凉血,疏肝解郁,去血中之郁热;桔梗、枳壳一升一降,疏理气机;牛膝引血下行;甘草调和诸药。诸药同用,共收活血化瘀、清热调经之效。本方在血府逐瘀汤活血化瘀的基础

上加用丹皮、栀子、生地以清热凉血,祛除血分热滞。

5. 热入血室发热 经行寒热往来,温度偏高(38.5 ℃以上),伴口苦欲呕,咽干目眩,不思饮食,舌淡红,苔薄白,脉弦数。

(1)治法:和解少阳,佐理血分。

(2)方名:小柴胡汤加减。

①处方:柴胡、法半夏、黄芩、当归、赤芍、白芍各 10 g,甘草 6 g,生姜 3 片,大枣 5 枚。水煎分服,每日 1 剂,经期前后均可服用。

②方义:小柴胡汤出自《伤寒论》,是和解少阳代表方剂。方中柴胡苦平,入肝胆经,透解邪热,疏达经气;黄芩清泄邪热;法半夏和胃降逆;当归、赤芍活血补血;白芍养血柔肝敛阴;甘草扶助正气,抵抗病邪;生姜、大枣和胃气,生津。全方配伍可使邪气得解,少阳得和,上焦得通,津液得下,胃气得和,有汗出热解之功效。

(五)西医治疗

1. 物理降温法 ①冷敷:通过致冷的方法使全身或某一局部的体温下降。②温水擦浴:温水可使血管扩张充血,改善血液循环,体内的热量可通过传导的方式达到散热的目的。

2. 药物降温 可采取口服、肛内塞入、肌内注射、静脉注射等方式给予退热镇痛药物。当体温超过 38.5 ℃时需要服用退热药,若低于 38.5 ℃最好选择物理降温法。

(六)典型病案

江某,女,40 岁,初潮 12 岁,月经周期规律,经行发热一年余,每次发热持续 2～3 天,体温可达 38～39 ℃,伴渐进性痛经,经量大、有紫暗血块,无鼻塞、流涕、咽痛、咳嗽等上呼吸道感染症状。一年半前因子宫腺肌瘤伴双侧卵巢巧克力囊肿行腹腔镜手术,术中见盆腔广泛粘连。术后 6 个月患者痛经再现,并出现经行发热,求治多家医院,各项检查结果正常,予以退热止痛对症治疗,当月热退后次月又发,患者痛苦不堪。

初诊时正值月经中期,发热 38.5 ℃,颜面潮红,下腹刺痛,疼痛拒按,舌质偏红,舌边有瘀点、瘀斑,舌苔黄腻,脉弦数。

中医诊断为癥瘕、经行发热,辨证属瘀热壅阻,治以活血化瘀、清热凉血。方用柴胡、黄芩、制大黄、赤白芍、红花、桃仁各 10 g,红藤、蒲公英、金银花、忍冬藤、败酱草、皂角刺各 15 g,薏苡仁 30 g,乳香、没药、甘草各 9 g,穿山甲 6 g。

一周后复诊,诉服药后热退,痛经减轻。经净后给予中药益气化瘀,消癥凉血,方用黄芪 30 g,太子参、白术、当归、赤白芍、五灵脂各 15 g,红藤、蒲公英、蚤休、黄芩、栀子、皂角刺、丹皮各 10 g,鳖甲(先煎)10 g,三七粉 3 g。另加用红藤汤(红藤、败酱草、蒲公英、三棱、莪术、黄芪各 30 g)煎汤 100 mL,保留灌肠,每日 1 次。两周后回诊,经前期守首诊方治疗,月经来潮发热及痛经明显减轻,体温最高 37.2 ℃。继续治疗 2 个月经周期后,未见发热,随访 3 个月未复发。

(七) 外治疗法

针灸治疗:

(1)治则:阴虚者滋阴清热,多针少灸,为补法或平补平泻;肝郁者疏肝清热,血瘀者化瘀清热,均只针不灸,为泻法。

(2)主穴:大椎、曲池、合谷、外关、膈俞、三阴交。

(3)加减:阴虚者加太溪,滋阴清热;肝郁者加行间、太冲,疏肝清热;血瘀者加血海、膈俞、委中,活血化瘀,清热调经。

(4)操作:取大椎,三棱针点刺出血;血瘀者取委中放血;膈俞不宜深刺、直刺;余穴常规针刺。

(八) 养生保健

1. 适寒温　经前及经期注意保暖。因经期身体抵抗力差,应尽量避免受寒、淋雨、接触凉水等。

2. 节饮食　经期不宜过食寒凉冰冷之物。

3. 调情志　经期情绪稳定,心境安和。

六、经行身痛

(一) 概述

经行身痛是指妇女每逢经期,出现以身体疼痛为主症者,其特点是身痛每随月经周期而发,经净后逐渐减轻。本病从气血虚实来辨证。血虚者,多痛在经后;血瘀者,痛在经前者居多。本病主要因血虚,经脉失养,或体虚外邪内侵,致气血不和、营卫失调而身痛,故治疗总以补虚养正为主,佐以祛邪,使气血调和,营卫充沛,自无疼痛之虞。

(二) 病因病机

经行身痛的发生,多由于气血亏虚,筋脉失养;或素体虚弱,经期卫外不固,风寒之邪乘虚侵袭;或气滞血瘀,经络痹阻。

(三) 诊断要点

(1)行经期间或经行前后,肢体疼痛酸楚不适,随月经而呈周期性发作 2 次以上。

(2)局部无红肿,关节无畸形。

(3)辅助检查:红细胞沉降率及抗"O"溶血素试验正常,类风湿因子阴性。

(四) 辨证论治

1. 血虚证　经行遍身酸痛麻木,肢软乏力,月经量少,色淡质稀,伴有面色苍白或萎黄,头晕眼花,神疲乏力,气短懒言,心悸失眠,舌淡苔白,脉细弱无力。

(1)治法:养血益气,柔筋止痛。

(2)方药:当归补血汤(《兰室秘藏》)加减。

①组方:黄芪 30 g,当归 6 g,白芍 12 g,鸡血藤 15 g,丹参 10 g。

②方解:方中当归、白芍、鸡血藤、丹参养血活血,柔筋止痛;黄芪益气生血。

2.血瘀证 经行时腰膝、肢体、关节疼痛,得热痛减,遇寒疼甚,月经推迟,经量少,色暗,或有血块,舌紫暗,或有瘀斑,苔薄白,脉沉紧。

(1)治法:活血通络,益气散寒止痛。

(2)方药:趁痛散(《经效产宝续编》)。

①组方:牛膝、当归、官桂(去皮)、白术、黄芪各 15 g,薤白 7.5 g,独活、生姜各 15 g,炙甘草 7.5 g。

②方解:方中黄芪、当归益气养血,白术、炙甘草健脾益气,官桂、独活、薤白温经通络;牛膝补肝肾。全方重在益气养血,散寒止痛,使气顺血和,则痛自除。

(五)西医治疗

常用前列腺素合成抑制剂,如氟芬那酸丁酯 200 mg,3 次/日,经前 12 天开始用药,以减轻疼痛症状。

(六)外治疗法

针灸治疗内容如下。

(1)治则:血虚者益气养血止痛,以针为主,为补法;血瘀者活血行气止痛,只针不灸,为泻法。

(2)主穴:关元、血海、三阴交、大椎、膈俞、身柱、腰阳关。

(3)加减:血虚者加脾俞、足三里,益气养血;血瘀者加次髎、委中,活血止痛。并根据疼痛部位,局部取穴,如:①腕部:阳池、外关、阳溪、腕骨。②肘部:曲池、合谷、天井、外关、尺泽。③髋部:环跳、承扶、悬钟。④股部:秩边、承扶、阳陵泉。⑤膝部:犊鼻、梁丘、阳陵泉、膝阳。⑥关踝部:申脉、照海、昆仑、丘墟、解溪。

(4)操作:各腧穴均常规针刺。身柱向上斜刺 0.5~1 寸;膈俞、脾俞不宜直刺、深刺;血瘀者可配合刺络拔罐。

(七)养生保健

(1)加强体育锻炼,增强抗病能力。

(2)经期充分休息,避免过度劳累与紧张。避免着凉、淋雨、游泳、涉水等。

(3)注意饮食调节,忌食生冷、滋腻食物。

七、经行口糜

（一）概述

经行口糜是指每值临经或经行之际，出现口腔、舌黏膜溃破糜烂，月经净后自愈，呈周期性发作。好发于行经期妇女。一年四季均可发生。相当于西医学口腔溃疡。经行口糜，多属热证。多由火热炽盛熏蒸所致，临证须分清实热、虚热的不同。治疗总体以清热为主，虚者滋阴降火；实者苦寒直折，清热泻火。

（二）病因病机

经行口糜，其病发于口舌，总因于热。有阴虚火旺，热乘于心者，有胃热熏蒸而致者。

（三）诊断要点

(1)病史：劳累过度，睡眠不足或热性病后。

(2)经前或经期在舌体、齿龈、颊部或口唇等部位黏膜发生基底部潮红，表面被覆白色膜状物的痛性溃疡，严重时可因溃疡疼痛而影响进食；月经过后，溃疡自然愈合。

(3)与月经周期有关，呈周期性反复发作。

（四）辨证论治

1. 胃热熏蒸证 经前或经期口舌生疮、溃烂，口臭，咽燥，喜冷饮，大便结，小便黄，舌红，苔黄厚腻，脉滑数。

(1)治法：清胃泻火。

(2)方药：凉膈散（《和剂局方》）。

①组方：大黄 6 g、朴硝 6 g(后下)、甘草 6 g、山栀 9 g、薄荷叶 5 g(后下)、黄芩 9 g、连翘 12 g、竹叶 3 g。

②方解：方中朴硝、大黄清热泻下，连翘、竹叶、山栀、黄芩清热解毒，甘草缓急和中，薄荷叶清疏。全方咸寒苦甘，清热泻下，则胃热自清，口糜自愈。

2. 阴虚火旺证 经期或经行后口舌黏膜糜烂、破溃疼痛，月经先期量少，色红赤，形瘦咽干，五心烦热，尿少色黄，舌瘦红，少苔，脉细数。

(1)治法：滋阴清热。

(2)方药：知柏地黄汤（《医宗金鉴》)加减。

①组方：山药 12 g、丹皮 9 g、白茯苓 9 g、山茱萸 12 g、泽泻 9 g、黄柏(盐水炒)9 g、熟地(蒸捣)24 g、知母(盐水炒)9 g。

②方解：方中以熟地、山茱萸、山药补肝肾之阴，知母、黄柏、丹皮清肾中之伏火，佐白茯苓、泽泻引热由小便下行。

（五）西医治疗

1.物理治疗 包括激光、低频超声、化学腐蚀（如硝酸银）、物理屏障（如氰基丙烯酸盐粘合剂）。

2.局部抗菌药物 氯己定含漱液、金霉素药膏。

3.局部皮质类固醇 氢化可的松或氟轻氢化泼尼松龙药膜、倍氯米松含漱液或喷雾剂等。

4.局部止痛剂 苄达明含漱液或喷雾剂、局部麻醉凝胶。

（六）养生保健

(1)忌食辛辣、肥甘，多吃新鲜蔬菜与水果等，保持大便通畅。

(2)保持心情舒畅，避免精神过度紧张。

(3)注意口腔卫生，每日早晚刷牙，餐后及时漱口。

八、经行泄泻

（一）概述

经行泄泻是指每逢经期大便泄泻，经净自止。本病以每逢月经来潮即发生泄泻为辨证要点。经行泄泻属虚证者多，泻而兼脘腹胀满者属脾虚，兼腰酸肢冷者属肾虚，亦有肝强乘脾，出现虚实夹杂证候者。治疗以温肾健脾为原则。脾健湿除，肾气得固，则泄泻自止。

（二）病因病机

本病的发生多责之于脾肾虚弱。脾肾阳气不足，运化失司，值经期血气下注冲任，脾肾愈虚而发生泄泻。

（三）诊断要点

(1)经行期间，大便泄泻，随月经周期而呈规律性发作。

(2)一般无腹痛，大便不臭，无脓血。

(3)大便检查未见异常。

（四）辨证论治

1.脾气虚型 经前或经期大便泄泻，脘腹胀满，神疲肢倦，经行量多，色淡质稀，平时带下量多，色白质黏，无臭气，或面浮肢肿，舌淡胖，苔白腻，脉濡缓。

(1)治法：补脾益气，除湿止泻。

(2)方药：参苓白术散。

①组方：人参 12 g、白术 10 g、白扁豆 12 g、茯苓 12 g、炒甘草 6 g、山药 15 g、莲子

肉 9 g、桔梗 6 g、薏苡仁 12 g、砂仁 6 g。

②方解：人参、白术、茯苓益气健脾渗湿，配伍山药、莲子肉健脾益气，兼能止泻；白扁豆、薏苡仁助白术、茯苓以健脾渗湿；砂仁醒脾和胃，行气化滞；桔梗宣肺利气，通调水道，又能载药上行，培土生金；炒甘草健脾和中，调和诸药，使脾气健运，湿邪得去，则无泄泻之疾。

2. 肾阳虚型　经前或经期大便泄泻，晨起尤甚，五更泄泻，腰酸腿软，畏寒肢冷，头晕耳鸣，月经量少，色淡，平时带下量多，质稀，面色晦暗，舌淡，苔白滑，脉沉迟无力。

(1)治法：温阳补肾，健脾止泻。

(2)方药：健固汤(《傅青主女科》)合四神丸(《证治准绳》)。

①组方：人参 15 g、白术 10 g、茯苓 10 g、薏苡仁 20 g、巴戟天 15 g、补骨脂 10 g、吴茱萸 3 g、肉豆蔻 6 g、五味子 6 g、生姜 6 g、大枣 10 枚。

②方解：方中巴戟天、补骨脂温肾助阳；吴茱萸温中和胃；人参、白术健脾益气止泻；茯苓、薏苡仁健脾渗湿；肉豆蔻、五味子固涩止泻。全方使肾气温固，脾气健运，湿浊乃化，泄泻遂止。

(五) 西医治疗

1. 病因治疗

(1)抗感染治疗：根据不同病因，选用相应的抗生素。

(2)其他：如乳糖不耐受症不宜用乳制品；成人乳糜泻应禁食麦类制品；慢性胰腺炎可补充多种消化酶；药物相关性腹泻应立即停用有关药物。

2. 对症治疗

(1)一般治疗：纠正水、电解质、酸碱平衡紊乱和营养失衡。酌情补充液体，补充维生素、氨基酸、脂肪乳剂等营养物质。

(2)黏膜保护剂：蒙脱石、硫糖铝等。

(3)微生态制剂：如双歧杆菌可以调节肠道菌群。

(4)止泻剂：根据具体情况选用相应止泻剂。

(5)其他：654-2、溴丙胺太林、阿托品等具解痉作用，但青光眼、前列腺肥大、严重炎症性肠病患者慎用。

九、经行浮肿

(一) 概述

经行浮肿是指经期或行经前后，周期性出现面睑或手肘脚踝水肿。本病总因脾肾阳虚或气滞血瘀所致，治疗当明辨虚实，分而治之。因于虚者，当于经前调理以治本；因于气滞者，当调情志以防本病发生。

（二）病因病机

本病多因脾肾阳虚,气化不利,水湿不运,或因肝郁气滞,血行不畅,滞而作胀。

（三）诊断要点

(1)本病随月经周期有规律地于经前或经期出现,经后逐渐消退。

(2)临床表现:全身水肿、手足肿胀或面部水肿不适或自觉肿胀。

(3)体征:体重可增加或有头面手足水肿。

（四）辨证论治

1.脾肾阳虚 经行面浮肢肿,晨起头面肿甚,腹胀纳减,腰膝酸软,大便溏薄,月经推迟,经行量多,色淡质薄,舌淡,苔白腻,脉沉缓,或濡细。

(1)治法:温肾化气,健脾利水。

(2)方药:真武汤(《伤寒论》)加减。

①组方:白术 6 g、茯苓 9 g、白芍 9 g、炮附子 9 g、生姜 9 g、巴戟天 12 g。

②方解:白术、茯苓健脾利水,炮附子、巴戟天温肾化湿,生姜温中除湿,白芍和里。全方共奏温肾健脾、利水消肿之功。

2.气滞血瘀 经行肢体肿胀,按之随手而起,色暗有块,脘闷胁胀,善叹息,舌紫暗,苔薄白,脉弦细。

(1)治法:理气行滞,养血调经。

(2)方药:八物汤(《济阴纲目》)加减。

①组方:当归 6 g、川芎 10 g、芍药 6 g、熟地 6 g、延胡索 9 g、川楝子 9 g、炒木香 6 g、槟榔 6 g、泽兰 9 g、茯苓皮 15 g。

②方解:四物汤以养血活血,延胡索行血中之滞,泽兰活血消肿,川楝子、炒木香、槟榔疏肝理气,气行则血行,以收理气消肿之效。

（五）西医治疗

1.螺内酯 20～40 mg,口服,每日 2～3 次。

2.双氢克尿噻 25 mg,口服,每日 3 次。

十、经行风疹块

（一）概述

经行风疹块是指经前或行经期间,周期性出现周身皮肤瘙痒,起红疹或风团,经净渐退。经行风疹块有虚证与实证之分,主要病机是风邪为患,内风者,由血虚生风所致,外风者由风邪乘经期、产后、体虚之时,袭于肌表腠理所致。本病的治疗,应根据"治风先治血,血行风自灭"的原则,以养血祛风为主,虚证宜养血祛风,实证宜疏风清热。用药上,不宜过用辛温香燥之品,以免劫伤阴血,使虚者愈虚,病缠难愈。

（二）病因病机

本病多因风邪为患,缘于素体本虚,适逢经行,气血亦虚,风邪乘虚而入,郁于肌表而诱发本病。

（三）诊断要点

（1）经前或经间皮肤瘙痒,出现隐疹,或突起成块,经后逐渐消退。

（2）随月经周期呈规律性发作。

（3）妇科检查:无异常。

（四）辨证论治

1. 血虚　经行风疹频发,瘙痒难忍,入夜尤甚,月经推迟、量少色淡,面色不华,肌肤枯燥,舌淡红,苔薄,脉虚数。

（1）治法:养血疏风。

（2）方药:当归饮子（《外科正宗》）。

①组方:当归、白芍、川芎、生地、白蒺藜、防风、荆芥穗各 30 g,何首乌、黄芪、炙甘草各 15 g。

②方解:当归、川芎、白芍、生地为四物汤组成,滋阴养血以治营血不足,同时取其"治风先治血,血行风自灭"之义;何首乌滋补肝肾,益精血;防风、荆芥穗疏风止痒;白蒺藜平肝疏风止痒;黄芪益气实卫固表;炙甘草益气和中,调和诸药。诸药合用,共奏养血润燥、祛风止痒之功。本方养血之功胜于祛风,常用于阴血亏虚兼有风邪的各种慢性皮肤病。

2. 风热　经行身发红色风团、疹块,瘙痒不堪,感风遇热,其痒尤甚,月经多提前、量多色红,口干喜饮,尿黄便结,舌红,苔黄,脉浮数。

（1）治法:疏风清热。

（2）方药:消风散（《外科正宗》）。

①组方:当归、生地、防风、蝉蜕、知母、苦参、胡麻仁、荆芥、苍术、牛蒡子、石膏各 6 g,生甘草、木通各 3 g。

②方解:荆芥、防风、牛蒡子、蝉蜕疏风止痒,以祛除在表之风邪。配伍苍术祛风燥湿,苦参清热燥湿,木通渗利湿热。佐以知母、石膏清热泻火,当归、生地、胡麻仁养血活血。生甘草清热解毒,调和诸药。本方以祛风为主,配伍祛湿、清热、养血之品,使风湿得去,血脉调和,则瘙痒自止。

（五）西医治疗

（1）抗组胺药物。

①H 受体拮抗剂：常用的 H1 受体拮抗剂有苯海拉明、赛庚啶、扑尔敏或阿伐斯汀、西替利嗪、咪唑斯汀、氯雷他定、依巴斯汀、氮卓斯汀、地氯雷他定等；单独治疗无效时，可以选择两种不同类型的 H1 受体拮抗剂合用或与 H2 受体拮抗剂联合应用。常用的 H2 受体拮抗剂有西咪替丁、雷尼替丁、法莫替丁等。

②多塞平：一种三环类抗抑郁剂，对慢性荨麻疹效果尤佳，且不良反应较小。对传统使用的抗组胺药物无效的荨麻疹患者，多塞平是较好的选用药物。

（2）抑制肥大细胞脱颗粒作用，减少组胺释放的药物。

①硫酸间羟异丁肾上腺素：β2 肾上腺受体促进剂，在体内能增加 cAMP 的浓度，从而抑制肥大细胞脱颗粒。

②酮替酚：通过增加体内 cAMP 的浓度，抑制肥大细胞脱颗粒，阻止炎症介质（如组胺、慢反应物质等）的释放。其抑制作用较色甘酸钠强而快，并可口服。

③色甘酸钠：能阻断抗原抗体的结合，抑制炎症介质的释放。若与糖皮质激素联合作用，可减少后者的用量，并增强疗效。

④曲尼司特：通过稳定肥大细胞膜而减少组胺的释放。

（3）糖皮质激素：常用药物如泼尼松、曲安西龙、地塞米松、得宝松等。紧急情况下，采用氢化可的松、地塞米松或甲泼尼龙静脉滴注。

十一、经行吐衄

（一）概述

经行吐衄是指每逢经期或经行前后发生周期性吐血或衄血，相当于西医的"代偿性月经"。内科吐血、衄血者多有消化性溃疡、肝硬化、支气管扩张、肺结核等病史，虽可能有经期加重的趋势，但其吐血、衄血可在非行经期发生，与本病随月经周期反复出现有所不同。本病有虚证与实证之别。实证为经前或经后吐血、衄血，量多，色鲜红，月经提前，量少甚或不行；虚证为经期或经净时吐血、咯血或衄血，量少，色暗红，月经量少或先期。经行吐衄一症，多因血热气逆所致，治疗应按"热者清之""逆者平之"（《内经》）的原则，以清热凉血降逆为主。

（二）病因病机

本病机制多为肝经郁火或肺肾阴虚，阴虚血亏，虚火上炎，血热而冲脉之气上逆，迫血妄行所致。出于口者为吐，出于鼻者为衄。

（三）诊断要点

（1）吐衄常发生在经前或经期，经后自止，伴有经量减少，甚则闭经。

（2）体格检查：详细检查鼻、咽部以及气管、支气管、肺、胃等黏膜有无病变，必要时行活检,排除子宫内膜异位症、恶性肿瘤及炎症所致出血。

(3)妇科检查:无异常。

(4)辅助检查:行胸部 X 线片、纤维内窥镜检查以排除鼻、咽部以及气管、支气管、肺、胃等器质性病变。

(四)辨证论治

1.肝经郁火 经前或经后吐血、衄血,量多,色鲜红;月经提前,量少甚或不行;心烦易怒,两胁胀痛,口苦咽干,头晕耳鸣,尿黄便结,舌红苔黄,脉弦数。

(1)治法:清肝泻火,调经止衄。

(2)方药:清肝引经汤加减。

①组方:当归 8 g、白芍 12 g、生地 12 g、牡丹皮 9 g、山栀子 9 g、黄芩 9 g、茜草根 12 g、川楝子 9 g、川牛膝 9 g、白茅根 15 g、甘草 3 g。

②方解:当归、白芍养血柔肝,调经止痛;生地、牡丹皮清热凉血以平息妄行之血;黄芩、山栀子清热泻火以降泄上冲之火;茜草根、白茅根凉血止血,与生地、牡丹皮合用,有标本兼顾之意;川楝子疏肝清热,以助黄芩、山栀子降火;川牛膝引血下行,平抑冲气,使气血不至上冲而血止;甘草调和诸药。诸药合用,共达清热疏肝、引血下行、调经止血之效。

2.肺肾阴虚 经期或经净时吐血、咯血或衄血,量少,色暗红,月经量少或先期头晕耳鸣,手足心热,颧红,潮热,干咳少痰,咽干口渴,舌红或绛,苔花剥或无苔,脉细数。

(1)治法:滋肾润肺,调经止衄。

(2)方药:顺经汤(《傅青主女科》)加减。

①组方:当归 15 g(酒洗)、熟地 15 g(九蒸)、白芍 6 g(酒炒)、丹皮 15 g、白茯苓 9 g、沙参 9 g、黑芥穗 9 g、川牛膝 9 g。

②方解:当归、白芍养血柔肝以调经,沙参润肺,熟地滋肾养肝,丹皮清热凉血,白茯苓健脾宁心,黑芥穗引血归经,川牛膝引血下行,调经止血。

(五)西医治疗

1.维生素 K_4 4 mg,口服,3 次/日;或维生素 K_3,4 mg,肌注,1～2 次/日。

2.维生素 C 300 mg～3 g/d,口服或静脉滴注。

3.酚磺乙胺 0.5 g,肌注,1～2 次/日;或与 5% 葡萄糖溶液配成 1% 溶液静脉滴注,5～10 g/d。

4.氨甲环酸 0.5～1 g,以 5% 葡萄糖溶液 10 mL 稀释后 5 min 内静脉注射,总量 1～2 g/d;或口服,2～3 g/d。

5.卡巴克洛 5～10 mg,口服,3 次/日;或 10～20 mg,肌注,2～3 次/日。

十二、经前期紧张综合征

(一) 概述

凡在行经前,或正值经期,出现头晕、头痛、烦躁失眠、两胁胀痛、乳房胀痛、水肿泻泄、发热身痛等症状,有周期性、规律性伴随经期而发作者,称为经前期紧张综合征。

(二) 辨证论治

1.肝郁气滞证 月经周期正常,量或多或中等或少,色紫红、有小血块,经前胸闷烦躁,乳房胀痛,小腹胀痛,舌质偏红,舌苔白,脉细弦。

(1)治法:疏肝理气,活血活络。

(2)方药:逍遥散加味。

当归、赤白芍、白术、北柴胡、郁金、制香附各 12 g,青陈皮各 10 g,茯苓、丹参各 15 g。

2.血虚肝旺证 月经周期正常,量或多或中等或少,色红,有小血块,烦躁失眠,乳头作痛,伴头晕耳鸣、眼花心慌、脉细弦、舌淡红或红、苔微黄。

(1)治法:养血滋阴柔肝。

(2)方药:杞菊地黄丸加减。

枸杞子、杭菊花、钩藤、白蒺藜、山茱萸、熟地、怀牛膝、白芍各 12 g,山药、茯苓、桑寄生各 15 g。

3.脾肾亏虚证 月经规则,量或多或少,色淡,质稀无血块,经前水肿,食欲差,大便溏,身困疲乏,舌淡苔白,脉细弱。

(1)治法:健脾补肾。

(2)方药:温土毓麟汤加减。

炒白术、党参、巴戟天、续断、菟丝子、木香、茯苓各 12 g,炮姜、六曲、陈皮、荆芥、砂仁各 6 g,肉桂 3 g。

(三) 典型病案

祝某,女,22 岁,学生,未婚,无性生活史,因"经前乳房胀痛数年"就诊。平素月经规则,量中等,色微暗,有小血块,近两年因学习压力大,出现经前一周乳房胀痛,不能触碰,伴失眠多梦,心烦易怒,善太息,食欲欠佳,舌质偏红,舌苔白,脉细弦。

完善相关检查后诊断:经前期紧张综合征。中医分型:肝郁气滞证。

给予逍遥散加荔枝核、路路通、橘络、炒二芽各 12 g,远志、酸枣仁各 15 g,煎汤温服,一个月后明显好转,两个月后症状完全消失。方中北柴胡、郁金花、制香附疏肝解郁,当归、赤白芍、丹参养血活血柔肝,青皮、陈皮行气理滞,白术、茯苓健脾,以实所胜而泻所不胜之气。全方共奏疏肝理气、活血活络之功。

十三、经行情志异常

(一) 概述

经行情志异常是指每逢月经期出现周期性的情志异常改变(如烦躁易怒,悲伤啼哭,或情志抑郁,喃喃自语,甚或狂躁不安),而经后又复如常人。本症多因情志不遂,或惊惧、烦恼所致,治疗以养心安神为大法,或养心血,或泄肝热,或清痰火,随证之虚实治之。除药物治疗外,必须进行心理疏导,针对患者的思想情绪,进行解释安慰,让其主动配合治疗,在发病期间适当休息,避免情绪紧张,注意饮食均衡,才能获得较好疗效。

(二) 病因病机

本病主要因气郁恼怒伤肝,木火偏亢;或忧思积虑,暗耗心液,心血不足,神不守舍;或脾虚痰盛,痰热扰心所致。

(三) 诊断要点

(1)经期或经行前后,出现烦躁易怒,悲伤啼哭,或情志抑郁,喃喃自语,甚或狂躁不安,经净后情志恢复正常;随月经周期而呈规律性发作。

(2)妇科检查:无异常。

(3)辅助检查:可见血清泌乳素升高,雌激素与孕激素的比值升高。

(四) 辨证论治

1. 肝气郁结证 经前抑郁不乐,情绪不宁,心烦易怒,胸闷胁胀,甚至怒而发狂,经后逐渐减轻或复如常人,月经量多,色红,经期提前,胸胁苦满,不思饮食,彻夜不眠,苔薄,脉弦。

(1)治法:疏肝解郁,养血调经。

(2)方药:逍遥散。

①组方:柴胡 15 g、当归 15 g、白芍 15 g、白术 15 g、茯苓 15 g、生姜 15 g、薄荷 6 g(后下)、炙甘草 6 g。

②方解:当归之芳香可以行气,味甘可以缓急,为肝郁血虚之要药;白术、茯苓健脾去湿,使运化有权,气血有源;炙甘草益气补中,缓肝之急;生姜烧过,温胃和中之力益专;薄荷少许,助柴胡清疏肝中郁热。诸药合用,气血兼顾,肝脾并治。

2. 痰火上扰证 经行狂躁不安,头痛失眠,平时带下量多,色黄质稠,面红目赤,心胸烦闷,舌红,苔黄厚或腻,脉弦滑而数。

(1)治法:清热化痰,宁心安神。

（2）方药：生铁落饮。

①组方：天冬 9 g（去心）、麦冬 9 g（去心）、贝母 9 g、胆南星 3 g、橘红 3 g、远志肉 3 g、石菖蒲 3 g、连翘 3 g、茯苓 3 g、茯神 3 g、元参 4.5 g、钩藤 4.5 g、丹参 4.5 g、朱砂 0.9 g、生铁落 30 g。

②方解：朱砂平肝祛怯，泻热镇心定惊；将生铁落熬水 3 小时，取此水煎药，镇心安神；胆南星、贝母、橘红清热涤痰定惊；远志肉、茯苓祛痰开窍，宁心安神，配伍茯神治痰安神之力倍增；石菖蒲、钩藤清肝定惊；连翘、丹参清心泻火；麦冬、元参滋阴泻火。诸药配伍，共奏镇心安神、涤痰清火之功，神志清则病自愈。

（五）西医治疗

1. 苯巴比妥片　0.03 g，口服，每日 2～3 次。

2. 安定片　2.5～5 mg，口服，每晚 1 次。

3. 谷维素　10～20 mg，口服，每日 3 次。

4. 维生素 B$_6$　20～40 mg，口服，每日 3 次。

第六章 绝经前后诸症

一、卵巢早衰

（一）概述

卵巢早衰（premature ovarian failure，POF）是指在 40 岁以前出现闭经或月经稀发，以高促性腺激素和低雌激素为特征，常伴发骨质疏松与冠状动脉粥样硬化，并可出现一系列围绝经期症状的疾病。卵巢早衰可以是自发性或继发性。本病属中医"血枯""血隔""月水不通""闭经"等范畴。其病因复杂，治疗难度大，现代医学对于本病的治疗尚未取得突破性进展，临床大多采用激素替代疗法、诱导排卵等治疗方法，长期使用需警惕对肝肾的负荷及对乳腺的影响，停药后易反复。

（二）病因病机

1. 西医病因病机　现代医学对卵巢早衰的病因尚未完全明了，可能与下列因素有关。

（1）自身免疫机制的改变是重要原因之一。

（2）遗传因素：约 10％患者的母亲、祖母有 30 岁前绝经的家族史，可能为常染色体显性遗传。

（3）染色体异常：染色体核型多为（46，XX），也有（45，XO）（Turner 综合征）、（47，XXX）、（46，XY）、性腺发育不全、混合型性腺（45X/46XY）。

（4）其他：如手术、放射治疗或接受某种药物后、流行性腮腺炎性卵巢炎。

2. 中医病因病机　中医认为，肾主生殖，对于本病的治疗以肾立论多见，同时肝之疏泄、脾之运化失调也是本病的重要病机，因此治疗多从肝、脾、肾三脏入手。

（三）诊断要点

1. 临床表现　①继发性闭经，可先有月经失调、月经稀少，继之闭经，少数突然闭经，常伴不孕，但也可发生在分娩后。②烘热、心烦、易怒等。③性功能障碍。④生殖器官萎缩，阴道黏膜菲薄、皱褶少、充血、子宫萎缩。

2. 内分泌激素测定　FSH、LH 水平明显升高，E_2 水平明显低落，AMH 水平明显偏低，均达绝经期水平，需化验 3 次方可确诊。血 PRL 正常。

3．B超检查 卵巢体积偏小，未发现明显优势卵泡。

（四）辨证分型

1．肝郁肾虚证 月经稀发或停闭，量少，色暗红，有小血块，经行小腹坠胀作痛，经前乳房胀痛；平素烦躁易怒，腰酸腿软，时叹息，嗳气食少；舌红，苔薄，脉弦细。

（1）治法：疏肝补肾，益精调经。

（2）方名：补肾疏肝汤。

①组方：熟地12 g、菟丝子12 g、淫羊藿10 g、杜仲12 g、枸杞子15 g、女贞子12 g、益母草15 g、党参12 g、当归12 g、甘草9 g、柴胡9 g、白术10 g、香附10 g。

②加减：肝郁化热，经量增多，色红质稠者，去淫羊藿、枸杞子、党参，加丹皮9 g、栀子9 g、茜草12 g以清热凉血止血；肝郁克脾，脘闷纳呆者，加厚朴10 g、陈皮9 g。

③方义：熟地、菟丝子、枸杞子、杜仲、女贞子滋补肝肾，益精填髓；淫羊藿补肾壮阳，补阴药与补阳药同用，阳中求阴，阴得阳助，生化无穷；柴胡、香附疏肝理气调经；党参、白术、甘草健脾养胃，防肝郁太过克脾；当归养血和血调经。

2．肝肾阴虚证 患者月经稀发或停闭，量少，色红，无血块；平素五心烦热，两颧潮红，烘热汗出，烦躁易怒；阴道干涩灼热，白带量少；舌红少苔，脉细数。

（1）治法：滋补肝肾，养阴生精。

（2）方名：益肾补冲汤。

①组方：续断12 g、菟丝子10 g、淫羊藿10 g、枸杞子12 g、山药12 g、女贞子12 g、山茱萸12 g、熟地10 g、白芍12 g、紫河车6 g、怀牛膝10 g、当归12 g。

②加减：腰酸腿软者，加杜仲10 g、桑寄生15 g；失眠多梦者，加莲心6 g、合欢皮12 g、茯神15 g、酸枣仁10 g；烘热汗出严重者，加知母6 g、黄柏6 g、丹皮9 g。

③方义：菟丝子、枸杞子、女贞子、山茱萸、山药、熟地滋补肝肾，益精填髓；当归养血补阴，补中有行，所谓和血；白芍养血敛阴，柔肝和营，避免大量补益药物导致气滞；淫羊藿补肾壮阳，阳中求阴；怀牛膝补益肝肾，引诸药下行。诸药共用，达滋补肝肾、养阴生精之功。

3．脾肾阳虚证 月经延后或停闭，量少，色淡红，质清稀；平素小腹隐痛，喜温喜按，腰酸无力，小便清长，大便溏薄；舌质淡，苔白，舌体胖大，或边有齿痕，脉沉迟。

（1）治法：健脾补肾，扶阳调经。

（2）方名：温经汤加减。

①组方：当归12 g、白芍12 g、川芎10 g、丹皮9 g、党参12 g、白术12 g、山药15 g、山茱萸12 g、五味子12 g、肉苁蓉10 g、巴戟天10 g、淫羊藿10 g、知母6 g、仙茅12 g。

②方义：肉苁蓉、淫羊藿、巴戟天补肾壮阳，五味子、山茱萸滋补肾阴，阳得阴助则生化无穷；当归、白芍补血养肝，合川芎理气调经；丹皮清泻相火祛瘀；知母清热，制仙

茅、淫羊藿等滋腻之品温补过当;党参、白术、山药温补脾胃。

4. 肾虚血瘀证 月经稀发或停闭,量少,色紫暗,血块较多,经行小腹坠痛,血块排出后疼痛缓解,平素腰酸腿软,舌质紫暗,边尖有瘀点,苔薄,脉弦涩细。

(1)治法:补肾活血,益精祛瘀。

(2)方名:补肾活血方。

①组方:丹参 12 g、当归 12 g、川芎 10 g、仙灵脾 10 g、巴戟天 10 g、菟丝子 12 g、熟地 10 g、山药 12 g、山茱萸 12 g、龟甲 6 g、香附 10 g。

②加减:经行腹痛明显,加延胡索 15 g、乳香 10 g、小茴香 10 g。

③方义:巴戟天、仙灵脾温补肾阳;菟丝子、山药、熟地、山茱萸、龟甲补肾益精;丹参、当归、川芎活血调经祛瘀;香附疏肝行气调经。全方共奏补肾益精、活血调经之效。

5. 阴虚血燥证 月经周期延后或停闭,经量少,色红质稠,五心烦热,颧红唇干,舌红,苔少,脉细数。

(1)治法:养血清热调经。

(2)方名:加减一阴煎加减。

①组方:生地 12 g、熟地 12 g、白芍 12 g、麦冬 10 g、知母 9 g、地骨皮 10 g、炙甘草 9 g、丹参 12 g、黄精 10 g、女贞子 12 g、香附 10 g。

②加减:汗多加沙参 10 g、浮小麦 10 g、煅龙牡各 10 g;心烦、心悸加柏子仁 10 g、珍珠母 10 g;失眠多梦加五味子 10 g、夜交藤 15 g。

③方义:生地、熟地并用,起滋养肾阴、清解血热的作用;麦冬养阴清热;地骨皮、知母养阴,除骨蒸劳热,与前药相配有壮水制火之功;白芍、女贞子、黄精滋补精血;丹参活血调经;香附理气调经;炙甘草健脾和中,调和诸药。全方既能滋肾阴,又能降泄虚火。肾水足,虚火降,冲任调畅,则月经自通。

(五)西医治疗

常用激素替代治疗(hormone replacement therapy,HRT),不仅可以有效缓解低雌激素症状,而且对心血管疾病和骨质疏松起到预防作用。若无禁忌证,POF 患者应适当行 HRT 治疗。由于诊断 POF 后仍有妊娠的机会,对有避孕需求者可以考虑 HRT 辅助其他避孕措施,或应用短效复方口服避孕药(combined oral contraceptives,COC);有生育要求者则应用天然雌激素和孕激素替代治疗。与 COC 相比,HRT 对骨骼及代谢更加有利。

(六)典型病案

患者,杨某,女,36 岁。主诉:闭经半年。

病史:既往月经规则,7/35 天,量中等。近一年工作压力较大,每晚熬夜至凌晨 2 点,脾气急躁,出现月经紊乱,2～3 个月一行,5 天干净,量较前减少约 1/3。近半年月经停闭未潮。平素急躁易怒,纳呆食少,夜寐不安,舌质红,苔薄白,脉弦细。

B超提示:子宫大小正常,卵巢径线偏小,内膜 0.5 cm。性激素检测:FSH 53 mIU/mL,LH 21 mIU/mL,E₂12 pg/mL,P 0.19 ng/mL,PRL、T 正常。

给予熟地 12 g、菟丝子 12 g、桑寄生 15 g、山茱萸 12 g、女贞子 12 g、赤白芍各 12 g、党参 10 g、当归 12 g、甘草 9 g、柴胡 9 g、白术 10 g、香附 10 g、合欢皮 12 g、茯神 15 g。服用 14 剂后,复查 B 超提示内膜 0.74 cm,遂给予黄体酮行经。经期给予丹参 12 g、益母草 15 g、茜草 12 g、香附 10 g、枳壳 10 g、茺蔚子 12 g、续断 12 g、川怀牛膝各 10 g。煎水口服。月经干净后给予前方继服,并嘱患者观察带下情况或自行监测基础体温,出现棉丝状带下后,前方去桑寄生、女贞子、茯神,加丹参 12 g、仙灵脾 10 g、丹皮 9 g、薏苡仁 20 g、山药 12 g。继服至月经来潮。治疗半年后月经周期为 45~50 天一行,随访半年月经周期未超过 2 个月。

（七）外治疗法

1.针灸治疗

(1)治则:肾虚者补肾通络,针灸并用,为补法;心肾不交、肾虚肝郁者滋肾宁心、补肾疏肝,针灸并用,为平补平泻;阴虚火旺者滋阴降火,只针不灸,为平补平泻。

(2)主穴:百会、神门、三阴交、肾俞。

(3)加减:肾虚者加太溪,补肾通络;心肾不交者加少冲、膻中、太溪,宁心安神;肾虚肝郁者加太溪、太冲、合谷,疏肝行气;阴虚火旺者加太溪、行间、内庭,滋阴降火。

(4)操作:诸穴以常规操作为主。少冲、三棱针点刺放血。

2.耳针 取肾、肝、心、神门、内分泌、内生殖器、缘中、交感。每次选 3~5 穴,毫针中度刺激,留针 15~30 min;也可用王不留行籽贴压于穴位上,每 3~7 日换 1 次。

（八）养生保健

1.保持心情愉快 可采取听音乐、看电影等方式减压,试着短途旅游来调节身心。

2.饮食结构合理 多食含维生素 C 和维生素 E 的食物,如香菇、鸡蛋、牛奶、绿色蔬菜、柑橘类的水果,以保护卵巢。

3.加强体育锻炼 每天至少进行半小时的有氧运动,增强体质。

二、围绝经期综合征

（一）概述

围绝经期(perimenopausal period)指围绕绝经的一段时期,包括从接近绝经(出现与绝经有关的内分泌、生物学和临床特征)起至最后一次月经后一年,即绝经过渡期至最后一次月经后一年。围绝经期综合征指妇女绝经前后由卵巢功能衰退及性激素减少所致的一系列躯体及精神心理症状。中医无此病名。近代中医教科书将本病归于"经断前后诸症"。本病是一种心身性疾病,往往病程较长且时有反复,因此,治疗上亦需较长时间,间断服药,同时结合心理疏导。

(二) 病因病机

1. 西医病因病机 本病的发生是由卵巢功能衰退,性激素分泌降低,促性腺激素升高所致。患者神经、内分泌功能整体性失调,其中以下丘脑植物神经调节中枢功能紊乱为主,表现为交感-肾上腺系统功能亢进,从而出现一系列植物神经功能紊乱的临床症状,如烘热汗出、心烦易怒、心悸失眠等。生理上的改变又可影响心理的改变,从而加重了临床症状。

2. 中医病因病机 祖国医学认为妇女年届七七经断之年,肾气渐衰、冲任亏虚、精血不足,本属生理现象,但如素体阴虚或劳心过度,七情所伤,营阴暗耗,则真阴益亏,阳失潜藏,则可形成阴阳平衡失调的病理现象。肾阴亏耗,心肾水火不济,肝肾木失水涵,心肝失养,出现心肝火旺、阴虚阳亢之症。

(三) 诊断要点

1. 临床表现 ①月经周期从正常转变为不规则,月经量或多或少或已绝经。②烘热汗出以头面部、上半身为主。③性情改变,脾气急躁,易激动易怒不能自控,心悸胸闷,夜眠不安,或情绪抑郁,悲伤欲哭。④性欲减退。

2. 妇科检查 乳房萎缩,阴道黏膜光红、呈萎缩状态,宫颈光红、分泌少,宫体萎缩。

3. 内分泌检查 血清中 FSH、LH 浓度明显升高,E_2 明显下降,提示卵巢功能减退;垂体分泌的促性腺激素升高。

(四) 辨证论治

1. 阴虚火旺型 月经不规则,或崩漏,或闭经,经色鲜红或紫红,无血块,烘热出汗,五心烦热,焦虑急躁,腰背酸楚,心悸失眠,大便干燥,舌红少苔,脉弦细数。

(1)治法:滋阴降火,清心宁神。

(2)方名:滋肾养心汤。

①组方:钩藤 15 g、黄连 6 g、丹皮 10 g、紫贝齿 10 g、山药 10 g、山茱萸 12 g、茯苓 12 g、莲心 5 g、合欢皮 12 g、浮小麦 30 g。

②加减:肝经郁火明显者,加栀子 10 g、夏枯草 10 g;脾胃不和者,加白术 10 g、砂仁 10 g;阴虚阳亢者,加天麻 9 g、石决明 12 g。

③方义:本方首在清心火,黄连清心泻火,佐莲心加强清心安神的作用;钩藤清心肝而安神魄;紫贝齿善安神魂而泻心肝;浮小麦能养心安神,并有止汗的作用。以上均

以清心为主,并有降心火、安神魂、和心血的作用。山药、山茱萸滋肾养阴,治肾水不足之本;茯苓健脾渗湿,助山药益脾;丹皮清泻肝火,并制山茱萸之温;合欢皮安神解郁。全方心肾合治,清滋同用,共奏滋阴降火、清心宁神之效。

2. 脾肾阳虚型 月经不规则,量少或多,色淡,无血块,面色晦暗,水肿,神疲乏力,形寒肢冷,头晕烦躁,烘热汗出,情绪抑郁,腰膝酸冷,纳差,大便溏薄,小便清长,舌质淡红,边有齿痕,苔薄白,脉沉细。

(1)治法:温肾扶阳,健脾利水。

(2)方名:温肾助阳汤。

①组方:党参 10 g、仙灵脾 10 g、仙茅 10 g、钩藤 15 g、莲心 5 g、茯苓 12 g、防己 12 g、山药 10 g、合欢皮 10 g、补骨脂 10 g、白术 12 g。

②加减:胸闷情绪抑郁者,加郁金 10 g;眩晕水肿明显者,加天麻 6 g,车前子 10 g,泽泻 10 g;阴虚火旺、烘热口渴、大便秘结者,加知母 6 g,黄柏 6 g,女贞子 10 g。

③方义:方中仙灵脾、仙茅、补骨脂温肾助阳;党参、白术、茯苓、防己健脾利水;钩藤、莲心、合欢皮清心平肝,安定神魂。全方寒热并用,补理兼施,上清心肝之火,下温脾肾之阳。

3. 肝郁气滞型 月经紊乱,经量或多或少,色鲜红,有小血块,烘热汗出,头晕腰酸,胸闷烦躁,情绪激动,胸闷抑郁,胁肋疼痛,口苦咽干,舌红苔黄腻,脉弦滑。

(1)治法:滋阴清心,疏肝解郁。

(2)方名:逍遥饮加减。

①组方:熟地 15 g、当归 12 g、白芍 12 g、酸枣仁 10 g、茯苓 10 g、山药 10 g、龟板 10 g、甘草 9 g、陈皮 9 g、合欢皮 12 g、远志 9 g、山栀 9 g。

②加减:纳差便溏者,去熟地、当归,加白术 12 g、神曲 10 g、太子参 15 g;夜寐甚差者,加夜交藤 15 g、龙齿 10 g。

③方义:方中熟地养血滋肾,补精益髓;山药健脾滋肾;龟板滋阴潜阳,养血补心;当归、白芍养血疏肝;酸枣仁、合欢皮、远志养心安神、疏肝解郁;茯苓健脾渗湿;山栀泻火除烦;陈皮理气和中;甘草调和诸药。

4. 肾虚血瘀型 绝经前后小腹作痛,或有癥瘕病史,胸痹心痛,劳累后头疼,烘热汗出,烦躁寐差,月经紊乱,色紫暗有血块,舌质紫暗,脉弦涩。

(1)治法:滋阴清心,活血化瘀。

(2)方名:杞菊地黄汤和血府逐瘀汤加减。

①组方:桃仁 9 g、红花 9 g、当归 10 g、赤白芍各 10 g、熟地 10 g、丹参 10 g、柴胡 6 g、桔梗 6 g、枸杞子 12 g、菊花 12 g、淮山药 12 g、鳖甲 10 g、郁金 9 g。

②加减:血瘀性崩漏患者,去桃仁、红花,加马鞭草 15 g、五灵脂 12 g、益母草 12 g、

茜草 12 g;小腹滞胀、胸闷叹气者,加香附 9 g、木香 9 g。

③方义:方中桃仁、红花、赤白芍、丹参、当归活血祛瘀;柴胡疏肝解郁,升达清阳;桔梗开胸行气,气行则血行;熟地滋阴养血,配当归又能养血润燥,使祛瘀不伤阴;枸杞子、菊花滋肾养肝;鳖甲滋阴清热;淮山药健脾滋肾;郁金活血止痛、行气解郁。诸药合用,不仅行血分瘀滞,而且能解气分之瘀结,活血而不耗血,祛瘀又能生新。

5. 脾虚痰浊型　绝经前后烘热汗出,胸闷烦躁,突感肥胖,头晕目眩,胸痞不舒,夜寐甚差,轻度水肿,纳欠神疲,舌苔黄白厚腻,脉细滑带弦。

(1)治法:滋阴息风,化痰燥湿。

(2)方名:半夏白术天麻汤加减。

①组方:钩藤 15 g、丹皮 10 g、莲心 5 g、山药 10 g、天麻 9 g、半夏 6 g、白术 12 g、泽泻 10 g、薏苡仁 15 g、陈皮 10 g。

②加减:大便溏薄者,加藿香 5 g、神曲 10 g、砂仁 6 g;脾虚水湿者,加黄芪 15 g、党参 15 g、防己 10 g、车前子 10 g。

③方义:方中半夏燥湿化痰;天麻化痰息风;钩藤清热平肝;丹皮清热泻火;莲心养心益肾;山药滋肾健脾;白术健脾燥湿,与半夏、天麻配伍,祛湿化痰止眩之功更甚;薏苡仁健脾利湿;泽泻利水渗湿;陈皮理气和中。诸药合用,有滋阴息风、化痰燥湿的功效。

(五) 西医治疗

常用激素替代治疗(hormone replacement therapy,HRT),不仅可以有效缓解低雌激素症状,而且对心血管疾病和骨质疏松起到预防作用。若无禁忌证,围绝经期综合征患者可以考虑间歇性给予 HRT;亦可短暂给予短效复方口服避孕药(combined oral contraceptives,COC)缓解症状。与 COC 相比,HRT 对骨骼及代谢更加有利。

(六) 典型病案

白某,女性,52 岁。主诉:绝经 3 年余,烘热汗出、情绪抑郁半年。

病史:患者 3 年前绝经,平素脾气急躁,多怒好烦,近半年来烘热汗出,夜间为甚,胸闷烦躁,无故欲哭,口苦咽干,带下量少,夜寐甚差,失眠多梦,大便干结,舌质红绛,苔白腻,脉细弦数。

妇科检查:阴道壁萎缩,子宫附件未及异常。性激素检测提示绝经期水平。B 超提示子宫大小为 2.4 cm×3.1 cm×1.9 cm,双侧卵巢偏小。

于我科就诊,辨证属阴虚火旺证。给予钩藤 15 g、丹皮 10 g、莲心 5 g、黄连 3 g、郁金 10 g、牡蛎 15 g、茯苓 10 g、陈皮 10 g、太子参 15 g、合欢皮 12 g。14 剂后失眠多梦、烘热汗出等症状减轻,仍有欲嗳气欲哭的症状,伴腰酸如折,加当归 10 g、白芍 12 g、女贞子 12 g、续断 12 g、白术 12 g、柴胡 9 g。继服 7 剂,配合心理疏导,嘱其适当运动,情绪有所舒缓,烦躁寐差仍未尽除,遂给予杞菊地黄丸合越鞠丸继服 3 个月,症状基本消失,随访 3 个月未复发。

（七）外治疗法

1. 针灸治疗

（1）治则:肾虚者补肾通络,针灸并用,为补法;心肾不交、肾虚肝郁者滋肾宁心、补肾疏肝,针灸并用,为平补平泻;阴虚火旺者滋阴降火,只针不灸,为平补平泻。

（2）主穴:百会、神门、三阴交、肾俞。

（3）加减:肾虚者加太溪补肾通络;心肾不交者加少冲、膻中、太溪,宁心安神;肾虚肝郁者加太溪、太冲、合谷,疏肝行气;阴虚火旺者加太溪、行间、内庭,滋阴降火。

（4）操作:诸穴以常规操作为主。少冲,三棱针点刺放血。

2. 耳针 取肾、肝、心、神门、内分泌、内生殖器、缘中、交感。每次选 3～5 穴,毫针中度刺激,留针 15～30 min;也可用王不留行籽贴压于穴位上,每 3～7 日更换 1 次。

（八）养生保健

（1）调整饮食结构:绝经前后,体内新陈代谢水平下降,饮食以低热量、低脂、低盐、低糖为主,一日三餐定时定量,并适当补充钙、维生素 C 和维生素 E,如食用牛乳、骨头汤、豆制品、水果及新鲜蔬菜等。

（2）多进行户外活动:如散步、打太极拳、做健身操、小跑步及游泳等,但不宜剧烈运动。室外空气好,尽量让脚着地运动,这样可预防骨质疏松。

（3）保证充足睡眠,保持心理平衡。绝经前后女性心理比较脆弱,应注意调整好各种人际关系。

（4）防外生殖器感染:绝经前后女性泌尿生殖道处于萎缩状态,抗感染能力减弱,要注意保持外生殖器的清洁,预防泌尿道感染和阴道炎。

第七章 妇科杂病

一、异位妊娠

（一）概述

异位妊娠（ectopic pregnancy，EP）又称宫外孕，是指受精卵在宫腔以外的任何地方着床并生长发育的异常妊娠过程。异位妊娠包括输卵管妊娠、卵巢妊娠、腹腔妊娠、阔韧带妊娠、宫颈妊娠及子宫角妊娠，其中以输卵管妊娠最为多见，占异位妊娠的80%～90%，是孕早期孕产妇死亡率第一位的疾病。近年来，异位妊娠的死亡率有所下降，可能是得益于疾病的早期诊断和治疗。异位妊娠在流产或破裂前往往无典型症状，一般表现为停经、腹痛、少量阴道出血。破裂后表现为急性剧烈腹痛、反复发作不规则的阴道出血，以致休克甚至危及患者的生命。中医古籍文献中均无异位妊娠的病名，按其临床表现，在"妊娠腹痛""少腹瘀血""癥瘕""血厥"等病证中有类似的描述。

（二）病因病机

1. 西医病因病机　既往有输卵管妊娠病史、输卵管损伤或手术史，慢性盆腔炎性疾病、辅助生殖技术助孕、吸烟、年龄＞35岁、口服紧急避孕药等都可能增加异位妊娠的风险；33%患者没有明确的高危因素。

2. 中医病因病机　中医认为，异位妊娠的发病机制与少腹宿有瘀滞，冲任不畅，孕卵未能移行胞宫；或先天肾气不足或气虚运送无力，孕卵不能及时运达胞宫等因素有关。

（三）诊断要点

1. 临床表现

（1）症状：停经、阴道不规则出血、腹痛；或伴有头晕、晕厥、泌尿系统症状、阴道组织物排出、肛门坠胀感及排便疼痛等。

（2）体征：盆腔压痛、附件区压痛、宫颈摇举痛；或伴有贫血貌、腹胀、子宫增大、体位性低血压、休克或低血压（＜100/60 mmHg）、心动过速（＞100次/分）。

2. 诊断

（1）超声诊断：①经阴道超声提示附件区可见含有卵黄囊和（或）胚芽的宫外孕囊，

可明确异位妊娠诊断。②经阴道超声检查发现附件区独立于卵巢的肿块或包含低回声的肿块,应高度怀疑为异位妊娠。

(2)血清人绒毛膜促性腺激素(human chorionic gonadotropin,HCG)测定:单一血清 HCG 浓度无法判断妊娠活性与部位,需结合病史、临床表现和超声检查协助诊断异位妊娠。

3.鉴别诊断

(1)早期妊娠流产:可通过阴道超声、血清管 HCG 值、诊断性刮宫鉴别。

(2)早孕合并黄体破裂/卵巢囊肿破裂/出血性输卵管炎:可通过阴道超声、血清 HCG 鉴别。

(3)宫内外复合妊娠:可通过阴道超声、血清 HCG 水平变化趋势鉴别。

(4)急性阑尾炎等内外科急腹症:血清 HCG 值可作为是否妊娠的鉴别诊断指标。

(四)辨证论治

主要针对未破损期进行辨证治疗,已破损期多考虑手术治疗。

1.胎元阻络证 停经或阴道不规则出血,或少腹隐痛,一侧附件或可扪及软性包块,轻压痛,一般无其他明显的临床表现,血 β-HCG 阳性,或经 B 超证实为异位妊娠,但未破损,舌正常,苔薄白,脉弦滑。

(1)治法:化瘀杀胚,佐以活血消癥。

(2)方药:宫外孕Ⅱ号方加减。

①组方:天花粉 30 g、丹参 15 g、赤芍 15 g、桃仁 15 g、三棱 15 g、莪术 15 g、紫草 15 g、土鳖 10 g、蜈蚣 1 条(去头尾)、五灵脂 15、皂角刺 12 g。

②方义:方中丹参、赤芍、桃仁活血化瘀,三棱、莪术消癥散结,蜈蚣、土鳖、紫草破血通络,杀胚消癥。

③加减:若出血时间长,患者头晕神疲,血压平稳,舌质正常或淡,苔薄白,脉细缓,加黄芪 10 g、熟三七粉 3 g。

2.包块型 腹腔内血肿包块形成,或血清 HCG 已降至正常范围内,B 超提示附件区仍有陈旧性包块。

(1)治法:活血祛瘀消癥。

(2)方药:消癥方。

①组方:金刚藤 30 g、皂角刺 15 g、蒲公英 12 g、王不留行 12 g、鳖甲 10 g、黄芪 12 g、荔枝核 12 g、千年健 15 g、续断 12 g、羌活 12 g、独活 12 g、川牛膝 12 g。煎水口服及保留灌肠。

②保留灌肠方法:取药汁 200 mL,用灌肠器每晚睡前滴入直肠内,保留至第二天早上,经期禁用。

（五）西医治疗

1.药物保守治疗

（1）氨甲蝶呤（MTX）：治疗异位妊娠最常用的药物，适用于明确诊断或者临床高度怀疑的患者，排除正常妊娠的病情稳定患者，无MTX禁忌证的患者。MTX除肌注用药外，没有其他推荐的替代方案。

（2）MTX适应证：生命体征平稳，低血清HCG水平（理想者低于1500 IU/L，最高可至5000 IU/L）；输卵管妊娠未破裂；无明显腹腔内出血；输卵管肿块小于40 mm且未见心管搏动；具备随访条件。

（3）MTX禁忌证：①绝对禁忌证：宫内妊娠、免疫功能缺陷、中重度贫血、白细胞减少、血小板减少、MTX过敏、活动期肺部疾病、活动期消化性溃疡、临床显著的肝功能异常、哺乳期、异位妊娠破裂、生命体征不稳定、无随访条件。②相对禁忌证：经阴道超声探及胚芽及心管搏动，初始高血清HCG水平（1500～5000 IU/L），经阴道超声显示异位妊娠包块直径>40 mm，拒绝输血治疗。

（4）MTX用药方案。

①单剂量方案：第一天，单一剂量肌注50 mg/m² MTX，肌注后第4～7天监测血HCG值。如果血HCG值下降超过15%，每周随访至正常水平；如果下降小于15%，再次肌注50 mg/m² MTX，继续监测血HCG。如果第2次肌注后血HCG不降，考虑手术治疗。如果血HCG在随访期间处于平台期或上升，考虑为持续性异位妊娠，应给予MTX治疗。

②二次剂量方案：第一天，第一次肌注50 mg/m² MTX；第4天，第二次肌注50 mg/m² MTX。肌注后的第4～7天监测血HCG。如果HCG下降超过15%，每周随访至正常；如果下降小于15%，第7天再次肌注50 mg/m² MTX，第11天监测血HCG；如果第11天血HCG较第7天下降超过15%，每周监测至正常；如果第11天血HCG较第7天下降小于15%，第11天再肌注50 mg/m² MTX，第14天监测血HCG；如果4次用药后血HCG不降，考虑手术治疗。

③多剂量方案：第1、3、5、7天各肌注1 mg/kg MTX；第2、4、6、8天肌注0.1 mg/kg四氢叶酸。肌注MTX当天测血HCG，持续监测至血HCG较前一次下降15%。如果血HCG下降超过15%，终止MTX治疗，每周随访至正常范围；如果4次用药后血HCG不降，考虑手术治疗。

（5）MTX治疗的副反应：MTX副反应与持续时间有关。严重副反应为骨髓抑制、肺纤维化、非特异性肺炎、肝硬化、肾功能衰竭和胃溃疡等；最常见的副反应为胃肠道反应、肝酶轻度增高；罕见副反应为脱发。

（6）MTX治疗注意事项及主要影响：

①告知患者在治疗过程中会出现输卵管妊娠破裂的风险,以及 MTX 具有潜在导致宫内胎儿死亡或致畸风险。

②建议患者在 MTX 治疗期间避免服用降低药效的叶酸成分保健品、食品或非甾体抗炎药。

③尽量减少不必要的妇科检查,患者应避免剧烈运动和性行为直至痊愈,以免输卵管妊娠破裂。

④建议患者在接受 MTX 治疗的最后一次剂量至少 3 个月后再妊娠。

⑤MTX 不会对患者的后续生育结局或卵巢储备功能产生不良影响。

2. 手术治疗 适应于生命体征不稳定者,输卵管妊娠破裂症状(盆腔疼痛、腹腔内出血)者,有药物治疗禁忌证者,药物治疗失败者;病情稳定但同时欲行绝育手术或有其他手术指征者。

(六) 典型病案

孙某,女,38 岁,阴道不规则出血半月余。平素月经较规律,35 天一行,5 日净,量中,色暗红,无血块,轻微痛经。近半月阴道不规则出血,量中,色红,伴右下腹疼痛,时轻时重,入院前两天下腹疼痛加重,拒按。伴有头晕神疲乏力,面色淡白,气少懒言。孕 3 产 1,无生育要求。

检查:血 β-HCG 阳性。B 超示右侧附件区混合型包块(1.8 cm×1.5 cm×1.7 cm),内可见血流信号,周边可见液性暗区。外阴正常,阴道通畅,宫颈血染,少量血性分泌物自颈管流出,宫颈摇举痛,宫体平位,稍大,活动可,右侧附件区压痛及反跳痛明显,左侧附件区正常。血压 110/78 mmHg,心率 62 次/分。

诊断:宫外孕已破损期之气虚血瘀证。

治法:益气养血,化瘀杀胚。

方药:宫外孕 I 号方加减。

丹参 15 g、赤芍 15 g、桃仁 15 g、天花粉 20 g、紫草 15 g、蜈蚣 3 条(去头尾)、党参 15 g、黄芪 20 g、鸡血藤 30 g。14 剂水煎服,日 1 剂,分两次服用。

二诊:患者诉下腹疼痛明显减轻,阴道出血量减少。继拟前方 10 剂,水煎服,日 1 剂,分两次服用。

三诊:患者诉已无阴道出血,自述诸症消失,精神佳,纳眠可,二便调。复查 B 超示右侧附件区无异常,血 β-HCG 阴性。

(七) 养生保健

注意个人卫生、经期卫生及性生活卫生,一旦有生殖道炎症,要及时彻底地进行治疗,以免留下后遗症。

二、子宫肌瘤

(一) 概述

子宫肌瘤(myoma of uterus)是女性生殖器官中最常见的良性肿瘤。瘤体主要由子宫平滑肌细胞增生及少量纤维结缔组织所形成。按瘤体所在的部位可以分为宫体肌瘤和宫颈肌瘤。根据肌瘤和子宫肌壁的关系可以分为浆膜下肌瘤、肌壁间肌瘤和黏膜下肌瘤。本病常发生于30～50岁的中年妇女,也有极少数的青年女性,绝经后肿瘤一般停止生长。临床症状的轻重,与肌瘤生长的部位、大小、数目及生长速度有关。子宫肌瘤属于中医妇科"癥瘕"的范畴。

(二) 病因病机

1.西医病因病机 有学者认为肌瘤的发生可能与雌激素有关。研究发现子宫肌瘤细胞中雌激素受体和组织中雌二醇含量较正常子宫肌组织高。雌激素可促进子宫肌瘤增大,故子宫肌瘤多发生于生育年龄妇女,而绝经后肌瘤停止生长,甚至萎缩。

2.中医病因病机 中医学认为,瘀血内阻是肌瘤发病的关键,或气滞血瘀,或气虚血瘀,或寒凝血瘀,或痰瘀互结。疾病发生过程中,常有脏腑功能失调,尤以肝、脾、肾功能失常多见。肝脏以气滞血瘀实证为主,脾肾以虚证为多。从病性而言,子宫肌瘤是虚实错杂,虚中夹实之证。虚是脏腑功能减退,正气不足,实是瘀结之癥块。

(三) 诊断要点

(1)临床表现:①月经改变:周期性经量增多,严重者可见大量出血的血崩症;也可见月经周期缩短,经期延长,淋漓不尽的漏下症。②疼痛:经期可见腹胀、腹痛、腰背酸痛。③压迫症状:可见尿频、排尿困难、便秘等。④不孕。⑤贫血。

(2)检查:①B超:提示肌瘤的大小、部位、数目。②血常规:月经量多者可出现贫血。③宫腔镜、腹腔镜检查。④诊断性刮宫。⑤子宫输卵管碘油造影。

(四) 辨证论治

中医治疗子宫肌瘤总的治疗原则是扶正祛邪,并按其体质强弱、病程久暂,酌用攻补,或先攻后补,或先补后攻,或攻补兼施等,随证施治。不可一味攻伐,以免损伤元气。活血化瘀、软坚散结是治疗子宫肌瘤的基本大法。不同证型的患者,在辨证论治的基础上,结合活血化瘀、软坚散结的药物进行治疗。

1.气滞血瘀证 胞中结块,固定不移,疼痛拒按,月经量多,行经时间延长,色暗红,有块,伴少腹胀痛或刺痛,块下痛减,胸胁不舒,情志抑郁,或经B超证实为子宫肌瘤,舌质暗、边有瘀点,苔薄润,脉沉弦。

(1)治法:理气活血,化瘀消癥。

(2)方药:膈下逐瘀汤。

①组方:五灵脂 10 g、当归 10 g、川芎 15 g、桃仁 10 g、丹皮 12 g、赤芍 12 g、乌药 10 g、延胡索 10 g、甘草 6 g、香附 12 g、红花 12 g、枳壳 12 g。

②方义:方中当归、川芎、赤芍养血活血,祛瘀而不伤阴血;丹皮清热凉血,活血化瘀;桃仁、红花、五灵脂破血逐瘀,以消积块;配香附、乌药、枳壳、延胡索行气止痛;尤其川芎不仅养血活血,更能行血中之气,增强逐瘀之力;甘草调和诸药。全方以逐瘀活血和行气药物居多,使气帅血行,更好地发挥其活血逐瘀、破瘀消癥之力。

2.气虚血瘀证 胞中结块,少腹或痛或坠胀,月经量少或量多如注,色淡红或夹大血块,倦怠乏力,头晕心悸,面色苍白,经 B 超证实为子宫肌瘤,舌质淡暗,苔薄白,脉沉细。

(1)治法:益气活血,软坚散结。

(2)方药:八珍汤合桂枝茯苓丸加减。

①组方:陈皮 15 g、茯苓 12 g、苍术 12 g、香附 10 g、川芎 15 g、半夏 12 g、青皮 15 g、莪术 20 g、槟榔 15 g、甘草 6 g、木香 15 g、玄参 12 g、贝母 20 g、牡蛎 30 g、当归 12 g、白芍 10 g、熟地 12 g、生姜 3 片、大枣 3 枚、桂枝 6 g、桃仁 10 g、丹皮 10 g。

②方义:八珍方用玄参、苍术、茯苓、甘草补脾益气;当归、白芍、熟地滋养心肝;加川芎入血分而理气,则当归、熟地补而不滞;加生姜、大枣助玄参、莪术入气分以调和脾胃,共收气血双补之功。桂枝茯苓丸中桂枝温通经脉而行瘀导滞,桃仁活血化瘀,丹皮散血行瘀兼清瘀热,芍药养血和营,茯苓消痰利水,渗湿健脾,以助消瘀之力。

3.痰瘀互结证 胞中结块,时或作痛,月经或先或后,量或多或少,经色暗红,质稠有块,带下白,质黏腻,胸脘痞闷,形体肥胖,或经 B 超证实为子宫肌瘤,舌质暗紫苔白腻,脉细濡或沉滑。

(1)治法:理气化痰,破瘀消癥。

(2)方药:开郁二陈汤加减。

①组方:法半夏 10 g、陈皮 10 g、茯苓 10 g、青皮 10 g、香附 10 g、川芎 10 g、莪术 10 g、木香 6 g、槟榔 10 g、甘草 6 g、玄参 15 g、浙贝母 20 g、牡蛎 20 g、苍术 10 g。

②方义:方中陈皮、法半夏、茯苓健脾理气化痰祛湿;香附、青皮、木香、槟榔疏肝理气;苍术健脾利湿;川芎、莪术活血化瘀止痛;玄参苦咸微寒,消散癥瘕;浙贝母、牡蛎软坚散结;甘草调和诸药。诸药合用,可使痰湿消散,癥瘕结化。

4.阴虚肝旺证 胞中结块,月经色鲜红,带下少,或阴中干涩,口干目涩,五心烦热,两颧潮红,头晕目眩,或经 B 超证实为子宫肌瘤,舌紫红,苔薄黄,脉细弦。

(1)治法:滋阴养血,化瘀散结。

(2)方药:滋阴化瘀汤。

①组方：当归 12 g、生地 15 g、沙参 12 g、枸杞子 15 g、麦冬 12 g、夏枯草 15 g、昆布 15 g、川楝子 15 g、水蛭 12 g。

②方义：当归养血活血，生地凉血清热滋阴，沙参、麦冬养阴生津，枸杞子补肝肾益精气，夏枯草清热平肝散结，昆布软坚散结，川楝子疏肝泄热，行气止痛，水蛭破血逐瘀通经。诸药合用，共奏滋阴养血、化瘀散结之功。

（五）西医治疗

1. 米非司酮 12.5～25 mg，口服，每日 1 次，连服 3 个月。

2. 手术治疗 包括子宫肌瘤剔除术和子宫切除术。

（六）典型病案

曾某，女，42 岁，月经量多伴经期延长 5 年余。平素月经不规律，37～40 天一行，8～10 天干净，量中偏多，色暗红，血块多，最大血块有土鸡蛋大小，痛经，平素心情抑郁，胸胁不舒，面色晦暗，舌质紫暗有瘀斑，脉沉弦。

妇科检查：B 超示子宫右侧壁有 2.5 cm×2.2 cm×1.9 cm 大小略低回声区，双附件（一）。

诊断：子宫肌瘤之气滞血瘀证。

治法：理气活血，化瘀消癥。

方药：膈下逐瘀汤。

五灵脂 10 g、当归 10 g、川芎 15 g、桃仁 10 g、丹皮 12 g、赤芍 12 g、乌药 10 g、延胡索 10 g、甘草 6 g、香附 12 g、红花 12 g、制枳壳 12 g。

治疗 3 个月后，子宫肌瘤有所缩小，复查 B 超子宫肌瘤大小为 2.0 cm×1.9 cm×1.5 cm，月经周期为 35 天，7 天干净，月经量减少 1/3，色鲜红，血块明显减少，临床症状明显减轻。

（七）养生保健

贫血患者应多食高蛋白、维生素及富含铁质的食物，嘱忌食富含植物雌激素的食物，如蜂蜜、蜂胶、豆浆、豆腐、黑豆、红参、西洋参、高丽参等。

三、卵巢过度刺激综合征

（一）概述

卵巢过度刺激综合征（ovarian hyperstimulation syndrome，OHSS）是一种发生于促排卵后黄体阶段或妊娠早期的医源性并发症，常由辅助生殖技术（ART）或排卵障碍妇女因治疗的需要而引起，属自限性疾病。若治疗延误，可危及生命。故用促排卵药物前应掌握 OHSS 的诊断和防治，用药过程应进行严密监测。

中医学无"卵巢过度刺激综合征"病名,根据本病的临床表现,可将其归属于"妇人腹痛""癥瘕""水肿"等范畴,当 OHSS 合并妊娠时,又类似于"恶阻""妊娠腹痛"等。

（二）病因病机

1.西医病因病机 药物引起多卵泡发育,合成分泌的雌激素过多,激活肾素-血管紧张素-醛固酮系统所致。

2.中医病因病机 在 OHSS 的发生中,人为地在短时间内大量促使天癸分泌,致使肾气过盛,卵泡过度增大,水湿精液蓄积,从而形成癥瘕,致脏腑功能失常,阴阳失和,气血失调,从而影响子宫、冲任、胞脉、胞络,进而导致瘀、痰、水湿等病理产物蓄积,反过来使脏腑经络、阴阳气血功能更加紊乱。

（三）诊断要点

一般在应用人绒毛膜促性腺激素（HCG）3～10 天发病,也有个别严重者在刺激排卵早期即可出现。主要的症状包括恶心、呕吐、气急、食欲减退、腹泻,甚至完全不能进食,腹胀明显,可伴局部或全身水肿,少尿或无尿,腹水、胸水,卵巢或卵巢囊肿蒂扭转,或卵巢破裂时腹痛剧烈,病情进一步发展可出现呼吸困难、呛咳、嗜睡、休克,最终可因多器官功能衰竭导致死亡;流产的发生也随之增多。OHSS 的诊断主要根据病史、典型症状、体征及 B 超检查,并结合雌、孕激素测定。

WHO 关于 OHSS 的三级分度法如下。

(1)轻度:排卵后 3～6 天或注射 HCG 后 5～8 天开始出现下腹部不适,或轻微下腹痛,伴食欲不振;E_2<1500 pg/mL;B 超检查卵泡不少于 10 个,卵巢增大,卵巢直径<5 cm,有或无卵泡囊肿和黄体囊肿。

(2)中度:有明显下腹胀痛,可见恶心、呕吐、口渴,偶伴腹泻;体重增加≥3 kg,腹围增大,E_2 至少达 3000 pg/mL;卵巢明显增大,直径 5～10 cm,腹水量<1.5 L。

(3)重度:腹水明显增加,腹胀痛加剧,伴口渴、少尿、恶心、呕吐、腹胀,甚至无法进食,大量腹水和胸水可致呼吸困难,难以平卧;卵巢直径>10 cm,体重增加>4.5 kg,血液浓缩,呈高凝状态,电解质紊乱,肝肾功能异常。

（四）辨证论治

1.肝郁血瘀证 卵巢肿大,下腹不适或轻微下腹痛,胸胁满闷,性情怫郁,叹息稍舒,舌质紫红或有瘀斑,脉弦细涩。

(1)治法:疏肝解郁,养血活血。

(2)方药:逍遥散合桂枝茯苓丸加减。

①组方:丹参、赤白芍、白术、茯苓各 10 g,炒柴胡、广郁金、广木香各 6 g,桃仁、丹皮、川桂枝各 9 g,大腹皮 10 g,青皮 5 g,泽泻 9 g,当归 12 g,炙甘草 6 g,薄荷 3 g,烧生

姜 3 片。

②方解:炒柴胡疏肝解郁,使肝气得以调达;当归甘辛苦温,养血和血;白芍酸苦微寒,养血敛阴,柔肝缓急;白术、茯苓健脾去湿,使运化有权,气血有源;炙甘草益气补中,缓肝之急,用法中加入薄荷少许,疏散郁遏之气,透达肝经郁热;烧生姜温胃和中;川桂枝温通血脉,赤芍合桃仁、丹皮以化瘀血。诸药共奏疏肝解郁、养血活血之效。

2.阴虚痰瘀证 卵巢肿大,腹痛隐隐,恶心呕吐,口渴,偶伴腹泻,舌质光红,苔中根部厚腻,脉细弦滑。

(1)治法:滋阴养血,化痰通瘀。

(2)方药:归芍地黄汤合越鞠二陈汤(夏桂成经验方)加减。

①组方:丹参、赤白芍、怀山药、干地黄、丹皮、茯苓各 10 g,山茱萸 5 g,制苍术 12 g,制香附 9 g,陈皮、制半夏各 6 g,山楂 12 g,川牛膝 10 g。

②方解:归芍地黄汤滋阴养血,越鞠二陈汤化痰通瘀。

3.阳虚湿蕴证 腹部胀满,恶心呕吐,腹水,面色㿠白,气短时汗,肢体肿胀,神疲无力,少气懒言,舌质淡红,苔白滑,脉沉细。

(1)治法:健脾补肾,温阳化水。

(2)方药:真武汤加减。

①组方:制附片 9 g,生姜 5 g,炙桂枝 9 g,白术、连皮茯苓各 12 g,白芍 10 g,甘草 5 g,薏苡仁 30 g。

②方解:方中大辛大热之制附片为主药,温肾补阳,以化气利水,兼暖脾土,以温运水湿。辅以连皮茯苓、白术健脾助湿,淡渗利水,使水气从小便而去。佐以生姜之温散,可助制附片温阳散寒,又伍白术、连皮苓散水湿;其用白芍者,乃一药三用,一者利小便以行水气,二者柔肝以去腹痛,三者敛阴舒筋以止筋惕肉瞤。诸药合用,温脾肾,利水湿,有温阳利水之效。

4.气阴衰竭证 胸闷气促,心慌心悸,胸腹积水,腹泻腹痛,少尿,甚则内出血,舌质淡红,苔少色白,脉细数。

(1)治法:益气养阴,扶正固脱。

(2)方药:生脉散合参茸丸加减。

①组方:西洋参 10 g、生黄芪 30 g、麦冬 6～9 g、五味子 6 g、北沙参 10 g、广木香 6～9 g、延胡索 10 g、茯苓 12 g、炙甘草 6 g、鹿茸粉(另吞)6 g、炮姜 5 g。

②方解:生脉散益气养阴,参茸丸扶正固脱。

(五) 西医治疗

①高蛋白饮食;②计 24 小时出入量;③每日监测体重和腹围;④给予白蛋白、右旋糖酐以降低毛细血管通透性,改善微循环,进行扩容治疗;⑤护肝、纠正电解质紊乱;

⑥对于重症患者给予速尿,减轻心、肾等脏器的负荷。

四、子宫脱垂、阴道脱垂

(一)概述

子宫脱垂、阴道脱垂相当于中医之"阴挺",即子宫从正常位置沿阴道下降,宫颈外口达坐骨棘水平以下,甚至子宫全部脱出于阴道口以外。关于阴挺的病机,《医宗金鉴》曰:"妇人阴挺,或因胞络伤损,或因分娩用力太过,或因气虚下陷,湿热下注。"治疗当以补中益气,升阳举陷;其代表方补中益气汤出自金代李东垣《内外伤辨惑论》,主治"一切清阳下陷,中气不足之证"。

(二)辨证论治

1.气虚证 子宫下移或脱出于阴道口外,阴道壁松弛膨出,劳则加重,小腹下坠;身倦懒言,面色不华,四肢乏力,小便频数,带下量多,质稀色淡;舌淡苔薄,脉缓弱。

(1)证候分析:脾虚中气不振,气陷于下,冲任不固,带脉失约,无力提系则子宫下垂,小腹下坠。脾主肌肉四肢,气虚则身倦懒言,四肢无力,面色不华。脾虚失约故小便频数,湿邪下注则带下量多。舌脉亦为脾气虚弱之征。

(2)治法:补中益气,升阳举陷。

(3)方名:补中益气汤。

处方:人参 10 g、黄芪 30 g、甘草 10 g、白术 12 g、升麻 10 g、柴胡 12 g、当归 12 g、陈皮 10 g。

2.肾虚证 子宫下脱,日久不愈;头晕耳鸣,腰膝酸软冷痛,小腹下坠,小便频数,入夜尤甚,带下清稀;舌淡红,脉沉弱。

(1)证候分析:肾藏精而系胞,肾虚则冲任不固,带脉失约,系胞无力,故子宫下脱,小腹下坠。腰为肾之府,肾虚腰府失养,膀胱失温,则腰膝酸软冷痛,小便频,带下清稀。舌脉等皆为肾虚之候。

(2)治法:补肾固脱,益气升提。

(3)方名:大补元煎。

处方:熟地 12 g、当归 12 g、山茱萸 10 g、枸杞子 12 g、杜仲 15 g、人参 10 g、山药 12 g、黄芪 15 g、甘草 10 g。

(三)典型病案

刘某,女,59 岁,2006 年 3 月 31 日就诊。阴挺 4 年,加重 2 年,每日脱出于外,未曾内收,形状如鸡蛋大,咳嗽或乏力时突出尤甚,伴有痔疮、便秘。纳寐可,舌质淡,边有齿痕,苔薄,脉细。

诊断:阴挺。

辨证:气虚下陷证。治以补气升提。

升陷汤加减:红参 6 g、党参 60 g、升麻 15 g、桔梗 20 g、柴胡 15 g、知母 15 g、黄芪 15 g。3 剂。

2 诊:2006 年 4 月 14 日,服药至第 2 剂即阴挺内收,外无突出。患者喜出望外,诉数年未曾有之象。再予 7 剂以资巩固。

按:本案中采用升陷汤,认为其在功效上与补中益气汤属于类似方,方中黄芪补中益气,升阳固表,故为君药;少量升麻、柴胡升阳举陷,协助君药以升提下陷之中气,共为佐使;而知母既能防止黄芪温燥之性太过,亦能清热泻火,润肠通便。服药 2 剂即显疗效,续服 7 剂以巩固。

五、白塞综合征

(一) 概述

白塞综合征属祖国医学"狐惑病",最早记载于《金匮要略》:"狐惑之为病,状如伤寒,默默欲眠,目不得闭,卧起不安,蚀于喉为惑,蚀于阴为狐,不欲饮食,恶闻食臭,其面目乍赤、乍黑、乍白。蚀于上部则声喝,甘草泻心汤主之。"

(二) 辨证论治

1. 心脾积热　多见于发病初期,以口腔溃疡为主要表现。主症见口腔黏膜初起红点,水疱迅速溃烂,密集分布或量少而深大,上覆黄白色假膜,周围红肿,疼痛或难进饮食;目赤如鸠眼,畏光肿痛;皮肤出现结节性红斑样损害;舌尖红,苔薄黄,脉滑数。

(1)治法:清心泻火解毒。

(2)方名:甘草泻心汤。

处方:人参 10 g、黄芩 12 g、黄连 6 g、干姜 6 g、半夏 9 g、炙甘草 9 g、大枣 3 枚。

2. 肝脾湿热　多见于急性发作期或活动期,以口、生殖器溃疡并存或口、眼、生殖器三者症状同时存在为特征。主症见口腔、二阴溃疡点点,赤肿糜烂,灼热疼痛,甚至腐烂臭秽,患者进食及行走困难,目赤羞明,眼睑肿烂;伴发热身重,关节酸痛,纳差腹胀,便溏不爽,小便赤涩;舌红,苔黄腻,脉弦滑数或濡数。

(1)治法:疏肝理脾,除湿清热。

(2)方名:龙胆泻肝汤合泻黄散加减。

处方:龙胆草 9 g、栀子 12 g、黄芩 10 g、木通 9 g、泽泻 10 g、车前子 12 g(包煎)、柴胡 12 g、甘草 9 g、当归 12 g、生地 12 g、藿香 9 g、石膏 15 g。

3. 肝肾阴虚,湿毒内蕴　表现为长期反复发作,时轻时重。主症见口咽、外阴溃疡反复发生,长期不愈,溃处暗红,糜烂灼痛;双眼红赤干涩,视物不清或视力减退,下肢出现红斑结节,伴五心烦热,目眩,口苦咽干,心烦不寐,腰膝酸软,舌红少津或有裂纹,苔少或薄白苔,脉弦细或细数。

(1)治法:滋养肝肾,清热解毒除湿。

(2)方名:知柏地黄汤。

处方:知母 10 g、黄柏 10 g、生地 12 g、山茱萸 10 g、丹皮 10 g、泽泻 12 g、山药 12 g、茯苓 15 g。

4.脾肾阳虚 多见于缓解期。主症见长期反复出现口腔、阴部溃疡,平塌凹陷,覆有灰白色苔膜,此起彼伏,缠绵难愈;目涩昏蒙,甚或失明;皮肤有暗红色斑块;伴面目、肢体水肿,神情恍惚,腰膝冷痛,五更泄泻;舌质淡胖,苔白滑,脉沉细。

(1)治法:温阳补肾,健脾除湿。

(2)方名:金匮肾气丸合四君子汤。

处方:附子 6 g、肉桂 9 g、地黄 10 g、山药 12 g、山茱萸 10 g、丹皮 10 g、泽泻 10 g、茯苓 15 g、牛膝 12 g、车前子 15 g(包煎)、党参 12 g、白术 10 g、甘草 6 g。

(三)典型病案

文某,女,17 岁,2005 年 8 月初诊。患者于 2004 年 1 月出现口腔黏膜及外阴溃疡,未加治疗,渐自愈,以后反复发作,至今已发作 6 次。我院妇科检查确诊为白塞综合征。刻诊:口腔多处糜烂,舌根部溃疡约 2.5 cm×1.5 cm 大小,右侧阴唇下部有约 2 cm×1.5 cm 大小溃疡,大便溏薄,小便正常,白带量多,舌质红,苔白薄腻,脉滑数。

中医诊断为狐惑病,证属脾胃虚弱,升降失司,湿热熏蒸。治宜扶脾益胃,辛开苦降,清化湿热,清热解毒,方用甘草泻心汤和三花汤(自拟方)加减。

药用:生甘草 12 g,黄芩、清半夏、太子参各 9 g,炒黄连、干姜各 6 g,金银花 30 g(后下),茵陈、野菊花(后下)各 15 g,石斛 10 g,紫花地丁 20 g,大枣 6 个。7 剂,每日 1 剂,水煎 2 次,分早晚 2 次温服。

8 月 19 日二诊:口腔、舌下及外阴溃疡痊愈,白带量仍多,舌淡红、苔白根微腻,饮食正常,大便微溏,脉滑细数。中焦湿热明显消除,热度已清,病机转为脾气虚弱兼有湿邪。方用参苓白术散加减,药用:太子参、生白术、茯苓、车前子(包)各 12 g,白扁豆、莲子肉各 10 g,陈皮、荷叶(后入)各 8 g,砂仁 3 g(后下),薏苡仁、生山药各 20 g,桔梗、白果各 6 g,乌贼、生谷芽各 15 g。14 剂,每日 1 剂,水煎分 2 次服。白带正常,大便成形,随访 1 年未复发。

按:患者平素饮食欠佳,日久脾胃虚弱,升降失司,加之嗜食辛辣,酿生湿热,热壅湿瘀,湿热熏蒸,上熏下注,成为狐惑病。故选用甘草泻心汤扶脾益胃,辛开苦降,清化湿热;用三花汤加减清热利湿解毒,合方使中焦斡旋,升降得复,脾胃健运,湿郁得化,热毒得清,清气得升,湿浊得降,口腔、舌下及外阴溃疡痊愈。临床表现以白带量多为主,病机转为脾虚夹湿,故采用参苓白术散化裁,使脾气健运,湿邪得化,白带得除,诸症自愈。

六、老年性阴道炎

(一) 概述

老年性阴道炎,又名萎缩性阴道炎,是一种非特异性阴道炎。多发生在绝经期后的妇女,双侧卵巢切除术后或哺乳期妇女也可出现。因卵巢功能衰退,雌激素水平降低,阴道壁萎缩,黏膜变薄,上皮细胞内糖原含量减少,阴道内 pH 值增大,局部抵抗力降低,致病菌易入侵繁殖引起炎症。主要症状为阴道分泌物增多及外阴瘙痒、灼热感。30%左右的妇女要应对随绝经而来的老年性阴道炎。本病属中医学"带下病""阴痒"范畴。中药治疗老年性阴道炎,取得了较好的临床疗效,且无明显的毒副作用,得到了患者的普遍认可。

(二) 病因病机

年老肾衰,阴部失于濡养,如摄生不慎,易致湿热之邪乘虚入侵,湿邪损伤任带,以致任脉不固,带脉失约,而发生带下病;或肝肾不足,精血亏虚,生风化燥,阴部肌肤失养,亦可不荣而痒。老年性阴道炎患者多为肝肾阴虚兼感湿热型。

(三) 辨证论治

带下量或多或少,色黄或赤白相兼,严重时可为脓性,有臭味,外阴瘙痒,阴部灼热,小腹坠胀不适,头晕目眩,身热汗出,五心烦热,口苦口干,大便干,舌质红、苔黄或厚腻,脉细数。

(1)治法:滋阴益肾,清热止带。

(2)方名:内服知柏地黄汤加芡实、金樱子;外洗蛇床子散。

①处方:a.内服方:金樱子 12 g、芡实 15 g、知母 10 g、黄柏 10 g、熟地 20 g、山药 15 g、泽泻 10 g、丹皮 15、茯苓 15 g、山茱萸 12 g。b.外洗方:蛇床子、花椒、明矾、苦参、百部各 10～15 g。内服,每日 1 剂,症状消失持续 1～2 周后停药。老年性阴道炎容易复发,所以第一个疗程治疗症状缓解后建议继续巩固治疗一个疗程预防复发。外洗方煎汤趁热先熏后坐浴,每日一次,症状消失即停药。

②方义:知柏地黄汤出自《医宗金鉴》,由六味地黄汤合知母、黄柏而来,乃滋肾阴、泻相火的名方。芡实固肾涩精、补脾止泻、利水渗湿;金樱子固精缩尿、固崩止带、涩肠止泻。方中熟地、山药、山茱萸三药相配,滋养肝脾肾,称为"三补",以补肾阴为主;芡实、金樱子固肾涩精止带,增强"三补"的补益效果,补其不足以治本;茯苓、丹皮、泽泻为"三泻",渗湿浊、清虚热,配合知母、黄柏,增加本方的清热降火之功,清热利湿止带

以治标。本方标本兼顾。配合局部外阴洗剂及阴道栓剂改善症状。

（四）典型病案

曹某,女,56 岁。初诊日期为 2015 年 8 月 13 日。

病史:绝经 6 年,白带量多色黄、有臭味一周,外阴瘙痒、灼热,头晕耳鸣,腰腿酸痛,五心烦热,口干,舌红苔薄黄,脉细弦。

检查:外阴红,阴道畅,黏膜充血,有数个点、片状充血点,宫颈轻度糜烂,宫体稍小,附件未扪及肿块。白带常规示脓细胞＋＋＋。

诊断:①中医诊断:阴痒,带下（肝肾阴虚兼感湿热型）。②西医诊断:老年性阴道炎。

治疗:口服知柏地黄汤加芡实 15 g、金樱子 12 g、紫花地丁 30 g、败酱草 15 g,外用蛇床子散坐浴清洗外阴,阴道用保妇康栓,一周为一个疗程。嘱患者禁食辛辣,暂禁房事。第一个疗程症状基本缓解,复查白带常规示脓细胞＋＋。第二个疗程停用保妇康栓,阴道用乳酸菌栓,诸症皆消,复查白带常规示脓细胞少许。随访一年未复发。

按:绝经后女性头晕耳鸣,腰腿酸痛,五心烦热,口干,是肝肾阴虚,为本,白带量多色黄、有臭味一周,外阴瘙痒、灼热,是湿热之邪所侵,为标。知母、黄柏、紫花地丁、败酱草,清热利湿止带以治标;金樱子、熟地、山药、泽泻、丹皮、茯苓、山茱萸、芡实,滋阴益肾以治本,本方标本兼顾。配合局部外阴洗剂及阴道栓剂改善症状。老年性阴道炎容易复发,所以第一个疗程治疗症状缓解后建议继续巩固治疗一个疗程预防复发。

七、外阴白色病变

（一）概述

外阴白色病变是指女性外阴皮肤和黏膜组织发生变性及色素改变的一组慢性疾病。曾被称为外阴白斑、慢性外阴营养不良等。多表现为外阴瘙痒,外阴皮肤黏膜发白、粗糙、增厚皲裂、溃疡、弹性减退,甚至大小阴唇萎缩消失,阴道口狭窄,性交疼痛,性交困难。其病程长,复发率高,是一种常见的妇科疑难病。西医对其确切的病因与发病机制至今尚未定论,目前尚没有能彻底治愈该疾病的方法。本病在祖国医学中属"阴痒""阴疮"等范畴,病发于外阴。结合全身情况辨证施治,取得了较满意的疗效。

（二）病因病机

本病病变部位在外阴,以前阴为主。中医认为痒为邪气在皮皱之间,邪气与气血相搏而致,邪气微致痒,邪气甚致痛。心主血,诸痛痒疮皆属于心;肝藏血,肝之经络循少腹,络阴器;肾藏精,职司二阴。肾精不足,精不化血;久病、多产,损伤精血;心无血主、肝无血藏、精血亏虚、阴部肌肤失养失煦,可使阴部干涩、萎缩、粗糙、变白、皲裂等。

血虚生风化燥而致阴痒,日久瘀滞不通可致外阴疼痛。长期带下量多,外阴潮湿,湿热之邪长期盘踞阴部,使阴部血络瘀阻,导致外阴瘙痒。瘀阻日久,甚至瘀滞不通,可致阴部增厚、疼痛。肾阳不足,不能化气以煦蒸水气,水湿不化,积聚成痰,痰湿下注冲任,脉络壅塞,外阴脉络不通而失于精血润泽濡养,致使外阴白色病变发生。

（三）辨证论治

1.阴虚血燥生风,兼夹湿热型 妇女外阴皮肤黏膜失去正常色泽,不同程度地变白、变粗糙、萎缩,伴见阴部瘙痒剧烈,日久不愈,夜重昼轻,干涩疼痛,带下量或多或少,伴腰酸腿软,五心烦热,头晕目眩,时有烘热汗出,舌红少苔,脉细。兼夹湿热则伴见白带多,尿黄,口苦,舌苔黄腻。

(1)治法:滋阴养血,祛风止痒。兼夹湿热型,则佐以清利湿热。

(2)方名:归芍左归饮加减。兼夹湿热型,方用归芍左归饮合四妙丸加祛风止痒药。

①处方:归芍左归饮:当归 10 g、白芍 15 g、熟地 10 g、山药 10 g、枣皮 10 g、枸杞子 10 g、茯苓 10 g、甘草 6 g、何首乌 10 g。临床用药灵活加减,偏热:伴见发热、月经先期等加丹参养血活血而兼凉血之功,少用或不用当归。祛风止痒:加白鲜皮、苦参、白芷、荆芥、紫荆皮等;汗多、失眠、心慌加生脉散。四妙丸:黄柏、苍术、牛膝、薏苡仁各 12 g。每日 1 剂,1 个月一个疗程,症状消失后巩固治疗 3 个月。

②方义:左归饮出自《景岳全书》,主治真阴不足证。加入当归、白芍可滋阴养血。当归、白芍、熟地、枸杞子养血,加何首乌以增养血之力,充分体现了"治风先治血,血行风自灭"的古训。枣皮、枸杞子、山药补肾肝脾之阴,茯苓健脾利湿,甘草调和诸药。全方滋阴养血、祛风利湿。四妙丸出自《成方便读》,功用:清热利湿,舒筋壮骨。主治:湿热痿症。黄柏善祛下焦之湿热,苍术健脾利湿,牛膝祛风湿、引药下行,薏苡仁清热利湿。诸药合用可起到清利下焦湿热之功。

2.肾阳亏虚,痰湿阻络型 妇女外阴皮肤黏膜失去正常色泽,不同程度地变白、变粗糙、萎缩,阴部瘙痒剧烈,干涩疼痛,带下量或多或少,伴头晕耳鸣,腰痛如折,畏寒肢冷,小腹冷感,小便频数,夜间尤甚,大便溏薄,面色晦暗,舌淡暗苔白腻,脉沉细滑。

(1)治法:补肾壮阳,化痰祛湿,温通经脉。

(2)方名:自拟消白饮加减。

①处方:淫羊藿 15 g、仙茅 15 g、皂角刺 15 g、法半夏 15 g、王不留行 15 g、桃仁 15 g、地龙 15 g、露蜂房 15 g、桂枝 9 g、甘草 6 g。气虚加黄芪 15 g、白术 9 g;局部肥厚加三棱 15 g、全蝎 9 g;瘙痒甚加薄荷 15 g、荆芥穗 15 g、蝉衣 15 g;皲裂日久不愈加血竭 15 g、赤石脂 15 g、乌梅 9 g。煎服外洗交替应用,内服时法半夏、地龙、皂角刺、血竭各减为 9 g。每日 1 剂,1 个月一个疗程,症状消失后巩固治疗 3 个月。

②方义:淫羊藿、仙茅补肾壮阳,皂角刺、法半夏化痰祛湿,王不留行、桃仁、地龙、露蜂房活血通络,桂枝温通经脉、助阳化气。"怪病多属痰",本方重用皂角刺、法半夏化痰,配伍温肾诸药为"益火之源以消阴翳",桂枝助活血药温通经脉之力。全方可起补肾化痰通络之功。

(四)典型病案

徐某,女,55 岁。2013 年 10 月 25 日初诊。

病史:绝经后反复阴痒 2 年,阴道干涩,腰痛,舌红少苔,脉细。

检查:外阴老年式,双侧阴唇沟及大阴唇色白。

西医诊断:外阴白色病变。中医诊断:阴痒,阴虚血燥生风型。

治法:滋阴养血,祛风止痒。

方药:归芍左归饮加制首乌 24 g、白鲜皮 15 g、紫荆皮 15 g、苦参 10 g。内服、外洗同用。

用药 3 个月后阴痒症状明显缓解,妇检示外阴色泽接近正常。继续服用滋肾养血祛风止痒中药巩固治疗。间断服中药近 1 年未复发,妇检示外阴色泽正常。

按:患者病位在阴部,以阴痒、阴道干涩为主症,伴见腰痛,舌红,少苔,脉细。辨证为肝肾阴血亏虚,血虚生风。精血亏虚,阴部肌肤失养失煦,可使阴部干涩、萎缩、粗糙、变白、皲裂等,血虚生风化燥而致阴痒。方中当归、白芍、熟地、枸杞子养血,加何首乌以增养血之力,充分体现了"治风先治血,血行风自灭"的古训,白鲜皮、苦参、紫荆皮祛风止痒。初诊时因外阴痒甚,内外合治,3 个月后症状缓解,仅用中药近 1 年,阴痒症状控制良好,阴道镜提示外阴色素恢复正常。本病治疗疗程长,患者的坚持不懈也是获取良效的关键所在。外阴白色病变容易复发,所以症状缓解后建议继续巩固治疗预防复发。

八、先兆流产

(一)概述

先兆流产是指妇女在妊娠早期出现少量阴道出血,宫口未开,胎膜未破,妊娠物未排出,伴有下腹痛和腰酸等症状,经适当治疗后可继续妊娠。

(二)辨证论治

中医学将本病归属于"胎漏""胎动不安""妊娠腹痛"的范畴。中医认为,影响冲任损伤、胎元不固的常见病因病机有肾虚、血热、气血虚弱和血瘀,因此,本病的辨证分型有肾虚证、血热证、气血亏虚证和血瘀证。

1.肾虚证 妊娠期阴道少量出血,色淡暗,腰酸,腹痛、下坠,或曾屡孕屡堕,头晕耳鸣,夜尿多,眼眶暗黑或有面部暗斑,舌淡暗,苔白,脉沉细滑,尺脉弱。

(1)治法:补肾健脾、益气安胎。

(2)方名:寿胎丸加党参、白术或安奠二天汤加减。

①寿胎丸处方:菟丝子 120 g、桑寄生 60 g、续断 60 g、阿胶 60 g。

②方义:方中菟丝子补肾益精,固摄冲任,肾旺自能养胎,故重用菟丝子,为君,桑寄生、续断补益肝肾,养血安胎,为臣;阿胶补血,为佐使。四药合用,共奏补肾养血、固摄安胎之效。加党参、白术健脾益气,是以后天养先天,生化气血以化精,先后天同补,加强安胎之功。

2.血热证 妊娠期阴道少量出血,色鲜红或深红,质稠,或腰酸、腹痛,口苦咽干,心烦不安,便结溺黄,舌质红,苔黄,脉滑数。

(1)治法:清热凉血,养血安胎。

(2)方名:保阴煎或清热安胎饮加减。

①保阴煎处方:生地 6 g、熟地 6 g、黄芩 4.5 g、黄柏 4.5 g、白芍 6 g、山药 4.5 g、续断 4.5 g、甘草 3 g。

②方义:方中生地清热凉血;熟地、白芍养血敛阴;黄芩、黄柏清热泻火;山药、续断补肝肾,固冲任;甘草调和诸药。全方共奏清热凉血、养血安胎之功。

3.气血亏虚证 妊娠期阴道少量出血,色淡红,质清稀。或腰酸,或小腹空坠而痛,面色无华,心悸气短,神疲肢倦,舌淡,苔薄白,脉细弱略滑。

(1)治法:益气养血,固肾安。

(2)方名:胎元饮加减。

①处方:人参 6 g、白术 4.5 g、炙甘草 3 g、当归 6 g 白芍 6 g、熟地 9 g、杜仲 6 g、陈皮 3 g。

②方义:方中人参、白术、炙甘草甘温益气、健脾调中,使气旺以载胎,以助生化之源;当归、熟地、白芍补血养血安胎;杜仲补肾安胎;陈皮行气健胃。

4.血瘀证 宿有癥积,孕后常有腰酸腹痛下坠,阴道不时下血,色暗红,或妊娠期跌仆闪挫,继之腹痛或少量阴道出血,舌暗红,或有瘀斑,脉弦滑或沉弦。

(1)治法:活血消癥,补肾安胎。

(2)方名:桂枝茯苓丸合寿胎丸加减。

①处方:桂枝 30 g、茯苓 10 g、芍药 10 g、丹皮 10 g、桃仁 6 g、菟丝子 10 g、桑寄生 10 g、续断 15 g、阿胶 10 g。

②方义:方中桂枝温经通阳,以促血脉运行而散瘀,为君;白芍养肝和营,缓急止痛,或用赤芍活血化瘀消癥,为臣;桃仁、丹皮活血化瘀,为佐;茯苓健脾益气,宁心安神,与桂枝同用,通阳开结,伐邪安胎,为使。诸药合用,共奏活血化瘀、消癥散结之效。

合寿胎丸补肾安胎,攻补兼施,邪去胎安。

(三) 典型病案

彭某,女,32岁。2010年3月10日初诊。

患者结婚2年,停经3个月,尿妊娠试验(+),因操劳家务,1周前先感腰痛神疲,近2天腰腹坠胀,阴道漏红,色褐量少,来就诊。舌淡,少苔,脉细软而滑。

证属气血亏虚,胎元不固。治拟补气养血,益肾安胎。

处方:黄芪9 g、归身炭9 g、熟地9 g、白芍6 g、黄芩6 g、杜仲9 g、续断9 g、菟丝子9 g、覆盆子9 g、苎麻根12 g,3剂。

二诊:3月13日。上药服完,漏红即停,继续予健脾养血、益肾安胎以固其本。于次年4月平安生产。

按:患者素体脾肾不足,气血两虚,故治疗以益气养血、补肾健脾为主,二诊时症状基本消失,继予健脾养血,益肾安胎以固其本。

九、妊娠剧吐

(一) 概述

妊娠剧吐(hyperemesis gravidarum)是指在孕22周前,排除其他明显病因后,出现持续严重的恶心、呕吐、脱水,体重短时间内下降超过5%,并伴有大量酮尿等症候群的疾病。孕早期有70%~80%的孕妇会出现食欲不振、恶心呕吐等早孕反应症状,多数孕妇无需特殊治疗,在8周左右自行消失,少数孕妇反应严重,发展为妊娠剧吐。本病属中医的"恶阻"。也称"子病""病儿""阻病"。

(二) 病因病机

1.西医病因病机

(1)胎盘内分泌因素:早孕反应发生的时间与胎盘分泌绒毛膜促性腺激素功能旺盛的时间相吻合。妊娠剧吐发生率也与分泌水平高低成正比。

(2)精神神经因素:精神刺激常能加剧病情,镇静药物能有一定疗效。

2.中医病因病机 中医认为,妇人于妊娠后血聚于下以滋养胎元,冲脉之气旺盛。而冲气隶属阳明,冲气上逆首犯脾胃,胃失和降,易发恶阻。常见有肝胃不和与脾胃虚弱两种。

(1)肝胃不和:孕后阴血聚以养胎,阴血不足则肝气偏旺,肝之经脉挟胃,肝旺侮胃,胃失和降而呕恶。

(2)脾胃虚弱:脾胃虚弱,冲气上逆犯胃,胃失和降而上逆作呕;或因脾虚不运,痰湿内生,冲气挟痰湿上逆而致呕吐。

（三）诊断要点

1.临床表现

（1）呕吐频繁发作，不能进食、进水。呕出物除食物黏液外，可有胆汁或咖啡色血渣，全身乏力，消瘦明显，小便少。

（2）精神萎靡，全身皮肤和黏膜干燥，眼球深陷。脉弱而频，100～120次/分。

（3）严重时可出现血压降低、体温升高、黄疸、嗜睡和昏迷。眼底检查可见神经炎和视网膜出血。

2.实验室检查

（1）尿：①尿妊娠试验阳性；②尿酮阳性；③尿中可出现蛋白质和管型。

（2）血：①血常规：红细胞及血红蛋白升高，血细胞比容升高。②血 CO_2 结合力下降，血钾、血氯浓度减低。③肝肾功能：严重者可出现 GPT、血胆红素升高，非蛋白氮、尿素氮等升高。

（3）心电图：低血钾时心电图可示 P-R 及 Q-T 间期延长和 T 波倒置；高钾血症时心电图可显示 T 波高耸而基底较窄，P 波消失及 QRS 波异常且增宽，严重者可致心脏停搏。

（四）辨证论治

1.肝胃不和　妊娠初期，呕吐酸水或苦水，胸满胁痛，嗳气叹息，头胀而晕，烦渴口苦，大便干结。舌淡红，苔微黄，脉弦滑。

（1）治法：平肝和胃，降逆止呕。

（2）方名：定呕饮。

①处方：煅石决明18 g、桑叶9 g、炒白芍9 g、炒白术6 g、黄芩9 g、绿萼梅5 g、阳春砂5 g（打、后下）、苏梗5 g、归身10 g、陈皮5 g。

②方义：药以清降之煅石决明为君，清肝潜阳，降逆重镇而不损胎元；阳春砂带壳行气和中、止呕安胎，配合炒白术、苏梗健脾理气，相互兼顾，疏利降滞气；桑叶清养头目而凉肝，可止晕眩；归身、炒白芍养阴血，滋肝体，疏通停滞；绿萼梅疏肝和胃，调畅气机；黄芩清热安胎；陈皮理气宽胸，健脾止呕。

2.脾胃虚弱　恶心呕吐，食入即吐，面色苍白，四肢乏力，纳差，舌淡，苔白，脉滑细无力。

（1）治法：和胃降逆、健脾止呕。

（2）方名：益妊汤加减。

①处方：党参20 g、苏梗15 g、砂仁6 g、姜竹茹12 g、陈皮15 g、白术10 g、黄芩12 g、生地20 g、玉竹20 g、知母15 g、茯苓15 g、炙甘草15 g、生姜5片。

若有胎动不安或胎漏者可加杜仲、菟丝子等固肾安胎之品；若呕吐甚伤阴者去砂仁、茯苓淡渗之品。

②方义:党参、白术、茯苓、炙甘草补益脾胃之气,生津养血和中;姜竹茹降逆止呕;黄芩清热安胎;苏梗、砂仁、陈皮宽中行气安胎;生地、玉竹、知母清胃益气养阴;生姜暖胃止呕。诸药合用,共奏和胃降逆、健脾止呕、益气养阴、调理气机的功效。

(五) 西医治疗

治疗原则为止吐、补液、对症支持治疗。具体方案如下。

(1)5%葡萄糖注射液 500 mL+维生素 C 注射液 3 g+维生素 B$_6$ 注射液 0.2 g,静脉滴注,每日 1 次。

(2)乳酸钠林格注射液 500 mL,静脉滴注,每日 1 次。

(3)5%葡萄糖注射液 500 mL+维生素 C 注射液 3 g+ATP 注射液 40 mg+注射用辅酶 A 100 IU+肌酐注射液 400 mg,静脉滴注,每日 1 次。

(六) 典型病案

肖某,女,32 岁。2009 年 11 月 23 日初诊,停经 10 周,妊娠试验(+),恶心,食入即吐 1 周。现症见恶心,头痛,面色苍白,双目无神,四肢乏力,体温稍高,唇舌干燥,纳差,舌淡,苔白,脉滑细无力。曾在当地医院静脉注射 5%葡萄糖溶液,加用维生素 B$_6$、维生素 C、肌酐、10%氯化钾等,1 次/天。用药 5 天,症状无明显改善,现要求中药治疗。

中医辨证为脾胃虚弱证,予益妊汤加减,方为党参 20 g、苏梗 15 g、砂仁 6 g、姜竹茹 12 g、陈皮 15 g、白术 10 g、黄芩 12 g、生地 20 g、玉竹 20 g、知母 15 g、茯苓 15 g、炙甘草 15 g、生姜 5 片。4 剂,每日 1 剂,水煎服取汁,150~200 mL,少量频服。

3 天后来院复查,精神状态明显改善,恶心、呕吐症状基本消失。嘱患者按原方继服 3 剂,再复诊时诉恶心、呕吐症状完全消失,精神正常。

参考文献

CANKAOWENXIAN

[1] Lania A，Gianotti L，Gagliardi I，et al. Functional hypothalamic and drug-induced amenorrhea：an overview［J］．J Endocrinol Invest，2019，42（9）：1001-1010.

[2] Nader S. Functional hypothalamic amenorrhea：case presentations and overview of literature［J］. Hormones（Athens），2019，18(1)：49-54.

[3] Chiye Aoki，Tara G Chowdhury，Gauri S Wable，et al. Synaptic changes in the hippocampus of adolescent female rodents associated with resilience to anxiety and suppression of food restriction-evoked hyperactivity in an animal model for anorexia nervosa［J］．Brain Res，2017，1654(Pt B)：102-115.

[4] 向日晖，罗学森.奥氮平联合逍遥丸治疗女性神经性厌食症疗效及对内分泌的影响［J］.现代中西医结合杂志，2018，27(23)：2596-2598.

[5] 徐丹，许丽华，刘迎.中西医结合治疗神经性厌食致重度闭经 1 例［J］.实用妇科内分泌电子杂志，2019，6(8)：176-178.

[6] 陈然然，宋殿荣.补中益气汤治疗神经性厌食症所致闭经 1 例［J］.天津中医药，2018，35(12)：929-930.

[7] 陈肖霖，李际强，黄宏强.神经性厌食症的中医诊治体会［J］.新中医，2018，50(5)：238-239.

[8] 陈娇，袁珂，何敏菲，等.5 例 Kallmann 综合征患者的临床及遗传学分析［J］.中国当代儿科杂志，2018，20(11)：925-929.

[9] 高明，张松筠.内分泌代谢罕见病的诊断和治疗［J］.临床荟萃，2019，34(3)：219-224.

[10] 欧阳光，黄书岚.垂体泌乳素腺瘤治疗的现况与进展［J］.中国临床神经外科杂志，2018，23(4)：295-298.

[11] 罗元恺.中医妇科学［M］.上海：上海科学技术出版社，2018.

[12] 付金荣.中西医结合妇科临床手册［M］.北京：科学出版社，2017.

[13] 齐景忠.中西医治疗黄体功能不足不孕症临床观察［J］.内蒙古中医药，2016，35